Raus aus der Fluorid-Falle!

Dr. med. dent. Nicole Vilja Elisabeth Wagner
– Master of Science Wurzelkanalbehandlung –

Raus aus der Fluorid-Falle!

So schützen Sie sich vor Herzinfarkt, Schlaganfall, Krebs, Alzheimer, ALS, Knochenbrüchen und vielem mehr

HANS-NIETSCH-VERLAG

Bei gesundheitlichen Problemen wenden Sie sich bitte an einen (Zahn-) Arzt und/oder Heilpraktiker.

Die Erkenntnisse in der (Zahn-)Medizin unterliegen durch klinische Forschung und Erfahrung einem fortwährenden Wandel. Verlag und Autorin dieses Buchs haben große Sorgfalt darauf verwendet, dass **die gemachten Angaben der wissenschaftlichen Datenlage entsprechen**. Es liegt jedoch im Ermessen des Lesers, selbst anhand weiterer Informationsquellen zu recherchieren.

Alle in diesem Buch gemachten Angaben haben Autorin und Verlag sorgfältig geprüft. Eine Garantie kann jedoch aus den genannten Gründen nicht übernommen werden.

Wenn in *Raus aus der Fluorid-Falle!* Produkte, Medikamente, Handelsnamen und Laboratorien aufgeführt wurden, dann nie mit dem Anspruch einer repräsentativen oder sogar fachlich verbindlichen Auswahl. **Geschützte Warennamen** wurden in der Regel durch ® kenntlich gemacht. Aus dem Fehlen eines solchen Hinweises kann jedoch nicht automatisch geschlossen werden, dass es sich um einen freien Warennamen handelt.

Für das **Copyright in Bezug auf das verwendete Bildmaterial** (siehe unter „Fotos und Abbildungen", Seite 282) sowie Texte, Tabellen und Zitate haben wir uns bemüht, alle Rechtsinhaber ausfindig zu machen und verlagsüblich zu nennen und zu honorieren. Sollte das im Einzelfall bedauerlicherweise einmal nicht möglich gewesen sein, werden wir begründete Ansprüche selbstverständlich erfüllen.

Für **Links auf Websites Dritter übernehmen wir**, was deren Inhalte anbelangt, **keine Haftung**, da weder Verlag noch Autorin Einfluss darauf haben. Die angegebenen Seiten wurden zuletzt am 30.1.2020 auf eventuelle rechtliche Verstöße überprüft. Zu dem genannten Zeitpunkt waren keine rechtswidrigen Inhalte erkennbar.

Dieses Buch widme ich der Kraft der bedingungslosen Liebe,
die alles eint und in der Lage ist, alles zu heilen.
Namentlich widme ich es meinem spirituellen Lehrer Buddha,
der mich mit und in dieser Kraft schult.

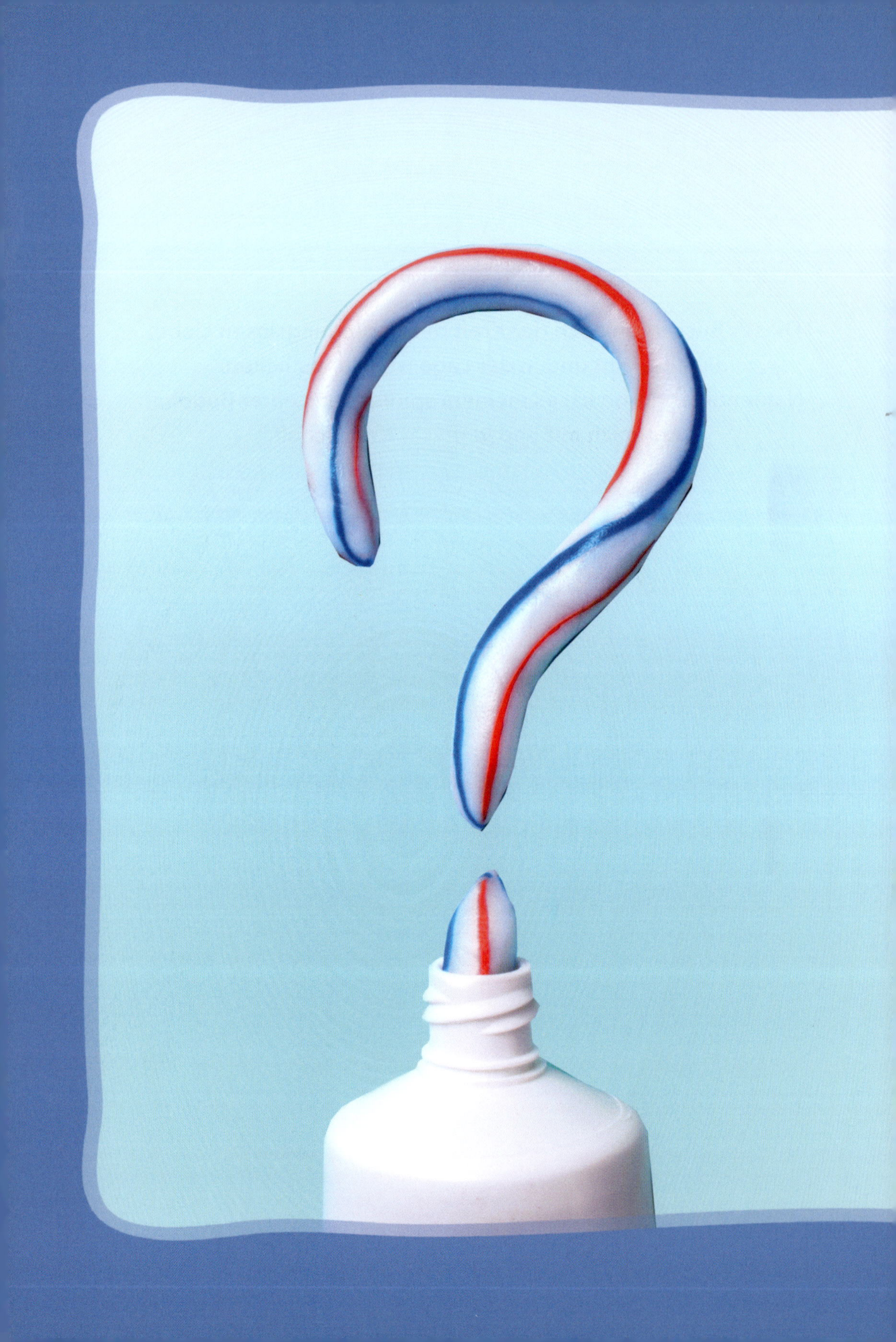

Inhalt

Einführung

Fluoride gelten als wichtig für die Zahngesundheit. Oftmals wird sogar die Gleichung aufgestellt: Der Verzicht auf Fluoride in der Zahnpflege bedeutet Karies. Karies ist weltweit die häufigste Erkrankung. Gleichzeitig ist sie wohl das einzige Leiden, vor dem sich fast alle Menschen täglich zu schützen versuchen. Der dabei oft verwendete Wirkstoff: Fluoride. Werdende Mütter nutzen fluoridierte Mundpflegeprodukte nicht nur für sich selbst, sondern auch um das Kind an dem Schutz teilhaben zu lassen, bevor es überhaupt geboren ist. Auf der Säuglingsstation erhalten viele Neugeborene als Willkommensgeschenk *Fluoretten®*. Mit diesem Medikament sollen sie nicht nur vor dem Übel der Zahnfäule bewahrt werden, sondern auch vor weichen Knochen, der Rachitis. Wenn der erste Zahn durchbricht, gehört er gleich mit Fluoriden versorgt, so empfehlen es die meisten Zahnärzte. Von da an sind Fluoride treue Begleiter in allen Lebenslagen und werden täglich mit der Zahnbürste zugeführt. Hin und wieder gibt es nach einer professionellen Zahnreinigung als krönenden Abschluss eine extra dicke Schicht Fluoridlack auf die Zähne. Und so wechselhaft das Leben sonst sein mag: Fluoride sind eine Konstante, die fast allen Menschen ein Gefühl der Sicherheit vermittelt.

Als Zahnärztin habe auch ich jahrelang nach den meisten Behandlungen einen Fluoridlack aufgetragen, fluoridierte Zahncremes empfohlen und selbst verwendet. So wurde ich ausgebildet, so hörte ich es auf allen Fortbildungen, so gaben es die scheinbar wissenschaftlich fundierten zahnärztlichen Leitlinien vor.

Obwohl ich meinen Ausbildern und den Herstellern von fluoridierten Zahnpflegeprodukten vertraute, führten mich eigene Erkrankungen auf einen anderen Weg. Dabei lernte ich ganzheitliche Therapieformen kennen, die mir neue Blickwinkel eröffneten. Und daraus ergab sich die

Frage: Wieso leiden fast alle erwachsenen Menschen an Karies, wenn sie doch optimal mit Fluoriden versorgt sind?

Während meiner Recherche stellte sich heraus, dass bereits vor der Mitte des 20. Jahrhunderts, als die massive Propagierung der Fluoride für die Karies-Prophylaxe einsetzte, das Krankheitsbild der Fluorose, die mit verfärbten und geschwächten Zähnen einhergeht, bekannt war. Der Name spiegelt wider, dass Fluorverbindungen als Verursacher angesehen wurden – und zwar völlig zu Recht, wie wissenschaftlichen Untersuchungen bis heute zeigen. Damalige Zahnärzte sprachen sich deshalb zunächst gegen eine Verwendung von Fluoriden in Zahncremes aus! Zudem identifizierten Forscher einen Hauptprotagonisten des Kariesgeschehens: Zucker. Es war also klar, dass nicht etwa ein Mangel an Fluoriden zugrunde lag. Dennoch kam es an dieser Stelle zu einer Art Ablasshandel: „Wir alle wissen Bescheid, doch wir lieben Zucker und deshalb werden wir ihn nicht aufgeben. Stattdessen putzen wir nach dem süßen Genuss brav die Zähne mit fluoridhaltiger Zahncreme."

Dieser Logik folgten auch die Regierungen der Länder, die entschieden, in der Trinkwasserversorgung Fluoride als Mittel gegen Karies einzusetzen. Damit verstießen sie zwar gegen zwei fundamentale Grundsätze: Jede Medikation ist individuell, da Dosis und Dauer von vielen Faktoren abhängen. Und die Reinheit des lebensnotwendigen Trinkwassers muss unter allen Umständen gewahrt bleiben und nicht durch willkürliche Zugabe von Fremdstoffen gefährdet werden. Doch für eine breite Akzeptanz der Trinkwasserfluoridierung sorgte der Neffe Sigmund Freuds: Edward Bernays (1891–1995). Er wurde vom *Life Magazine* zu einem der 100 wichtigsten Amerikaner des 20. Jahrhunderts gekürt.[1] Sein Verdienst: Bernays entwickelte ein raffiniertes System der Propaganda, das Menschen zu beeinflussen vermochte, indem es das kritische Denken außer Kraft setzte. Da der Begriff Propaganda historisch belastet war, änderte er ihn in PR: *Public Relations*. Folgende Aussage zeigt, welchen Stellenwert er seiner Methode beimaß: „Wer in der

Lage ist, die grundlegenden Gesellschaftsmechanismen zu erkennen und zu beeinflussen, der bildet eine unsichtbare Regierung und übt die wahre Herrschaft in unserem Land aus."[2]

Er schaffte es, das Rauchen als Merkmal einer emanzipierten Frau in einer Zeit zu etablieren, als Frauen mit einer angezündeten Zigarette in der Hand in der Öffentlichkeit noch als unanständig galten. Damit bescherte er seinem Auftraggeber, einem Tabakkonzern, einen riesigen Zukunftsmarkt.

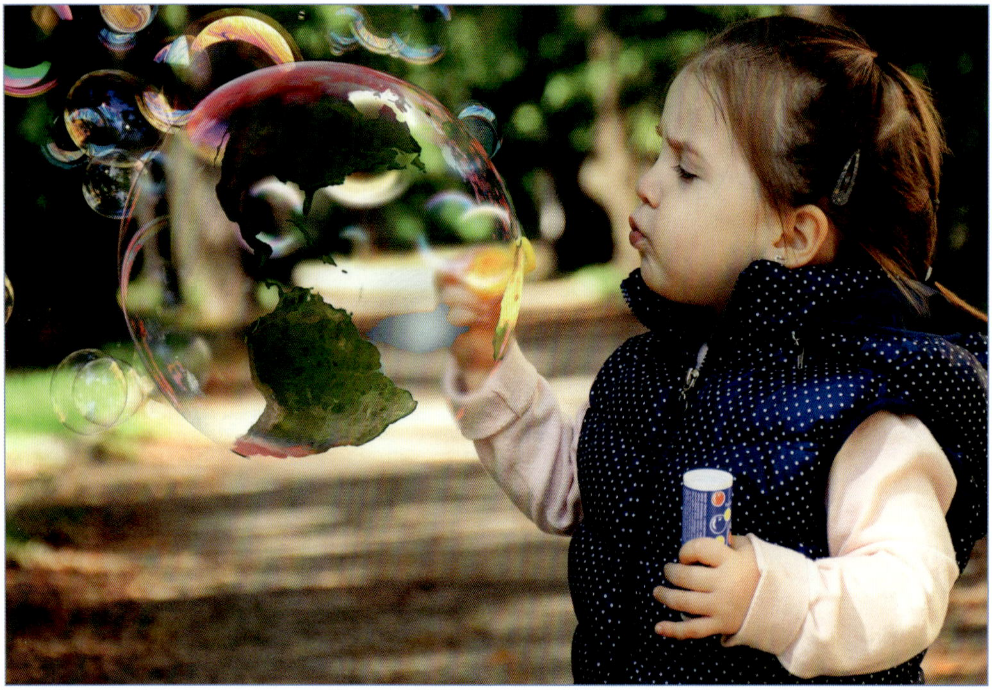

Sicher einer seiner grüßten Coups war die Etablierung der Fluoride als die einzig wirksame Waffe gegen Karies. Sein Erfolg lässt sich daran ablesen, dass eine US-amerikanische Behörde Fluoride zu einer der größten medizinische Errungenschaften des 20. Jahrhunderts erklärte.[4] Seit Bernays Arbeit für die Sache der Fluoride nutzen Menschen bedenkenlos eine Substanz zur Zahnpflege, die sich zuvor auf diesem Feld nur dadurch hervorgetan hatte, dass sie Ursache der Zahnkrankheit *Fluo-*

rose war. Doch ihr zerstörerisches Potenzial reicht viel weiter. In den letzten Jahrzehnten hat die Wissenschaft aufgedeckt, dass wir es hier mit einer ernsthaften Gefahr für die Gesundheit und den Fortbestand der Menschheit zu tun haben. Es bleibt zu hoffen, dass diese Erkenntnisse immer mehr Menschen die Augen dafür öffnen, was Fluoride wirklich sind: nämlich „falsche Freunde", die wir möglichst vollständig meiden sollten.

Grundlagen des Buchs und Orientierungshilfen

Damit Sie sich beim Lesen schnell orientieren können, bietet Ihnen *Raus aus der Fluorid-Falle!* zahlreiche „Lotsen", die Ihnen signalisieren, welche Art von Inhalt sich auf den jeweiligen Seiten befindet.

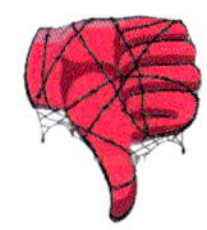

Der Daumen nach unten in Rot, der mit einem Stacheldraht umschlungen ist, symbolisiert die Gefahren, die von Fluoriden ausgehen. Sie sind wie eine versteckte Falle, der wir nur dann entkommen, wenn wir genau wissen, wo sie sich befindet.

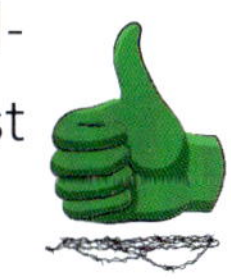

Der nach oben gerichtete grüne Daumen hat sich vom Stacheldraht befreit. Hier finden Sie Möglichkeiten, wie Sie gar nicht erst in die Falle tappen oder sich möglichst rasch daraus befreien.

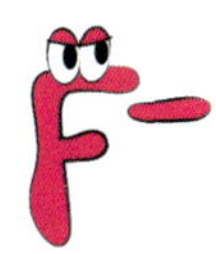

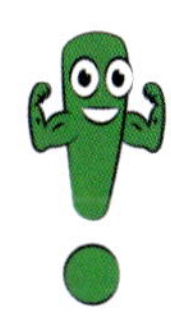

Damit Sie die komplexen Wirkungen von Fluorverbindungen leichter nachvollziehen können, finden Sie viele Kästen am Seitenende, die Wegweiser zu weiterführenden Informationen im Buch sind. Sind sie mit dem Symbol für ein Fluorid-Ion verknüpft, geht es um die schädlichen Wirkungen, die Fluoride für uns haben. Auf Gegenmittel verweisen hingegen die Kästen, die mit einem grünen Ausrufungszeichen versehen sind. Die dort angegebene Seiten enthalten Informationen, wie Sie Schädigungen durch Fluorverbindungen verhindern oder kurieren.

Dies alles ist wissenschaftlich fundiert. Die hochgestellten Zahlen im Text verweisen auf Quellen. Da nicht alle Leser Wert auf die kompletten wissenschaftlichen Hintergründe legen, stellen wir (der Verlag und ich) die **Quellen** nicht im Anhang des Buches zur Verfügung, sondern **online als PDF-Datei**.* In dieser Zusammenstellung stecken wesentlich mehr Informationen, als es für Ratgeber üblich ist. Beispielsweise finden Sie dort auch Links zu Artikeln, die im Internet frei einsehbar sind. Wer also in die Welt der Wissenschaft eintauchen möchte, bekommt auf diesem Weg schnell den Zugang.

Das Fragezeichen, das auf dem Cover abgebildet ist, begleitet Sie auch durch das Buch: Es steht für das Hinterfragen gängiger Vorstellungen, die überall da, wo **FAKE?** steht, auf Ihren Wahrheitsgehalt überprüft werden. Auf der Basis von wissenschaftlichen **FACTS!** können Sie sich dann ein Bild machen, was wissenschaftliche Untersuchungen ergeben haben.

Zur schnellen Orientierung stehen Ihnen Coaches zur Seite

Wenn Sie sich in *Raus aus der Fluorid-Falle!* schnell zurechtfinden möchten, lassen Sie sich von den folgenden „Coaches" an die Hand nehmen, die Ihnen zeigen, wo Sie Texte zu bestimmten Gefahren, Hilfen, Themen, Zusammenfassungen, Persönliches, Wissenschaftliches … finden:

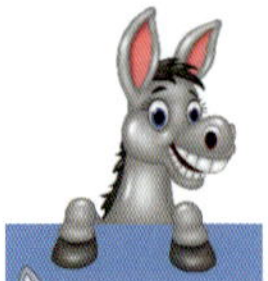

Der Esel, der Sie ansieht und **sich mit seinen Vorderhufen auf einen Balken lehnt**, verweist auf **ein Fazit, eine kurze, informative Zusammenfassung**.

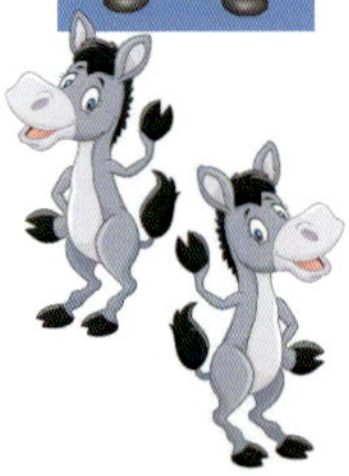

Der auf seinen Hinterbeinen stehende Esel macht auf meine **Erfahrungen und** auf **persönlich Erlebtes** aufmerksam. Erfahrungen aus dem Alltag sind oftmals besonders erhellend und einprägsam. Der gleiche **Esel, der nach innen auf den Text schaut, steht für Patientenberichte aus der Literatur**.

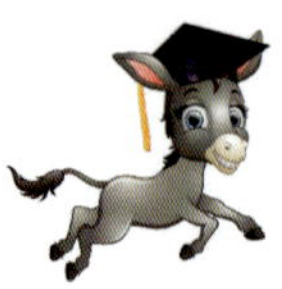

Der springende Esel mit Doktorhut weist auf **Details für wissenschaftlich Interessierte** und Mediziner hin. Wenn Sie diesen Teil als zu speziell empfinden, überspringen Sie ihn einfach.

* Siehe *www.nietsch.de*, dort unter Dr. med. dent. Nicole Wagner, *Raus aus der Fluorid-Falle!*

Der **tretende Esel**, dessen Hinterbeine in der Luft sind, will Ihnen auf die Sprünge helfen, indem er einen liebevollen Anstoß gibt, **selbst aktiv zu werden**, etwas für sich und Ihre Gesundheit zu tun. Ganz im Sinne der weisen Worte des Dalai Lama (*1935): „Veränderung wird nur hervorgerufen durch aktives Handeln."

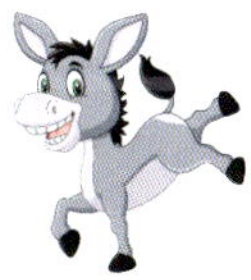

In *Raus aus der Fluorid-Falle!* begegnen Ihnen zudem einige Mikroorganismen wie die **Hauptkarieserreger, die Streptokokken** (vor allem hier *Streptococcus mutans*), und die ***Lactobazillen***, die anzeigen, dass an dieser Stelle Informationen zu diesen Erregern zu finden sind. Sie können sich an diesen und weiteren Icons orientieren: Für ***Porphyromonas gingivalis***, einen Erreger, der eng mit einer Auflösung des Zahnhalteapparates in Verbindung steht; für ***Candida albicans***, den häufigsten im Mund vorkommenden Pilz, und für den **Goldstandard** unter den Mundspülungen in der Zahnmedizin: den **Wirkstoff Chlorhexidin** (CHX).

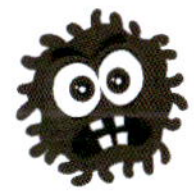

Streptococcus mutans

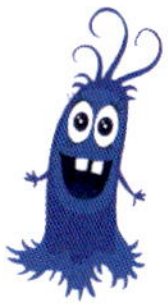

Laktobazillen

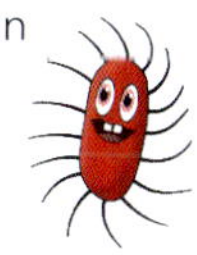

Porphyromonas gingivalis

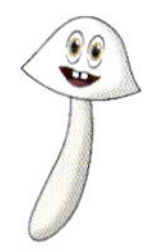

Candida albicans

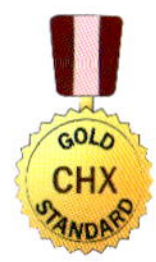

Chlorhexidin

Tipps, um das Erlernte zu festigen

Je intensiver Sie mit *Raus aus der Fluorid-Falle!* arbeiten und ausprobieren, was für Sie am besten funktioniert, desto größere Fortschritte können Sie machen!

Durch praktische Anwendungen festigen Sie Ihr Wissen ebenso wie durch Gespräche, in denen Sie von dem, was Sie erreicht haben, erzählen. Wer Dinge ausspricht, fokussiert seine Gedanken ähnlich einem Laserstrahl, der ja bekanntlich Gewebe durchtrennen kann. Je emotionaler Sie über ein Thema reden, umso eher reißen Sie andere mit. Nicht zuletzt macht es auch Freude, positive Erfahrungen weiterzugeben. Sie wissen es wahrscheinlich schon: Ihre Begeisterung ist ein Segen für alle Beteiligten.

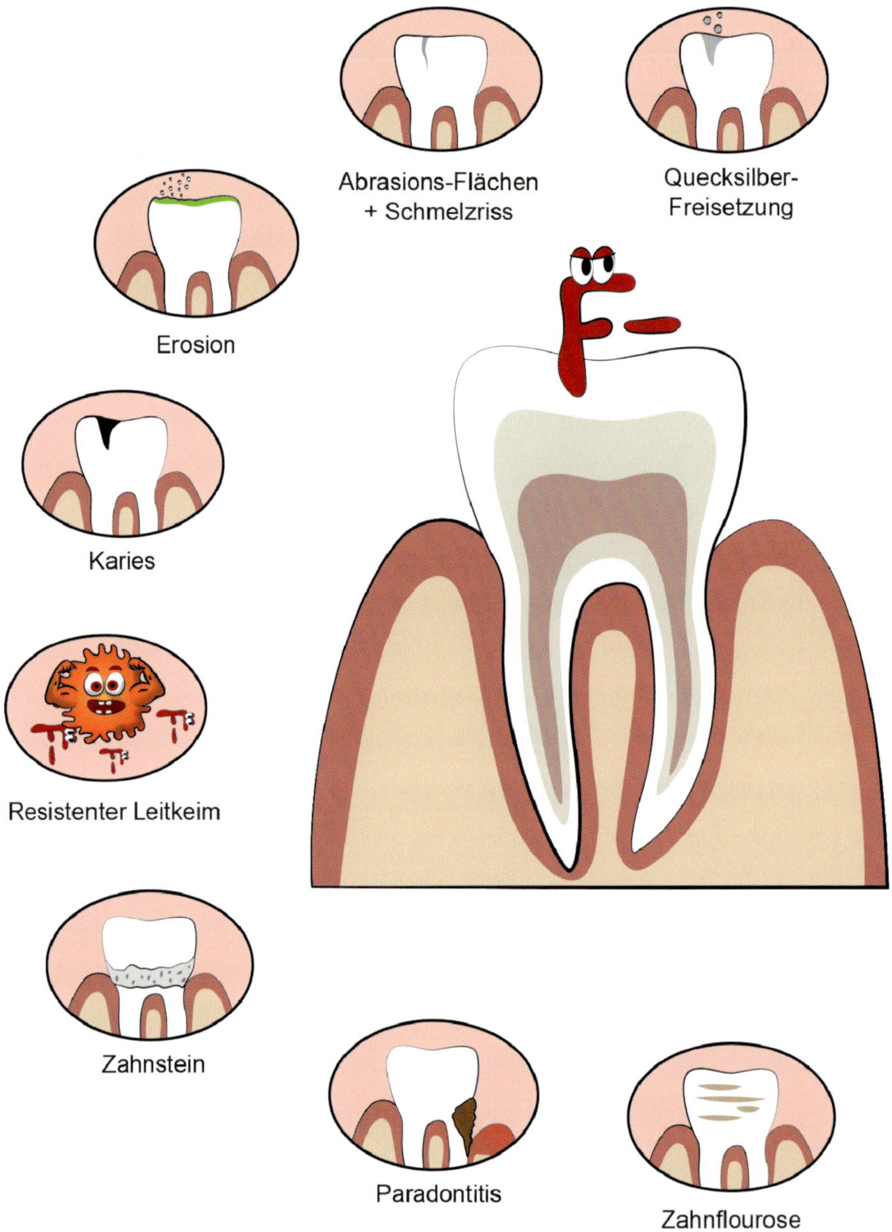
Abrasions-Flächen
+ Schmelzriss
Quecksilber-
Freisetzung
Erosion
F–
Karies
Resistenter Leitkeim
Zahnstein
Paradontitis
Zahnflourose

Wissenschaftliche Fakten ziehen Fluoriden den Zahn

Fluoride sind das große Heilsversprechen in der Zahnpastawerbung. Wissenschaftliche Untersuchungen zeigen jedoch, dass Fluoride die Zähne weder stabiler machen noch einen ausreichenden Schutz vor Säuren oder Karieserregern bieten. Im Gegenteil, sie sind eine Gefahr für die Zahngesundheit und begünstigen zudem zahlreiche krankhafte Veränderungen im Mund.

Wissenschaftliche Fakten ziehen Fluoriden den Zahn

Der natürliche Weg zu einem strahlend gesunden Mund

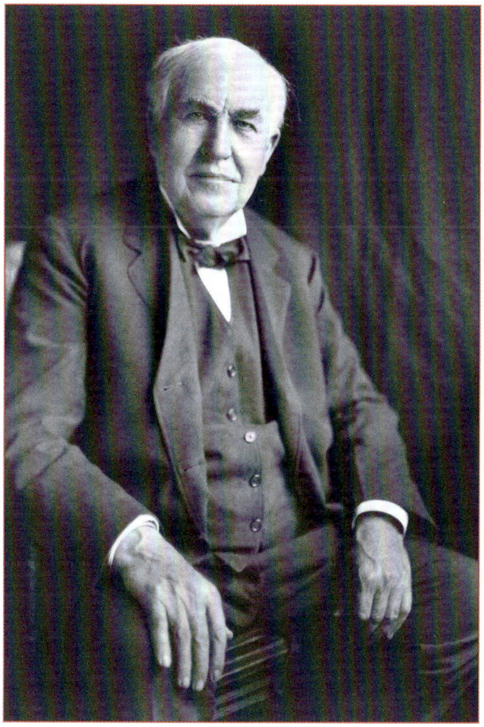

„Der Arzt der Zukunft wird keine Medizin mehr verordnen, sondern seine Patienten dazu anregen, sich für den Erhalt einer guten körperlichen Verfassung zu interessieren, für Ernährung, für die Ursachen von Krankheiten und wie man diesen vorbeugen kann."
Thomas Edison (1847–1931)[1]

Die meisten Patienten wünschen sich, möglichst rasch beschwerdefrei zu werden. Viele Therapeuten kommen dem nach und behandeln die Symptome, die offensichtlich sind. Eine wirkliche Heilung gelingt allerdings nur, wenn die Ursachen einer Erkrankung aufgedeckt werden. Das gilt auch für Erkrankungen im Mund- und Zahnbereich, wie die phänomenalen Forschungsergebnisse von Weston Price verdeutlichen. Er fand heraus, dass Zähne vor allem dann gesund bleiben, wenn der ganze Organismus mit allen wichtigen Nährstoffen versorgt ist. Dazu braucht es nährstoffreiche, vollwertige, sorgfältig produzierte und zubereitete Lebensmittel. Denn auch Zähne sind jeden Tag auf Mineralstoffe und andere gesunde Nährstoffe angewiesen.

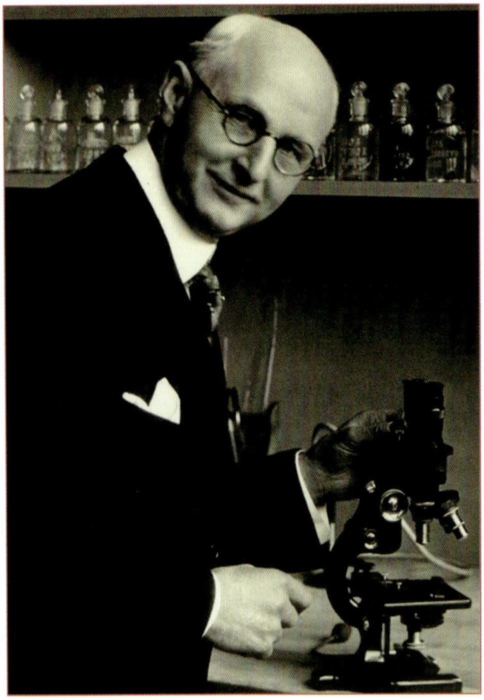

Weston A. Price: Zahnarzt, genialer Forscher und Menschenfreund

„Price hat uns von der Betrachtung des Blattes unter dem Mikroskop zur Schau des Waldes geführt, von der Untersuchung des einzelnen Sandkorns zur Erkenntnis der Wüste, von der Analyse der Krankheit zur Synthese der Gesundheit …"
Nachruf der US-amerikanischen *Academy of Applied Nutrition* auf Weston A. Price (1870–1948)[2]

Weston Price praktizierte jahrzehntelang als Zahnarzt in den USA. Dabei fühlte er sich möglicherweise so, als kämpfe er gegen Windmühlen, denn trotz der vielen Kariesbehandlungen, die er durchführte, musste er mit ansehen, wie Menschen ihre Zähne verloren und schließlich künstliche Gebisse brauchten. Die Frage ließ ihn nicht los: Wieso hatten seine Zeitgenossen so viele kariöse Stellen, während er in Museen 50 000 Jahre alte Skelette von Bären fand, deren kräftige Gebisse mit ihren weißen Zähnen unverwüstlich schienen. Er sah auch menschliche Gebisse, die 10 000 Jahre alt waren und vollständig in einem wohlgeformten Zahnbogen standen – ohne Schachtelstellung der Zähne, die heute Ursache für viele kieferorthopädische Behandlungen ist.[3]

Als er in Rente ging, widmete er dieser Frage seine ganze Aufmerksamkeit. Mit seiner Frau bereiste er die Welt, besuchte afrikanische Stämme, abgelegene Bergdörfer in der Schweiz, Inuit im eisigen Alaska, nordamerikanische Indianer, indigene Völker im peruanischen

Amazonasregenwald, australische Aborigines und die Maori in Neuseeland. Er fotografierte Menschen, die sich ursprünglich ernährten. Sie hatten ein naturgesundes Gebiss. Sobald sie aber mit industrieller Nahrung, vornehmlich Zucker und Weizenprodukten, in Kontakt kamen, zeigten ihre Zähne immer mehr kariöse Stellen, und bei ihrem Nachwuchs kam es zu Engständen im Zahnbogen. Besonders aufschlussreich waren Fotografien von einem Brüderpaar: Der eine ernährte sich traditionell und hatte ein gesundes Gebiss, der andere konsumierte industriell verarbeitete Nahrungsmittel und seine Zähne zeigten viele kariöse Löcher.

Die Menschen mit naturgesunden Zähnen und wunderbar geformten Zahnbögen benutzten *keine* fluoridierte Zahncreme. Durch das Kauen ursprünglicher Nahrung regten sie vielmehr den Speichelfluss an und aktivierten natürliche Reinigungsprozesse. Zudem aßen sie nährstoffreiche Lebensmittel, die den Bedarf des Körpers deckten. Analysen dieser traditionellen Ernährungsweise ergaben, dass diese mindestens 10-mal so viele fettlösliche Vitamine enthielt wie die moderne.[4] Doch nicht nur das: „Weiße" und raffinierte Nahrungsmittel (Zucker, Weizenmehl usw.), die einen Großteil der Zivilisationskost ausmachen, sind für den Organismus nur „leere" Kalorien. Der grundlegende Mangel an essenziellen Nährstoffen zwingt den Körper dazu, seine eigenen Mineralstoffspeicher zu plündern: Es kommt zu einer Demineralisierung von Knochen und Zähnen. Price dokumentierte, dass sich das herausgelöste Kalzium im weichen Gewebe der Arterien ansammelt.[5] Der Fachbegriff dafür ist Arteriosklerose. Auch wies er nach, dass lebensbedrohliche Zustände aufgrund von kardiovaskulären Erkrankungen unmittelbar mit einem Mangel an Vitamin D und Vitamin K_2 einhergehen.[6]

Weston Price, der sich den Beinamen „Charles Darwin der Ernährung" erworben hat,[7] war wahrscheinlich der letzte Mensch, der das Dasein von ursprünglich lebenden Völkern so exakt dokumentieren konnte.[8] Seine Forschungsarbeiten sind in Büchern[9]

Arteriosklerose	187
Knochen	73
Zähne	28

Kalzium	86
Kurkuma	223
Magnesium	168
Tamarindenfrucht	136
Vitamin D	88
Vitamin K_2	86

und zahlreichen Fachzeitschriften, unter anderem auch im angesehenen Journal *The Lancet,* publiziert.[10] Er war der Kopf einer Forschungsabteilung der *American Dental Association*. Zu seinem Team gehörten 60 führende Wissenschaftler, darunter auch der Gründer der weltbekannten *Mayo Clinic,* Dr. Charles Mayo, sowie Dr. Milton J. Rosenau, Professor für Präventive Medizin und Hygiene an der *Harvard Medical School*.[11] Diesen Menschen war durchaus bewusst, dass Fluoride das Problem von Karies und Parodontitis **nicht** lösen, daher kritisierten sie, dass sie Zahncremes zugesetzt wurden.

Gesunde Ernährung ergänzen mit richtiger Zahnpflege[12]

Neben einer guten Versorgung mit Nährstoffen ist eine optimale Zahnpflege der wichtigste Schutz vor *Karies* und *Parodontitis*. Immer wieder beobachte ich Neupatienten, die mit starkem Zahnfleischbluten kommen und nach einer professionellen Zahnreinigung und Optimierung der Mundpflegegewohnheiten innerhalb weniger Tage kein Blut mehr ins Waschbecken spucken und somit den Heilerfolg rasch am eigenen Leib spüren. Das wichtigste dabei: die Verwendung von fluoridfreien Mundpflegeprodukten.

Das Ökosystem „Mund"

Beleuchten wir nun die Mundhöhle und die natürlicherweise in ihr ablaufenden Prozesse, um nachvollziehen zu können, was Fluoride dort bewirken.

Karies 32
Parodontitis 46

Coenzym Q_{10} 48
Ölziehen 70
Zahncreme 68

In einem gesunden Mund befinden sich im Ober- wie im Unterkiefer eine Reihe von Zähnen. Jeder einzelne Zahn ist wie eine Burg. Etwa ein Drittel dieser Anlage ist sichtbar. Diesen Teil bezeichnet man als Zahnkrone. Die übrigen zwei Drittel sind im Knochen verborgen: Es handelt sich um die Zahnwurzel. Sie gibt dem Zahn gemeinsam mit vielen kleinen Haltebändchen und dem sogenannten Zahnzement Stabilität.

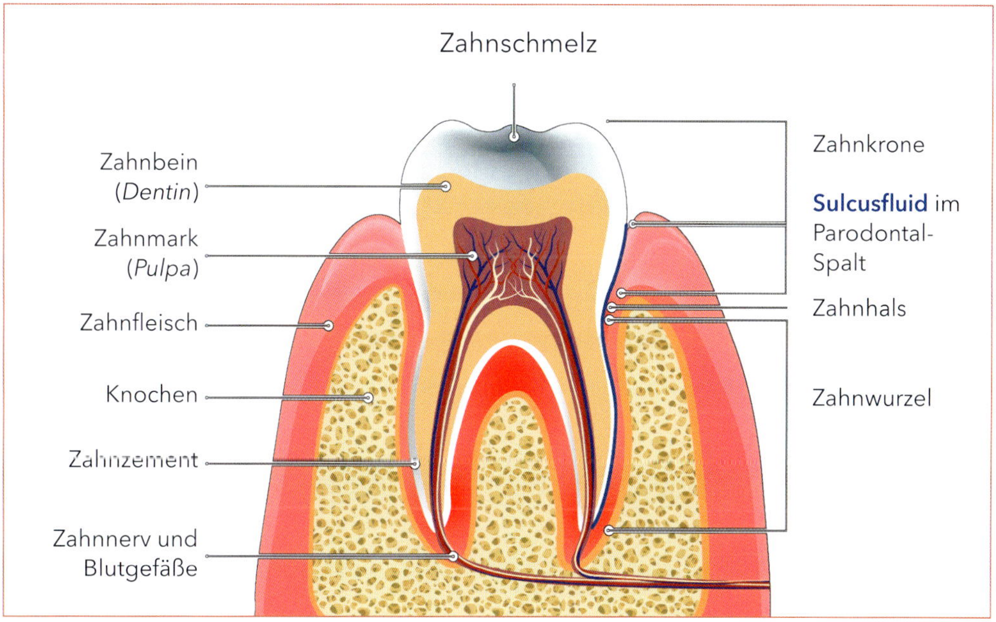

Aufbau von Zahn und Zahnhalteapparat

Um den Zahn herum liegt eine Art Burggraben. Das geschulte Auge kann einen kleinen Spalt zwischen Zahn und Zahnhalteapparat sehen. Auch auf einem Röntgenbild ist er wie eine feine Linie zu erkennen, die die Wurzel nachzeichnet.

Der Zahn ist an dieser Stelle federnd aufgehängt. Er sitzt nicht starr im Knochen, sondern verfügt über eine gewisse Beweglichkeit. Dies hat mehrere Vorteile: Die Federung ermöglicht es dem Zahn, auszuweichen und unterschiedliche Aufgaben wie beispielsweise das Kauen von harter und weicher Nahrung zu erledigen. Wäre der Zahn starr und fest verankert, wäre die Gefahr größer, dass er beim Kauen harter Nahrung bricht.

Unter gesunden Bedingungen ist der Graben mit einer Flüssigkeit, dem sogenannten **Sulcusfluid** gefüllt, das auf jede Bewegung der Zähne reagiert und mitschwingt. In dem Graben befinden sich Abwehrzellen, die es unerwünschten Gästen erschweren, in den Körper vorzudringen. Voraussetzung ist allerdings, dass ausreichend Sulcusfluid vorhanden ist.

Betrachten wir nun einen einzelnen Zahn genauer. Er stellt ein eigenständiges Organ dar. Einen Teil seiner Nährstoffe bekommt er vom Sulcusfluid, zum anderen ist er über die Wurzelspitzen mit dem Blutkreislauf und dem Nervensystem verbunden, die seine Versorgung von innen her sicherstellen. Die Nerven und Gefäße gelangen durch einen Zentralkanal in den Zahn und auch wieder aus ihm heraus. Im Zentrum der Zahnkrone bilden diese Versorgungswege eine Art Kreisverkehr. Dieses Areal wird *Pulpakammer* genannt. Hier finden zahlreiche Austauschprozesse statt. Bei Kinderzähnen ist dieser Bereich noch recht groß, weshalb diese heller sind. Unterschiedliche Reize wie Druck, Hitze, Kälte oder auch Defekte in der Zahnhartsubstanz führen dazu, dass sich dieser Raum verkleinert. Das Zahninnere schützt sich, indem es sich zurückzieht und dabei einmauert. Eine Folge ist: Die Zähne werden dunkler.

Jeder einzelne Zahn besteht aus drei verschiedenen Hartsubstanzen. Die härteste unter ihnen ist der Zahnschmelz, der zu ca. 97 Prozent aus einer Kalziumverbindung, dem Hydroxylapatit, besteht.[13] Dieses Material stellt die äußere Schicht der Zahnkrone dar und wirkt wie eine Rüstung. Darunter befindet sich das Zahnbein, das Dentin. Es ist ähnlich aufgebaut wie der Knochen und elastischer als der Schmelz, weshalb es unterschiedliche Drucksituationen ausgleichen kann. Die Zahnwurzeln bestehen aus einer dritten Zahnhartsubstanz: dem Zahnzement. Diese geniale Kombination ermöglicht es den Zähnen, unterschiedlichen Anforderungen, die z. B. durch Druck- und Temperaturschwankungen entstehen, standzuhalten. Allerdings können diese Strukturen durch Säuren gefährdet werden, die selbst sehr harte Substanzen auflösen. Unter gesunden Bedingungen wirkt Speichel diesem Prozess entgegen: Er verdünnt Säuren, puffert sie ab und enthält sogar Mineralstoffe – vor allem Kalzium und Phosphat –, die die Mikrolöcher wieder verschließen. Speichel ist somit eine Art „flüssiger Zahn". Voraussetzung ist, dass der Körper genügend Flüssigkeit hat, um Speichel zu bilden, und dass die

Speicheldrüsen wie vorgesehen funktionieren. Die Speichelzusammensetzung hängt zudem davon ab, welche Nährstoffe der Körper aus der Nahrung aufnimmt und wie er sie verwerten kann.

Info

Der pH-Wert

Der pH-Wert gibt auf einer Skala von 0 bis 14 an, ob etwas sauer, neutral oder basisch ist. Werte unter 7 gelten als sauer, 7 ist neutral, und Werte größer als 7 sind alkalisch oder basisch. Für die Zahnhartsubstanzen gibt es unterschiedliche pH-Werte, die eine Demineralisierung und Löcher in den Zähnen begünstigen. Dieser kritische Wert liegt bei etwa 5,5 für den Schmelz, der zu 97 Prozent aus Hydroxylapatit besteht. Das darunter liegende Zahnbein oder Dentin ist zu 70 Prozent aus Hydroxylapatit aufgebaut. Es ist nicht so hart wie der Zahnschmelz und weniger säureresistent. Bei einem pH-Wert von 6 bis 6,9 kann es nicht mehr standhalten.[14] Zur Wurzel hin folgt der Zahnzement, der sich bei einem pH-Wert von etwa 6 auflöst.[15] Im Speichel sind neben Kalzium und Phosphat auch noch Karbonate enthalten, die Säuren abpuffern können.

pH-Werte unterschiedlicher Flüssigkeiten[16]

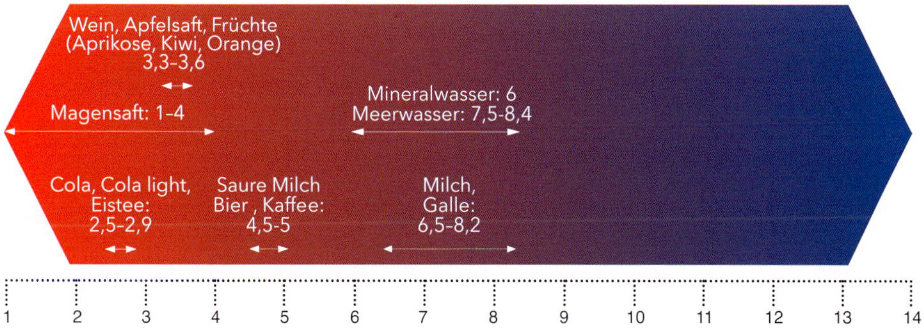

Skala für den pH-Wert: rot: saurer Bereich, blau: basischer Bereich

Das natürliche Gleichgewicht bei Gletschern und Zähnen – Eine Analogie

Ab- und Aufbau eines Gletschers erfolgt durch Temperaturanstieg und -abfall und durch Schneefall

Schmilzt ein Gletscher, verliert er „Hartsubstanz". Gletscherschmelze ist die Folge eines Temperaturanstiegs.* Wird es erneut kalt und schneit es zudem, so nimmt das Eis des Gletschers wieder zu. Bleibt es dauerhaft warm, verschwindet der Gletscher allmählich ganz. Mögliche Folgen können Überschwemmungen und Unwetter sein.

De- und Remineralisierung der Zähne durch Säure und Speichel

Ähnlich geht es den Zähnen in der Mundhöhle. Sie werden durch Säuren aufgelöst, verlieren „Hartsubstanz" und Mineralstoffe: Eine anhaltende Demineralisierung kann schließlich zum Verlust eines Zahns führen. Solche Erkrankungen im Mund erleichtern es Mikroorganismen, in den Körper einzudringen. Mögliche Folgen können Herz-Kreislauf-Erkrankungen und andere gravierende gesundheitliche Störungen sein (siehe Abbildung Seite 51). Unter gesunden Bedingungen verschließen Mineralstoffe aus dem Speichel die Mikrolöcher, die durch Säureeinwirkung entstanden sind.[17] Der Speichel, der eine Art „flüssiger Zahn" ist, vermag die Zähne zu remineralisieren und sie damit vor größeren Schäden zu bewahren.

---

* Fluorverbindungen haben ein dramatisches Erderwärmungspotenzial (siehe Seite 104 f.).

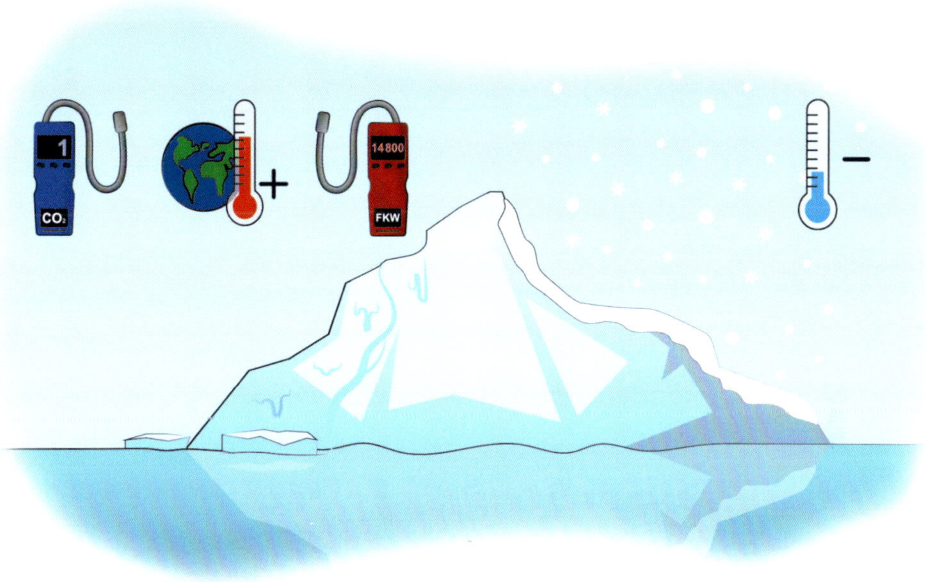
1
CO2
+
14800
FKW
–

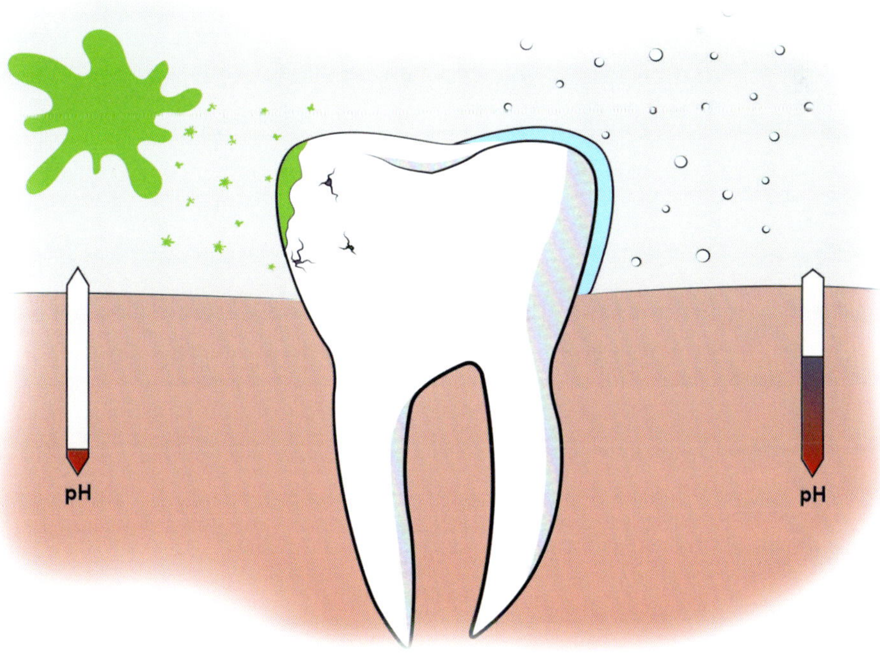
pH
pH

Fluoride auf dem Prüfstand: Schein und Wahrheit

1914 wurden erstmalig Fluoride in Zahnpasten gemischt. Allerdings lehnte die amerikanische Vereinigung der Zahnärzte, die *ADA (American Dental Association)*, dieses Vorgehen ab (siehe Seite 20), da den Mitgliedern jener Zeit durchaus bewusst war, dass Menschen, die sich natürlich ernähren, von dieser Krankheit verschont bleiben. 1960, also viele Jahre später, als diese Ärzte und Zahnärzte nicht mehr aktiv waren, gab die *ADA* ihre Zustimmung.[18] In Großbritannien begann der Einsatz von Fluoriden Mitte der 1960er-Jahre.[19] Heutzutage enthalten über 95 Prozent der Mundpflegeprodukte, die in den USA und in Deutschland verkauft werden, Fluoride.[20]

Die offizielle Lehrmeinung, die nach wie vor von den meisten Zahnärzten vertreten wird, geht davon aus, dass Fluoride vor Schmelz- und Dentinkaries schützen und beginnende kariöse Läsionen (Löcher) bei Kindern und Erwachsenen stoppen.[21] Als Beleg dienen Metaanalysen*, nach denen Fluoride in der Lage sind, Menschen in jedem Alter vor Karies zu schützen.[22] Eine US-amerikanische Behörde geht sogar so weit, Fluoride in der Zahnmedizin als eine der 10 wichtigsten gesundheitlichen Errungenschaften des 20. Jahrhunderts einzustufen.[23]

Doch wieso erkranken fast alle Erwachsenen in Deutschland an Karies und deren Folgen, obgleich sie Zahncremes nutzen, die Fluoride enthalten?

Aus der Fünften Deutschen Mundgesundheitsstudie (2016) geht hervor, dass es in Deutschland Kariesfreiheit quasi nur bei Kindern gibt. Bei jüngeren Erwachsenen sind nur noch 2,5 Prozent kariesfrei. Andersherum

* Hier werden die Ergebnisse verschiedener Studien über einen gewissen Zeitraum gesammelt und nach ausgewählten Gesichtspunkten ausgewertet.

ausgedrückt bedeutet der Wert, dass 97,5 Prozent der Menschen ab einem Alter von 35 Jahren an Karies und deren Folgen leiden; ab einem Alter von 65 Jahren sind es fast alle Menschen.[24]

Andererseits waren Menschen jahrhundertelang kariesfrei, solange sie sich „artgerecht" und nährstoffreich ernährten (siehe Forschungsergebnisse von Weston Price, Seite 18). Fluoride haben nichts mit Ernährung zu tun, sondern sind in jeder Konzentration ein Gift. Sogar im Mund schützen sie nicht, sondern bereiten den Boden für zahlreiche Erkrankungen.

Im Folgenden werden 10 Fluorid-Werbeversprechen auf den Prüfstand gestellt. Nach wissenschaftlichen **FACTS** handelt es sich dabei meist um **FAKE News**.

Auf den nächsten Seiten erfahren Sie neben den klaren wissenschaftlichen Belegen zu den unheilvollen Wirkungen der Fluoride auch einiges über gesunde Alternativen. So können Sie in Zukunft auf den Gebrauch der Gifte problemlos verzichten. Dieses Know-how unterstützt Sie dabei, sich selbst und Ihr Umfeld möglichst gesund zu erhalten.

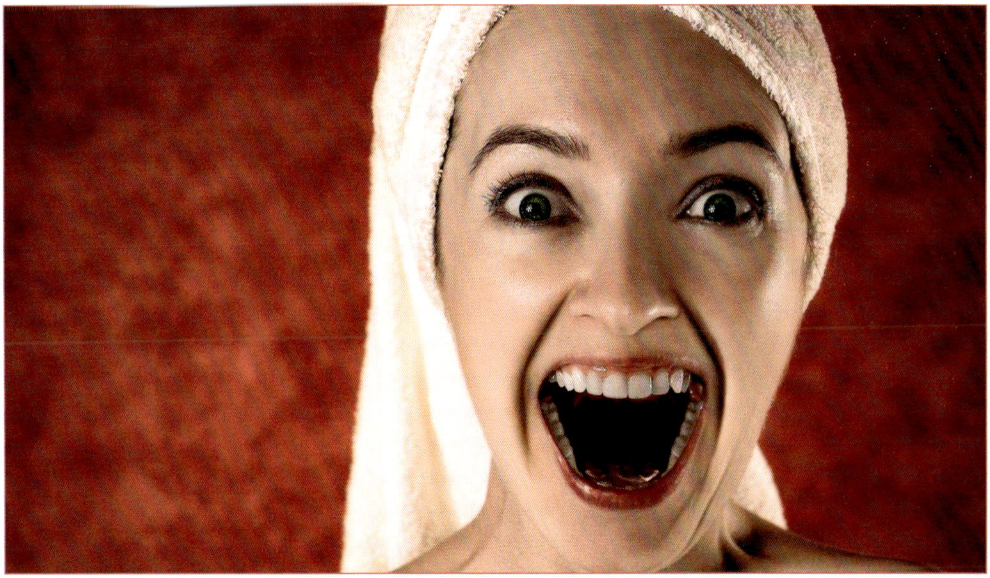

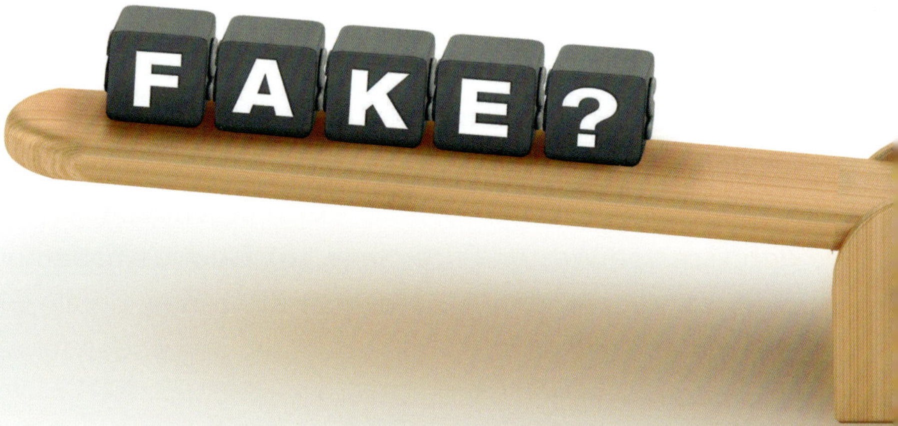

1. FAKE? Fluoride machen Zähne härter und stabiler.
2. FAKE? Fluoride wirken gegen Karieserreger und hemmen die Kariesausbreitung.
3. FAKE? Fluoride schützen Zähne vor Säureangriffen.
4. FAKE? Fluoride füllen beginnende kariöse Löcher mit Mineralstoffen auf.
5. FAKE? Fluoride schützen vor Sekundärkaries (Karies am Rand einer Füllung).
6. FAKE? Fluoride bewahren die Zahnoberflächen.
7. FAKE? Fluoride schützen den Zahnhalteapparat.
8. FAKE? Verwendet die Mutter in der Schwangerschaft Fluoride, reduziert sich das Kariesrisiko für das Kind.
9. FAKE? Fluoride sind für die Entwicklung der Zähne essenziell.
10. FAKE? Fluoride sollten regelmäßig verwendet werden.

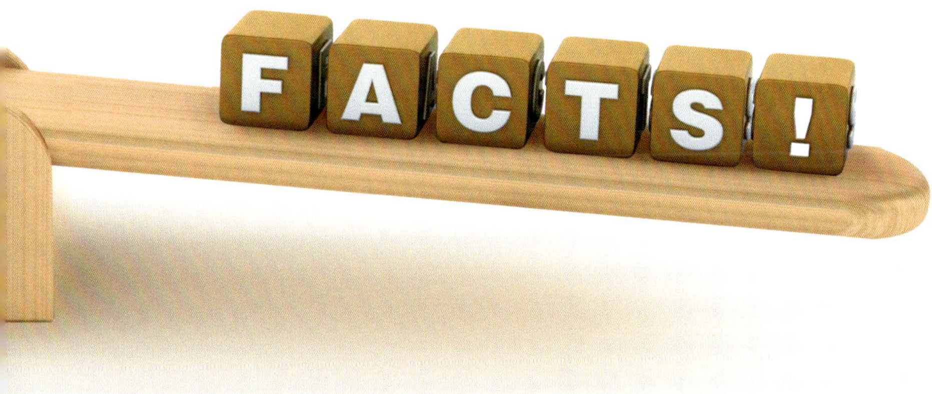

1. FACTS! Fluoride schwächen die Zahnstabilität!
2. FACTS! Fluoride führen zu resistenten Superkeimen, ohne die Kariesausbreitung zu hemmen!
3. FACTS! Selbst Fluorapatit löst sich durch Säure auf!
4. FACTS! Fluoride funktionieren ohne die Mineralstoffe des Speichels nicht!
5. FACTS! Fluoride schützen den Füllungsrand nicht, mobilisieren aber andere Gifte im Mund!
6. FACTS! Fluoride begünstigen die Abnutzung der Zahnoberflächen!
7. FACTS! Fluoride schaden dem Zahnhalteapparat!
8. FACTS! Fluoride schädigen den Nachwuchs vielfältig und schützen das Kind *nicht* vor Karies!
9. FACTS! Fluoride führen zum Krankheitsbild der Zahnfluorose!
10. FACTS! Fluoride begünstigen Erkrankungen im Mund!

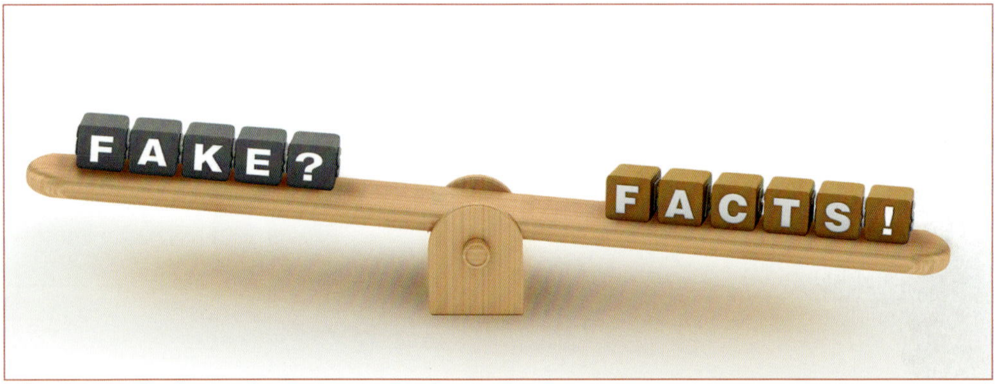

Fluoride machen Zähne härter und stabiler.

1

Fluoride schwächen die Zahnstabilität!

„Ziel der Fluoridierung ist eine Substitution des Hydroxid-Ions im Hydroxylapatit der Zahnhartsubstanz durch ein Fluorid-Ion, das dem neu entstandenen Fluorapatit eine höhere Stabilität (…) verleiht."
Doccheck.de; Stichwort „Fluoridierung" (Stand: Januar 2020)

Das angegebene Zitat stammt aus einem Online-Medizin-Lexikon und gibt die offizielle Lehrmeinung wieder. Sie beruht darauf, dass ein Fluorapatit-Kristall allein betrachtet sehr hart ist. Ein einzelnes Kristall gibt aber keine Auskunft darüber, wie es sich im Verbund mit anderen Materialien verhält.[25]

FACTS! Wissenschaftler untersuchten die Härte von Haifischzähnen, die fast vollständig aus Fluorapatit bestehen, und verglichen sie mit der Härte menschlicher Zähne. Das Ergebnis ist erstaunlich: Die Härte beider Zähne unterscheidet sich sowohl im Zahnbein (Dentin) als auch im Schmelz kaum. Ursächlich ist, dass die Hydroxylapatit-Kristallnadeln durch Proteine miteinander verklebt sind. Helge Fabritius vom Max-Planck-Institut für Eisenfor-

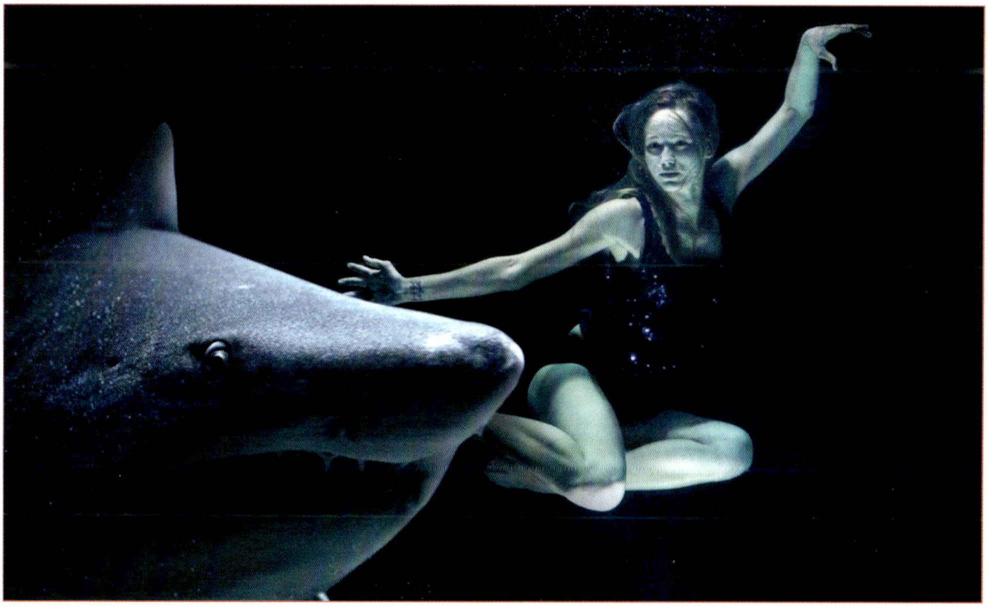

schung erklärt diese Erkenntnis mit folgenden Worten: „Für die Härte ist also nicht nur ein einziger Bestandteil entscheidend, sondern alle Komponenten und ihre spezielle Anordnung innerhalb der Gesamtstruktur."[26]

Die besondere Verknüpfung der Kristalle des Hydroxylapatits sorgt beim Menschen also für die Festigkeit.[27] Doch gerade diese stabilisierenden und stärkenden Strukturen wie Kollagen werden durch zugeführte Fluoride ge- und zerstört,[28] wenn sie Fluorapatit bilden und sich am Zahn anlagern. Die Folge: Der Zahn wird geschwächt. In der Medizin gibt es einen zynischen Spruch: „Operation geglückt, Patient tot." Auf den Einbau von Fluorapatit übertragen: Hier bewertet man nur die Eigenschaften der isolierten Kristalle, die tatsächlich sehr hart sind, beachtet dabei jedoch nicht, dass man die natürliche Struktur, Stärke und Bruchfestigkeit des Zahns stört. In der Folge entsteht eher Schaden als Nutzen, insbesondere wenn man auch das Umfeld des Zahns, den Zahnhalteapparat, die Mundhöhle und den gesamten Organismus betrachtet.

F–
Kollagen 217

Beeren 221
Kurkuma 223
Tamarindenfrucht 136
Traubenkernextrakt 247

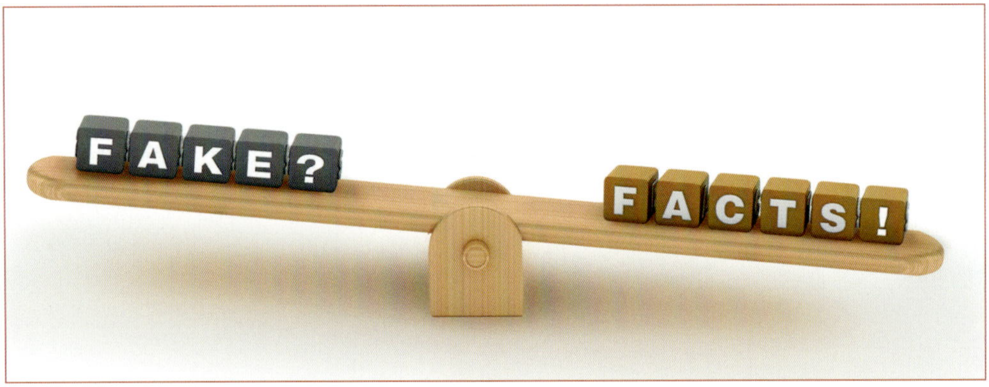

Fluoride wirken gegen Karieserreger und hemmen die Kariesausbreitung.

2

Fluoride führen zu resistenten Superkeimen, ohne die Kariesausbreitung zu hemmen!

Karieserreger allein knabbern die Zähne nicht an. Auch ihr Lieblingsfutter, der Zucker oder andere kurzkettige Kohlenhydrate, lösen einen Zahn nicht auf. Gefährlich wird es erst, wenn die Mikroorganismen ihre Lieblingsnahrung immer wieder konsumieren und der bei der „Verdauung" entstehende Unrat über Tage, Wochen und manchmal auch Monate und Jahre liegen bleibt.

FAKE? Manche Untersuchungen zeigen, dass Fluoride direkt auf einen wichtigen Leitkeim, *Streptococcus mutans,* wirken,[29] was andere Studien jedoch nicht bestätigen konnten.[30]

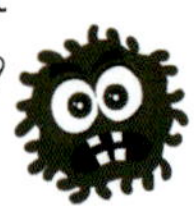

FACTS! Die Ergebnisse beruhen möglicherweise auf unterschiedlichen Konzentrationen. Um das Wachstum von Streptokokken zu hemmen, sind 100 bis 200 ppm Natriumfluorid im Zahnbelag erforderlich, um sie abzutöten, sogar die 30-fache Konzentration. Solch hohe Dosen sind im Laborversuch möglich, nicht aber beim lebenden Menschen. Hinzu kommt, dass sich die Erreger an Fluoride anpassen können, sprich tolerant und sogar resistent

Natrium-fluorid 131

werden, was die behauptete Wirksamkeit von Fluoriden in ihr Gegenteil verkehrt (siehe Abbildung Seite 36).[31]
Zudem ist bekannt, dass die antibakterielle Wirkung von Zahnpasten nicht auf dem Fluorid, sondern auf dessen Bindungspartnern wie Amin- oder Zinn-Ionen oder anderen antibakteriellen Inhaltsstoffen beruhen.[32]

FAKE? Fluoride hemmen die Kariesausbreitung.
FACTS! Karies breitet sich gleich rasch aus, unabhängig davon, ob der Zahn einen geringen oder einen hohen Fluoridgehalt hat.[33]

Wie Sie ganz natürlich etwas gegen Karieserreger tun können und Ihre Gesundheit stärken

Hungern Sie die Karieserreger aus. Verzichten Sie auf deren Lieblingsfutter: kurzkettige Kohlenhydrate. Welche Rolle unsere Ernährung bei der Entstehung oder Vermeidung von Karies spielt, zeigen die sehr aufschlussreichen Forschungsarbeiten von Weston Price (siehe Seite 18).

Raus aus der Falle! Wenn Sie gezielt etwas gegen die Hauptkarieserreger tun möchten, vermeiden Sie den Konsum von Zucker und Getreide. Ein Zuckerersatz, der auch gegen ein wichtiges Bakterium bei der Kariesentstehung wirkt, ist Xylit. Auch Kokosöl agiert erwiesenermaßen gegen *Streptococcus mutans* und andere Karieserreger wie Laktobazillen und *Candida albicans*.[34] Durch das Ziehen von Öl wird darüber hinaus der Speichelfluss angeregt, was die Spülwirkung im Mund verstärkt und für Remineralisierung sorgt.

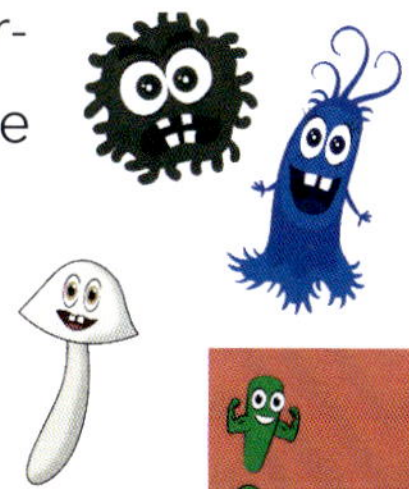

Ölziehen 70
Xylit 53

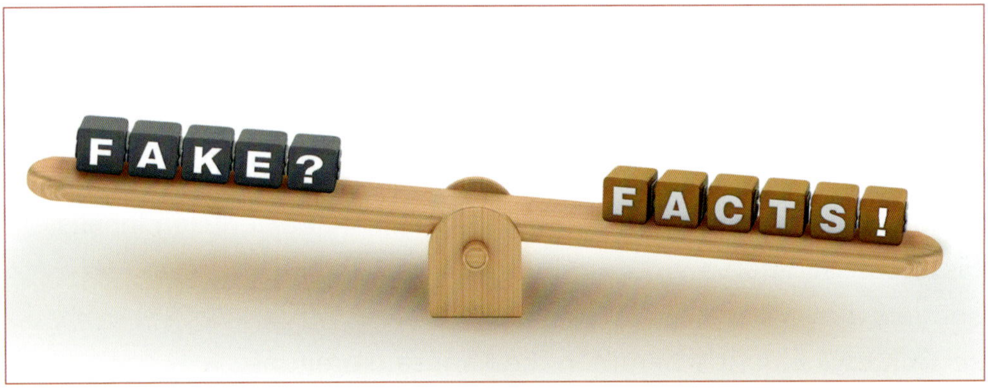

Fluoride schützen Zähne vor Säureangriffen.

3

Selbst Fluorapatit löst sich durch Säure auf!

Von Karies spricht man, wenn Mikroorganismen in der Mundhöhle Säuren bilden, durch die die Zahnhartsubstanz demineralisiert wird und sich aufzulösen beginnt. Verursacher ist Zahnbelag, der über Tage, Wochen, Monate auf und zwischen den Zähnen verweilt. Hier konsumieren die Bakterien ungestört ihre Lieblingsnahrung: Zucker. Dabei bilden sie unter anderem Milchsäure,[35] die dazu beiträgt, dass der pH-Wert im Mund in den sauren Bereich sinkt. Ohne Belag entsteht weniger Karies. Eine effektive Zahnpflege ist also der entscheidende Faktor bei der Prävention*.

Zähne können jedoch auch mit Säuren in Kontakt kommen, die aus dem Inneren des menschlichen Körpers stammen. Dabei handelt es sich vor allem um die Magensäure, die bei Erbrechen in die Mundhöhle gelangt. Eine Zufuhr von außen erfolgt durch bestimmte Speisen (z. B. Obst) und Getränke wie Soft- und Energydrinks, Cola-Getränke, Wein. Die direkte Säurezufuhr von innen und/oder außen mit ihrer auflösenden Wirkung auf die Zahnhartsubstanz wird als Erosion bezeichnet.

---

* Genau beschrieben in meinem Buch *Richtige Zahnpflege*

Unabhängig davon, woher die Säure kommt, sie bewirkt eine Demineralisierung und damit die Auflösung von Zahnhartsubstanzen, wenn sie über einen längeren Zeitraum auf die Zähne einwirkt. Bei Karies betrifft dies besonders die Nischen zwischen den Zähnen, den Übergang Zahnfleisch – Zahn und die Vertiefungen der Zahnhartsubstanzen, den Fissuren. Säuren, die aus dem Inneren des Körpers kommen, lösen besonders die Innenfläche der Zähne auf. Säuren, die von außen kommen, schädigen vor allen die Außen- und Kauflächen.

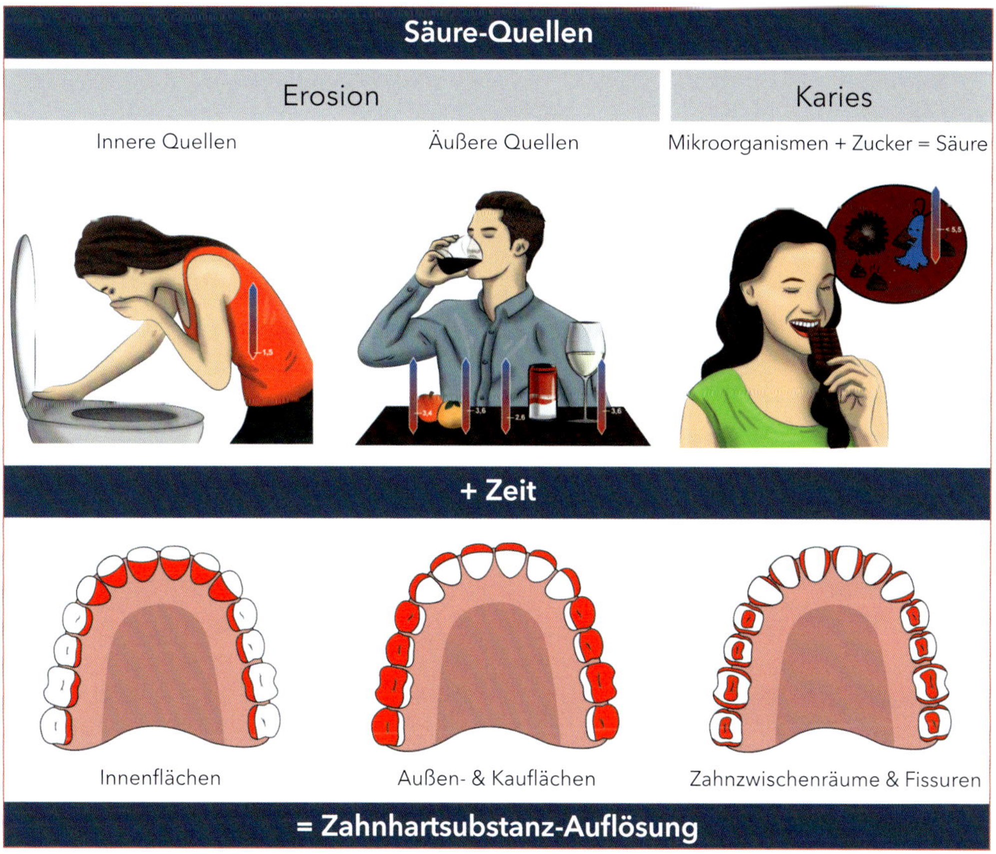

FAKE? In der Zahnmedizin ist die herrschende Meinung, dass Fluoride die Zahnhartsubstanzen vor einem Verlust an Mineralstoffen, einer Demineralisation durch Säuren schützen, indem sie die Löslichkeit der Zahnmineralstoffe durch die Umwandlung der Schmelzkristalle in Fluorapatit herabsetzen. Diese Substanz soll noch bei einem pH-Wert von 4,5 widerstandsfähig gegen Säure sein.[36]

FACTS! Der pH-Wert beispielsweise von Cola liegt bei 2,0 bis 3,0 und ist damit deutlich niedriger als 4,5. Bei dieser Säurelast lösen sich auch Fluoridverbindungen auf.[37]

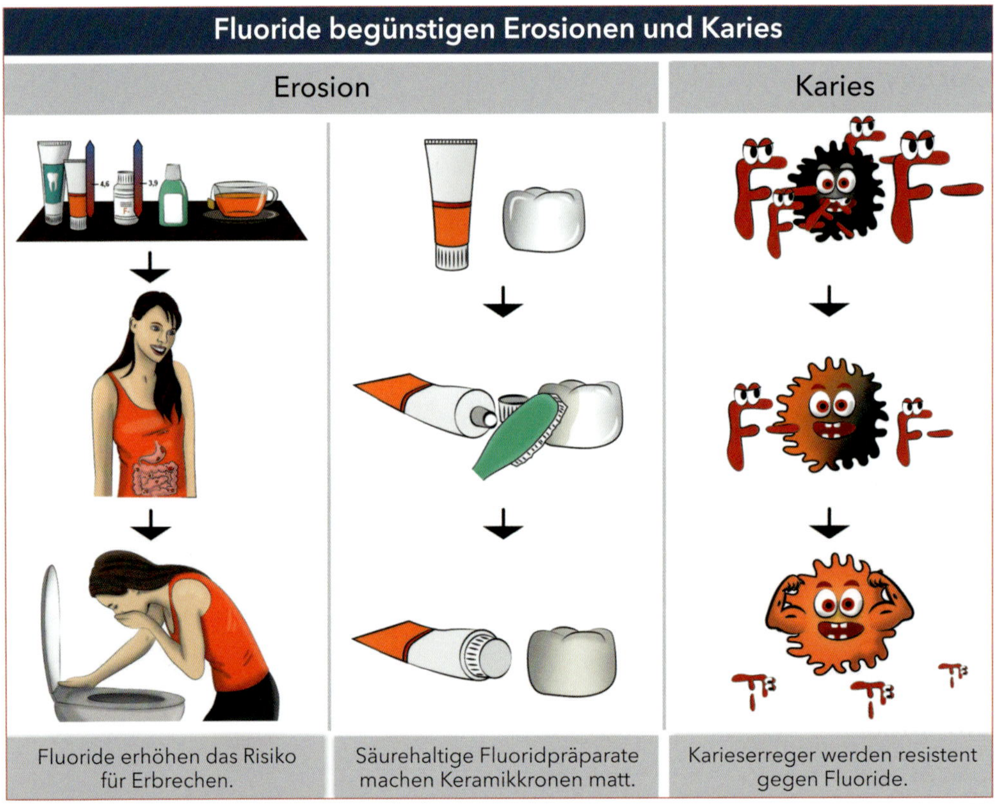

Fluoride erhöhen das Risiko für Erbrechen. | Säurehaltige Fluoridpräparate machen Keramikkronen matt. | Karieserreger werden resistent gegen Fluoride.

Vorsicht Falle! Übrigens haben hochkonzentrierte **Fluoridierungsmittel** wie beispielsweise *elmex® gelée* häufig selbst einen pH-Wert im sauren Bereich. Sie **sind** so **aggressiv**, dass Keramikkronen bereits durch eine einmalige Anwendung ihren Glanz unwiederbringlich verlieren können. Gelangen solch aggressive Verbindungen in den Magen-Darm-Trakt, greifen sie dort die Schleimhäute an. Eine mögliche Reaktion darauf ist Erbrechen, wodurch die hochaggressive Magensäure (pH-Wert von 1,0 bis 1,5)[38] auf die Zähne trifft. Sogar das ständige Übergeben in Folge von Magersucht wird in der Fachpresse mit Fluoriden in Zusammenhang gebracht.[39]

Doch was ist, wenn Fluoride sogar in der Tiefe der Zahnhartsubstanzen eingebaut sind?

Wenn ein Zahn bereits während seiner Entwicklung in den ersten 6 Lebensjahren eines Kindes Fluoriden ausgesetzt wird, kann es zu Vergiftungserscheinungen kommen, die sich in Form von unschönen Zahnverfärbungen zeigen. Dies nennt man Zahnfluorose. Wissenschaftlich erwiesen ist, dass selbst bei einer starken Zahnfluorose die Fluoreinlagerung im Schmelz zu gering ist, um die Auflösung des Zahnschmelzes durch Säure zu verhindern.[40]

Forscher sind sogar noch weiter gegangen, um den angeblichen Demineralisationsschutz zu überprüfen. Annahme: Bestünden Zähne zu einem noch größeren Anteil aus Fluorapatit, müssten sie theoretisch vor Zahnfäule geschützt sein. Um das zu überprüfen, untersuchten die Forscher Haifischzähne, deren Zahnhartsubstanz fast vollständig aus Fluorapatit (30 000 ppm Fluorid) aufgebaut ist. Das Ergebnis: Im Labormodell waren auch diese von Karies betroffen.[41]

Magen-Darm-Trakt 209
Zahnfluorose 55
Kurkuma 223
Zahncreme 68

Fazit

Es darf also als wissenschaftlich erwiesen gelten, dass die Verwendung von Zahncremes mit Fluoriden **keinen** Schutz vor Säureangriffen bieten. Als Begründung geben die Forscher an, dass Säure auch Fluorverbindungen wie Fluorapatit und Kalziumfluorid auflöst.[42]

Raus aus der Falle! Es gibt einen Stoff, der laut mehrerer Untersuchungen vor einer Demineralisation durch Säuren schützt: Chitosan.[43] Es ist ein schnell nachwachsender natürlicher Rohstoff, der zum Beispiel bei der Verarbeitung von Krustentieren anfällt. Zum einen schützt er vor Säuren und zum anderen hat er - was meines Erachtens den entscheidenden Unterschied macht - nicht die gravierenden Nebenwirkungen von Fluoriden. Zahncremes mit Chitosan bietet die Firma *Chitodent*® an. Es wäre sehr hilfreich, auf Säuren zu verzichten: Ersetzen Sie säurehaltige Getränke (Cola, Energydrinks, Fruchtsäfte, Wein) durch das natürlichste Getränk überhaupt: kohlensäurefreies Wasser. Sollten Sie säurehaltiges Essen und Trinken konsumieren, spülen Sie zeitnah mit Wasser nach, um die Säure zu verdünnen.

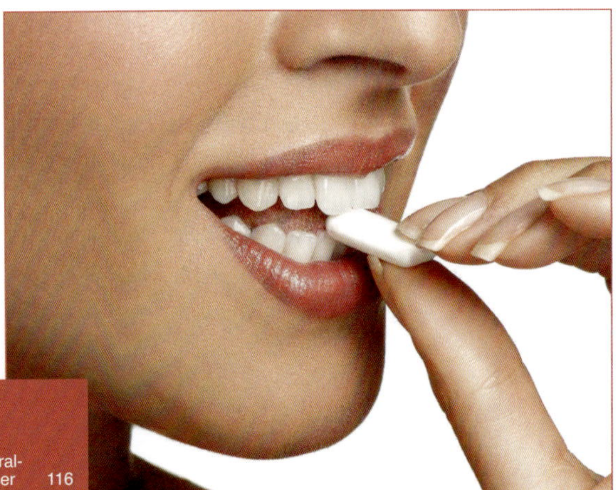

Zur Anregung des Speichelflusses und zur Reduzierung der Karieserreger empfehle ich Xylit-Kaugummis und das Ölziehen, weil sie die Spülwirkung und Remineralisierung durch den Speichel steigern.

Mineralwässer 116
Ölziehen 70
Xylit 53
Zahncreme 68

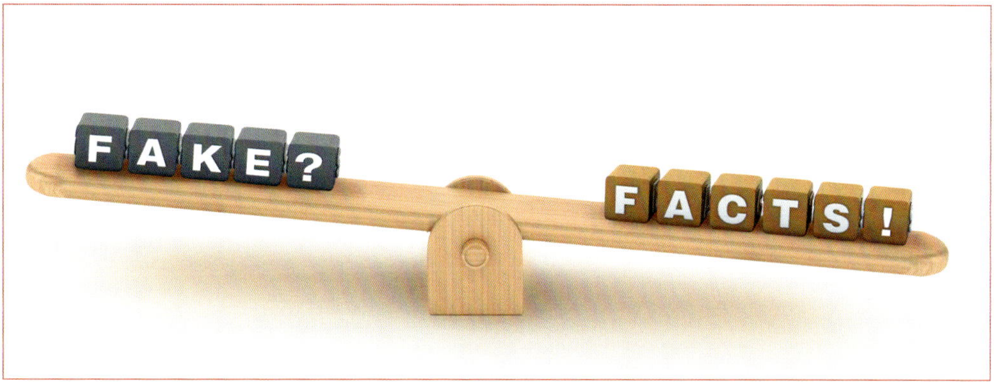

Fluoride füllen beginnende kariöse Löcher mit Mineralstoffen auf.

4 Fluoride funktionieren ohne die Mineralstoffe des Speichels nicht!

FAKE? Fluoride sollen helfen, die Zahnoberfläche nach einem Verlust an Mineralstoffen zu remineralisieren (siehe Seite 24): Wenn Fluoride in einer ausreichend hohen Konzentration vorhanden sind, binden sie sich an Kalzium- und Phosphat-Ionen. Die gebildete Kalzium-Fluorid-Schicht auf der Zahnoberfläche unterstützt die Ablagerung von Mineralstoffen wie Fluorapatit oder Fluorhydroxylapatit.[44]

FACTS! Dieser Effekt ist von mehreren Faktoren abhängig: neben der Fluoridkonzentration[45], vom pH-Wert, dem Typ der Fluoridsalze und vom Vorhandensein von Mineral-Ionen im Speichel.[46] Das bedeutet: **Ohne die Mineralstoffe des Speichels findet *keine* Remineralisation statt!** Menschen mit einem verringerten Speichelfluss können allein durch Fluoride weder einen Schutz vor der Auflösung ihrer Zähne aufbauen noch können sich die Zähne durch Fluoride wieder remineralisieren.[47] Zu einer Reduktion des Speichelflusses führen zahlreiche Medikamente (Herzmedikamente, Schmerzmittel und auch Antidepressiva)[48] sowie Bestrahlungen im Kopf-Hals-Bereich. Erschreckend, aber wahr: Wissenschaftliche

Publikationen zeigen, dass Fluoride Tumorerkrankungen im Kopf-Hals-Bereich begünstigen.
Zudem verhindern Fluoridverbindungen erwiesenermaßen das Eindringen von Kalzium- und Phosphat-Ionen in tiefere Schichten der Zahnhartsubstanzen und somit eine natürliche „tiefe" Remineralisation.[49]

Fazit

In einem systematischen Review begutachteten Bader et al. (2001) die bisher publizierten Untersuchungsergebnisse und kamen zu dem Schluss, dass sie unzureichend seien. Sie könnten nicht belegen, dass Fluoride beginnende Kariesläsionen stoppen oder rückgängig machen. Dies begründen die Autoren zum einem mit einer zu geringen Zahl an Studien, zum anderen mit nicht adäquaten statistischen Tests.[50] In dem Beitrag erfährt man auch, dass die Empfehlungen auf über 25 Jahre alten Untersuchungen basieren. Heutigen, moderneren Anforderungen genügt ein Großteil dieser Studien nicht.[51] So verwundert es kaum, dass viele der auf dem Markt befindlichen Fluoridprodukte in Amerika nicht klinisch getestet wurden. Da sie nicht als Medizin-, sondern als Kosmetikprodukt gelten, mussten sie nur minimale Anforderungen der *FDA* (*Food and Drug Administration*, US-amerikanische Behörde für Lebens- und Arzneimittel) erfüllen.[52]

Krebs 204
Ölziehen 70
Traubenkernextrakt 247
Xylit 53
Zahncreme 68

Raus aus der Falle! Unter natürlichen Bedingungen reparieren Speichelbestandteile die durch Säuren angegriffene Zahnoberfläche. Es gibt Möglichkeiten, diesen natürlichen Prozess zu unterstützen und den Speichelfluss nach dem Essen anzuregen. Dazu gehören z. B. das Kauen eines zuckerfreien, xylithaltigen Kaugummis einige Minuten nach dem Essen oder auch das Ziehen von Kokosöl. Zähne putzen sollten Sie jedoch erst eine halbe bis eine Stunde

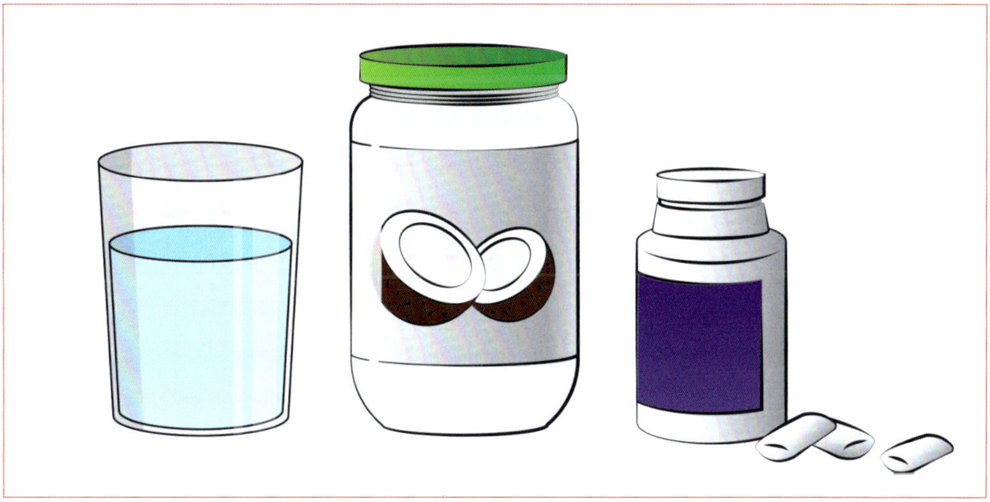

nach dem Essen oder Trinken von Säurehaltigem. Wenn Sie dabei die Remineralisation unterstützen wollen, dann verwenden Sie mit Hydroxylapatit angereicherte Zahncremes, dem Stoff, aus dem die Zahnhartsubstanzen (Schmelz und Dentin) zu einem Großteil bestehen. Aus Untersuchungen[53] ist bekannt, dass er sich auf der Zahnoberfläche ablagert. So kann die Bildung einer Schutzschicht unterstützt werden und zudem verschließen sich auf diese Weise auch Mikrolöcher. Fluoridfreie Produkte mit Hydroxylapatit sind beispielsweise die Zahncremes *Karex*® und *Biorepair*®.

Für wissenschaftlich Interessierte

Eine aktuelle Doppelblind-Studie an fünf deutschen Universitäten ergab, dass eine Zahncreme mit Hydroxylapatit (*Karex®-Zahnpasta*) mindestens genauso wirksam ist wie eine Zahncreme mit Amin- und Zinnfluorid. Besonders interessant ist, dass diese Studie an Karies-Hochrisikopatienten durchgeführt wurde. Die Hydroxylapatit-Zahnpasta-Anwender zeigten durchschnittlich sogar eine geringere Kariesentwicklung als die Fluorid-Zahnpasta-Benutzer.[54]

Zahncreme 68

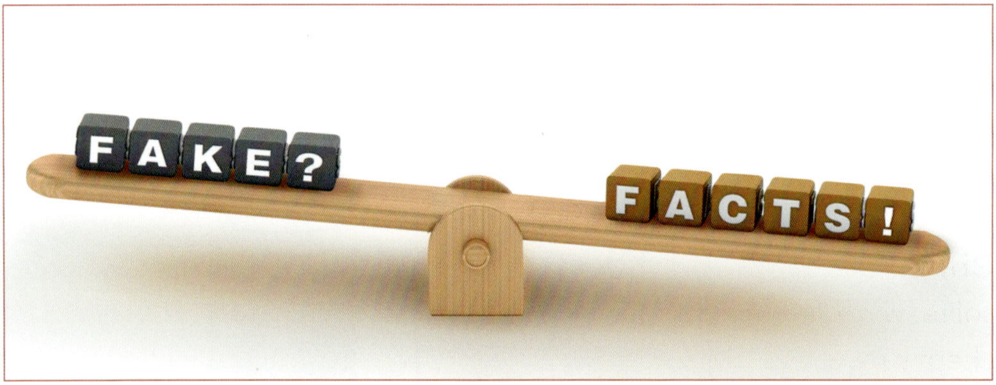

Fluoride schützen vor Sekundärkaries (Karies am Rand einer Füllung).

5

Fluoride schützen den Füllungsrand nicht, mobilisieren aber andere Gifte im Mund!

FAKE? In den 1980er-Jahren nahmen fluoridierte Produkte in der Zahnmedizin zu. Dazu gehörten Gele, Lacke, Mundspülungen, Polierpasten, Glasionomerzemente als Zahn-Füllmaterial und Versiegelungsmaterialien.[55] Restaurationsmaterialien, die Fluoride enthalten, sollen die Bildung von Sekundärkaries – Karies im Bereich der Füllung und am Füllungsrand – hemmen. Aus diesem Grund brachten in den letzten Jahren immer mehr Hersteller Zahn-Füllmaterialien* auf den Markt, die Fluoride enthalten.[56]

FACTS! Untersuchungen über mehrere Jahre konnten nicht bestätigen, dass Fluoride in den Füllungsmaterialien vor Sekundärkaries schützen.[58]

---

* Beispiele sind: *Dyract®* (von *Dentsply Sirona* aus Deutschland), *Compoglass®* (von *Ivoclar Vivadent*, Liechtenstein), *BEAUTIFIL II* (von *SHOFU*, Kyoto/Japan), *ACTIVA BioACTIVE Restauration* (von *PULPDENT®*, USA) und *GC Fuji II LC®* (von *GC*, Tokyo, Japan).[57] Der Zahnarzt, der Ihren Zahn repariert hat, sollte Ihnen Auskunft geben können, ob Sie solche Materialien im Mund haben.

Fluoride mobilisieren giftige Schwermetalle

„Quecksilber wird als das giftigste nicht-radioaktive Element angesehen, es ist weit giftiger als Arsen, Blei, Fluor oder Kadmium."
Dr. med. Joachim Mutter[59]

Obwohl die Giftigkeit von Amalgam längst allen Zahnärzten bekannt sein sollte, wird dieses Material noch immer zur Sanierung von kariösen Löchern verwendet. Es steht außer Frage, dass dieses Füllmaterial viele gute Eigenschaften hat und zudem sehr billig ist. Doch der Preis, den man gesundheitlich dafür zu zahlen hat, kann horrend sein. Zur Erinnerung: Auch Asbest hat viele gute Eigenschaften und wurde deshalb in den Nachkriegsjahren überall verbaut. Als es aber keine Zweifel mehr an seiner extremen Giftigkeit gab, begann man es mit enormem finanziellem Aufwand auszutauschen bzw. ganze Gebäude abzureißen. Die Toxizität von Quecksilber hingegen wird unverständlicherweise heruntergespielt, obwohl mittlerweile viele Bücher über dieses Thema veröffentlicht wurden. Wer hier weitere Informationen wünscht, dem sei der YouTube-Beitrag von Dr. Joachim Mutter zum Thema „Amalgam" empfohlen (Stand: Jan. 2020).

Wem diese Giftigkeit bewusst ist, der weiß vielleicht auch, dass Fluoride Wechselwirkungen mit Metallen eingehen. So verstärken sie die Freisetzung von Quecksilber[60] beispielsweise aus Tätowierungen und aus Amalgamfüllungen.

Vorsicht Falle! Fluoride bieten keinen Schutz vor Karies am Füllungsrand, aber sie mobilisieren und verstärken die Giftwirkung von Schwermetallen im Mund. ■

Raus aus der Falle! Lassen Sie solche schadstoffhaltigen Füllungen möglichst unter Kofferdam (Gummituch, das die Zähne aus der Mundhöhle isoliert und ähnlich wie ein OP-Tuch funktioniert) durch metallfreie Materialien ersetzen. ■

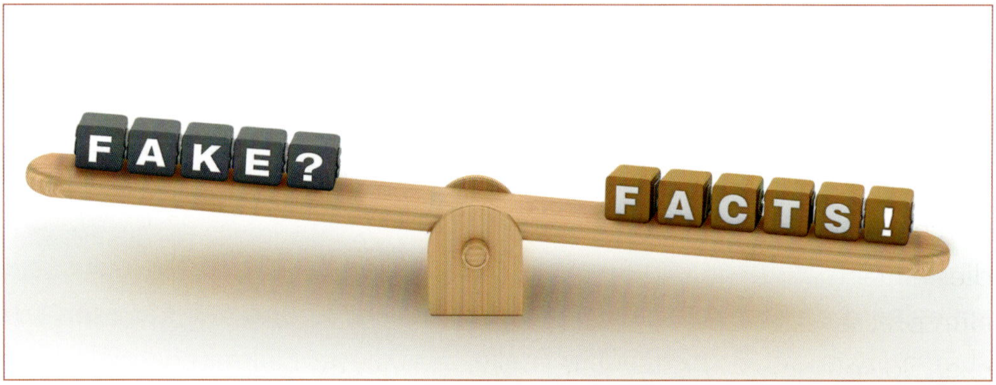

Fluoride erhalten die Zahnoberflächen.

6

Fluoride begünstigen die Abnutzung der Zahnoberflächen!

Was haben Fluoride mit dem Knirschen und Pressen der Zähne zu tun?

Fluoride binden sich gern an Kalzium und Magnesium. Eine mögliche Folge ist ein Mangel an diesen wichtigen Stoffen. Während Kalzium für die Anspannung der Muskulatur sorgt, bewirkt Magnesium die Entspannung. Viele Menschen haben einen Überschuss an Kalzium und einen Mangel an Magnesium und deshalb angespannte Muskeln. Dies zeigt sich an Wadenkrämpfen und am Pressen und/oder Knirschen mit den Zähnen, nicht nur im Schlaf.[61] Wahrscheinlich spielt hier auch eine Rolle, dass Fluoride die Nerven beeinflussen.

Kalzium 77
Muskeln 211
Nerven 195
Schlaf/ Epiphyse 199

Magnesium 168
Melatonin 199

Darüber hinaus verändern Fluoride die Struktur der Zähne. Kollagene sind für die Stabilität der Zahnhartsubstanzen in Form von Querverstrebungen verantwortlich, und genau diese werden durch Fluoride zerstört. Somit potenziert sich die Gefahr für die Zahnoberflächen: Das Knirschen führt zu Defekten wie Schmelzrissen und zu einer verstärkten Abnutzung der Zahnhartsubstanzen.

Vorsicht Falle! Knirschen und Pressen, unruhiger Schlaf, Energieverlust und Kopfschmerzen sind mögliche Symptome einer Fluoridvergiftung.

Kopfschmerzen im Bereich der Schläfen sind ein Symptom, das häufig durch eine vermehrte Anspannung der Kaumuskeln entsteht. Sie können dies einfach überprüfen. Fassen Sie sich mit den Fingern an die Schläfen. Nun pressen Sie Ihre Zähne fest zusammen und lassen dann wieder locker. So spüren Sie das Muskelspiel in diesem Bereich. Unter gesunden Bedingungen sind die Zähne etwa 20 Minuten täglich aufeinander. Durch eine Überstimulierung kann sich diese Zeit auf Stunden ausdehnen. Die Folge: Muskelkater, der sich in Form von Kopfschmerzen äußert.

Probieren geht über Studieren!

Achten Sie einmal darauf, was Sie tagsüber mit Ihren Zähnen machen. Viele Patienten, denen ich dies sagte, berichteten mir später, wie überrascht sie waren, dass sie tatsächlich oft mit den Zähnen pressten. Sie können einen Aufkleber an Ihren Arbeitsplatz anbringen oder einen Stein oder etwas anderes hinlegen, damit Sie lernen, darauf achtzugeben, ob es zwischen den Zähnen eine sogenannte Ruhe-Schwebe von ein bis zwei Millimetern gibt.

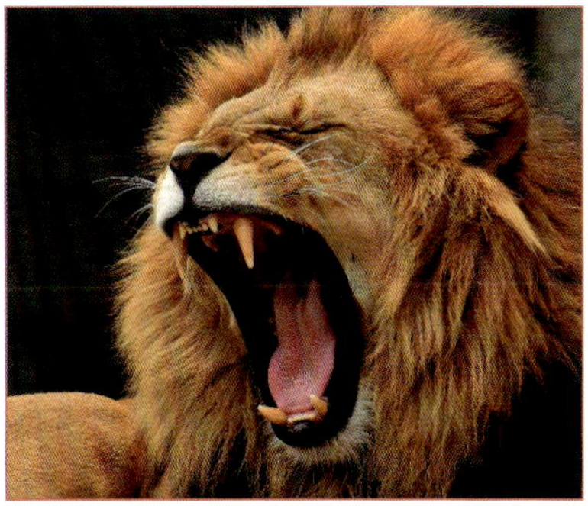

Bemerken Sie, dass Sie tagsüber pressen, gibt es eine ganz einfache Übung, um Ihre Kaumuskulatur rasch zu entspannen: Gähnen Sie! Durch Zufall habe ich diesen Hinweis im Fernsehen aufgeschnappt. Hier gähnte gerade ein Löwe, und der Kommentator erläuterte, dass Löwen dies tun, um ihre Kaumuskulatur zu entspannen. Auch wir können auf diese Weise rasch und einfach diese Muskeln lockern.

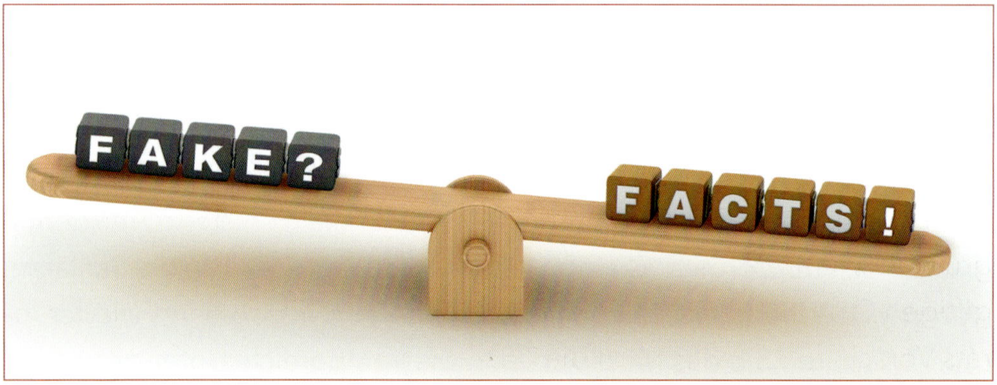

Fluoride schützen den Zahnhalteapparat.

7

Fluoride schaden dem Zahnhalteapparat!

Zahnbelag ist nicht nur eine Ursache für Karies, sondern auch für Erkrankungen des Zahnhalteapparates. Mineralisiert der Zahnbelag, so bildet sich Zahnstein.

Fluoride begünstigen Zahnstein, der den Zahnhalteapparat schädigen kann.

Zahnstein ist eine Brutstätte für Erreger, reizt das Zahnfleisch, steigert Entzündungen, wächst auch unter das Zahnfleisch und verdrängt dadurch sogar den Knochen. Dies erhöht das Risiko von Zahnverlusten.

Vorsicht Falle! Fluoride tragen zur Bildung von Zahnstein bei.[62]

Knochen 73

Kurkuma 223
Magnesium 168
Ölziehen 70
Tamarindenfrucht 136
Vitamin D 88
Vitamin K_2 86

Raus aus der Falle! Richtige Zahnpflege mit fluorid*freien* Produkten und Ölziehen reduzieren den Zahnbelag und damit auch das Risiko der Zahnsteinbildung. Auch ein guter Magnesiumspiegel schützt vor dieser Verkalkung im Mund.

Zahnbelag, Zahnfleischblutung und Zahnfleischerkrankungen: Wie Fluoride den gesamten Organismus gefährden

Untersuchungen haben Folgendes ergeben: Wenn Menschen auf jegliche Art der Zahnpflege verzichten, entzündet sich nach vier Tagen das Zahnfleisch. Das Gewebe kann anschwellen und es blutet leichter.[63] Aufgrund der fehlenden Reinigung vermehren sich Erreger, die mit ihren giftigen Stoffwechselprodukten einer Erkrankung des Zahnhalteapparats Vorschub leisten.[64] Wird die Zahnreinigung wieder aufgenommen, kann die Entzündung des Zahnfleischs, die *Gingivitis*, innerhalb von etwa 7 Tagen ausheilen.[65]

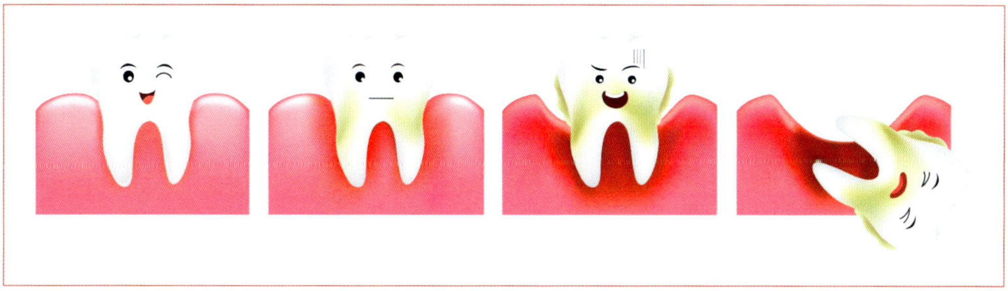

FAKE? Zwar konnte in einer klinischen Studie über 7 Monate gezeigt werden, dass Mundspüllösungen mit Aminfluorid und Zinnfluorid Plaque um 5 Prozent und Zahnfleischbluten um 30 Prozent reduzieren, wenn man sie mit einer Placebo-Spülung vergleicht. Jedoch konnte keine Besserungen der Zahnfleischgesundheit beobachtet werden.[66]

FACTS! Fluoride haben das Potenzial, Zahnfleischerkrankungen zu verursachen:[67] Bei der Verwendung von hochkonzentrierten Fluoridprodukten können sich Zahnfleischentzündungen und sogar Zahnfleischgeschwüre bilden, die mit stärkerem Zahnfleischbluten einhergehen.[68]

Fluoride sind Freie-Radikale-Bildner, die zu oxidativem Stress führen. Aus zahnärztlicher Sicht steht die Entzündung des Zahnhalteapparats mit oxidativem Stress in Zusammenhang.[69] Dies ist durch Studien belegt, die auf Untersuchungen in vitro und in vivo (bei Tieren) beruhen.[70]

Ist der Körper Angriffen durch freie Radikale ausgesetzt, setzt er zur Abwehr Antioxidantien ein. Eines davon ist Vitamin C, das sich durch Fluoride verringert.[71] Vitamin C ist unter anderem an der Kollagenbildung beteiligt. So wird verständlicher, dass Fluoride die Kollagenbildung stören und damit einen Hauptbestandteil des Bindegewebes reduzieren.[72] Die Folge: Das Risiko für Zahnfleischerkrankungen erhöht sich. Durch den Rückgang des Zahnfleischs steigt auch die Gefahr für Wurzelkaries.

Ein weiteres Antioxidans, das Fluoride reduzieren, ist das Coenzym Q10. Es ist bekannt, dass Menschen, die an Erkrankungen des Zahnhalteapparates leiden, einen Coenzym-Q10-Mangel haben.[73] Bekommen sie das Coenzym supplementiert und wird die Mundhygiene optimiert, können signifikante Verbesserungen erzielt werden.[74] Ein Forscher hat erkrankte Taschen von Patienten auf einer Seite mit Coenzym Q10 behandelt und auf der anderen Seite nicht. So wies er eine deutliche Verbesserung der behandelten Seite im Vergleich zur unbehandelten Seite nach.[75]

In einer anderen Untersuchung zeigten Menschen, die nach einer Parodontaltherapie (Reinigung der Zahnfleischtaschen unter Betäubung) zusätzlich Coenzym Q10 als Nahrungsergänzung bekamen, eine deutliche Verringerung bei der Tiefe ihrer Zahnfleischtaschen.[76]

Coenzym Q10 160
freie Radikale 143
Vitamin C 161

Beeren 221
Kurkuma 223
Magnesium 168
Tamarindenfrucht 136
Traubenkernextrakt 247

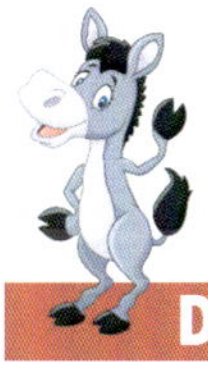

Dazu eine Geschichte aus meiner Praxis

Einer Patientin verordnete ich ein Q10-Präparat zur lokalen Anwendung auf dem Zahnfleisch. Bei ihrem nächsten Besuch in der Praxis überprüfte ich die Blutungswerte. Im Oberkiefer konnte ich keine Verbesserung feststellen. Etwas enttäuscht teilte ich ihr mit, dass sich die Werte insgesamt nur ein wenig gebessert hätten. Die Patientin fragte mich, ob es zwischen Ober- und Unterkiefer einen Unterschied gäbe. Überrascht erwiderte ich, dass sich die Blutungen im Oberkiefer befänden, nicht jedoch im Unterkiefer. Sie fing herzhaft zu lachen an und meinte, sie hätte das Q10-Gel in den letzten Tage nur im Unterkiefer verwendet, um herauszufinden, ob es tatsächlich einen Unterschied mache. Nun konnte auch ich nicht anders, als in ihr Lachen einzustimmen.

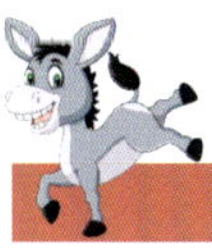

Probieren geht über Studieren!

Ein fluoridfreies Q10-Gel zur Behandlung des Zahnfleischs gibt es von Dr. Enzmann. Es heißt *DentoMit® Zahngel**. Sie können es nach der korrekten Zahnpflege** mit einer Zahnbürste und einem frischen Interdentalbürstchen auf die betroffenen Stellen auftragen.

Alternativ können Sie nach der Zahnpflege ein Q10-Spray* anwenden, das zusätzlich zu Q10 einige ätherische Öle enthält*** Geben Sie bis zu 3-mal täglich 3 Pumpsprühstöße auf das Zahnfleisch und verteilen Sie die Flüssigkeit mit der Zunge.

* Nähere Angaben zu den Produkten finden Sie auf Seite 267.

** Genaueres siehe mein Buch *Richtige Zahnpflege*

*** Anis, **Eukalyptus**, Fenchel, **Minze**, Myrrhe, **Nelke**, **Salbei**, **Teebaum**, **Thymian**, **Kamille**, Vanille und **Zimtrinde**. Die fett gedruckten Aromaöle sind ausführlicher in meinem Buch *Heilende Mundspülungen* beschrieben.

Bei einer solchen Behandlung sollte natürlich auf Coenzym-Räuber, wie Fluoride es sind, verzichtet werden. Nutzen Sie fluoridfreie Mundpflegeprodukte.

Darüber hinaus greifen Fluoride die Immunabwehr auf vielfältige Weise an: Fluoride stören die Bildung von Blutzellen im Knochen. Davon betroffen sind die Erythrozyten, die den Sauerstoff transportieren; die Thrombozyten, die für den Wundverschluss wichtig sind; sowie die für die Abwehr zuständigen weißen Blutkörperchen. Doch nicht nur am Bildungsort attackieren und töten Fluoride unsere Abwehrzellen, sondern auch im Lymphgewebe, z. B. im Thymus, der Schule unserer Abwehrarmee. Somit stehen weniger Abwehrzellen für den gesamten Körper zur Verfügung (siehe Seite 185). Dies gilt auch für den Speichel und das Sulcusfluid. Fluoride in der Mundhöhle hemmen zudem auch wichtige Abwehrzellen vor Ort.

Vorsicht Falle! Fluoride attackieren das Gewebe des Zahnhalteapparats und schwächen es. Auch verringern sie die Bildung und Ausbildung der Abwehrzellen im menschlichen Körper. Dadurch erhöhen Fluoride das Risiko, dass Zähne, Implantate und/oder Knochengewebe (z. B. unter Prothesen) verloren gehen.

Dass von dieser Gefahr ein Großteil der deutschen Bevölkerung betroffen ist, belegen die Zahlen der Fünften Deutschen Mundgesundheitsstudie (DMSV) aus dem Jahr 2016: Bei fast 100 Prozent der kindlichen Population zeigt sich eine Entzündung des Zahnfleischs (*Gingivitis*). Beginnend im Milchgebiss nimmt die Stärke der Zahnfleischentzündung mit dem Alter zu und erreicht in der Pubertät die höchsten Werte.[77] Sobald es zu einem Knochenabbau gekommen ist, spricht man von *Parodontitis*. Ein Großteil der Erwachsenen ist davon betroffen. In der Folge kann es zu einem Verlust aller Zähne kommen.

F
Erythrozyten 180
Knochen 73
Leukozyten 178
Lymphgewebe 184

Magnesium 168
Ölziehen 70
Vitamin D 88
Zahncreme 68

Die beschriebenen Vorgänge betreffen allerdings nicht allein die Zähne und die Mundhöhle, sondern die Gesundheit des gesamten Körpers. Bei einer Entzündung des Zahnfleischs oder gar des Zahnhalteapparats ist eine natürliche Barriere, die den Organismus vor Eindringlingen schützt, beschädigt. Erreger gelangen je nach Schwere der Entzündung in den Blutkreislauf und von dort wie auf einem Highway in alle Bereiche des Körpers.[78] Auf diesem Weg können chronische Entzündungen im Mund sogar zum Tode führen.[79] Erschreckend, aber wahr: Fluoride begünstigen einen Großteil dieser Erkrankungen. Die Seitenzahlen führen Sie direkt zu weiteren Informationen.

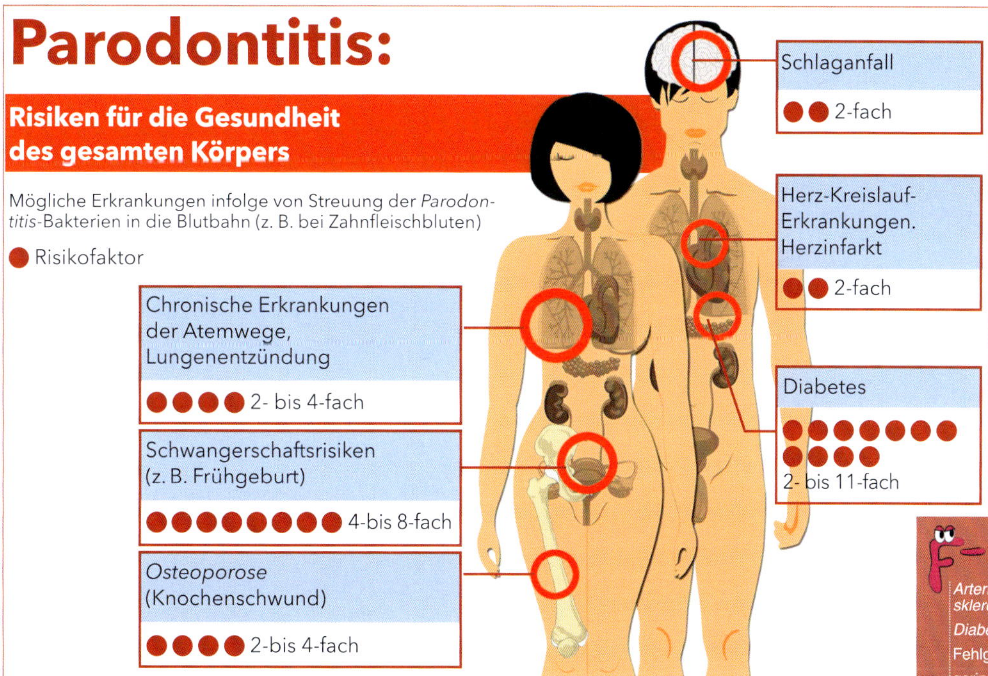

Arteriosklerose 187
Diabetes 203
Fehlgeburt 232
geringes Geburtsgewicht 234
Herz 197
Knochen 73
Krebs 204
Osteoporose 76
Schlaganfall 187
Schwangerschaft 232

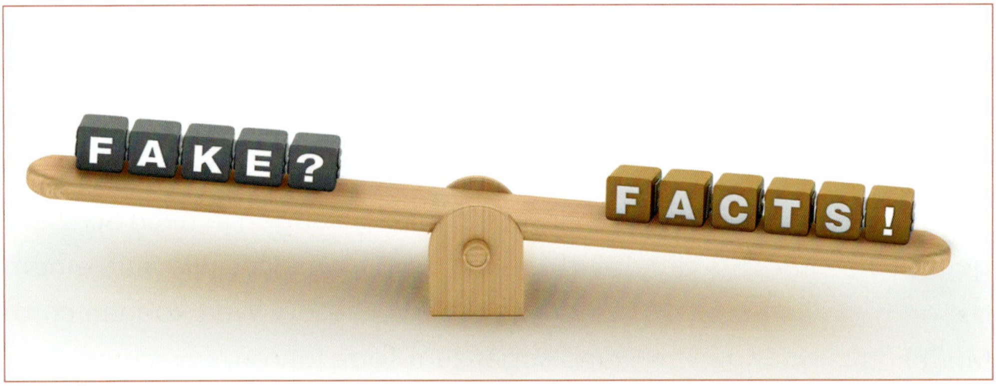

Verwenden Schwangere Fluoride, sinkt das Kariesrisiko für das Kind.

8

Fluoride schädigen das Kind auf vielfältige Weise und schützen es *nicht* vor Karies!

Eine Studie untersuchte Schwangere mit einem hohen Kariesrisiko und einer hohen Rate des Hauptkarieserregers *Streptococcus mutans*. Die Frauen wurden in 2 Gruppen eingeteilt. In der einen Gruppe erhielten sie vom 6. Schwangerschaftsmonat bis zur Geburt des Kindes Xylit-Kaugummi. Die Mütter dieser Gruppe kauten auch nach der Geburt – bis das Kind 3 bis 24 Monate alt war – weiter Xylit-Kaugummis. Die Vergleichsgruppe erhielt fluorid- und chlorhexidinhaltige Produkte*. Fluoride und Chlorhexidin gelten in der Zahnmedizin als die Stoffe, die Karies am wirksamsten vorbeugen. Das Ergebnis: In der Gruppe, in der die Mütter Xylit-Kaugummis gekaut hatten, behielten die Kinder länger ein kariesfreies Gebiss als die Kinder in der Vergleichsgruppe.[80]

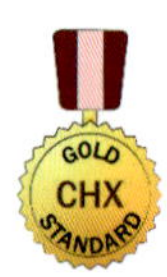

* Chlorhexidin und seine starken Nebenwirkungen werden näher beschrieben in meinem Buch *Heilende Mundspülungen*.

Schwangerschaft 232

Fluoride sind für das heranwachsende Kind (lebens-)bedrohlich

Aus Tierstudien weiß man, dass Fluoride zu Fehlgeburten führen können.[81] In Gebieten, wo der Boden einen hohen Fluoridgehalt aufweist, werden häufiger Kinder mit einem niedrigen Geburtsgewicht geboren.[82] Zudem gilt es als wissenschaftlich erwiesen, dass Fluoride, die Schwangere aufnehmen, zum Fötus gelangen. Dabei beträgt die Fluoridkonzentration in der Plazenta etwa 60 Prozent von der im Blutkreislauf der Mutter.[83] Das sich entwickelnde Gehirn des Fötus ist allerdings wesentlich stärker durch Fluoride gefährdet als das bereits entwickelte Gehirn der Mutter.[84] Dieser Hinweis stammt aus der renommierten medizinischen Fachzeitschrift *The Lancet*.[85] Zahlreiche Erkrankungen wie Verhaltensstörungen, Intelligenzminderung, Antriebs- und Entschlussschwäche[86] werden mit Fluoriden in Verbindung gebracht. Auch tragen Fluoride nachgewiesenermaßen zu Knochenbildungsstörungen beim Ungeborenen bei.[87]

Info

Xylit – Der Zucker, der Karieserreger abtötet

Dieser natürliche Zuckeralkohol, auch Xylitol genannt, befindet sich in vielen Gemüsesorten, z. B. Blumenkohl, und in zahlreichen Früchten wie Pflaumen, Erdbeeren und Himbeeren sowie in der Rinde bestimmter Baumarten. Er wird auch als Birkenzucker bezeichnet, da er früher aus Birkenrinde gewonnen wurde. Heute verwendet man meist Buchenholz oder landwirtschaftliche Reste (Maiskolben, Stroh, Getreidekleie oder Zuckerrohr).

Als Zusatzstoff in Lebensmitteln hat er die Bezeichnung E 967. Xylit kann mit etwa 98 Prozent der Süßkraft von Zucker (Saccharose) aufwarten, doch während 1 Gramm Saccharose 4 Kilokalorien hat, bringt es die gleiche Menge Xylit nur auf 2,4 Kilokalorien. Da dieser Zuckeraustausch-

F
Fehlgeburt 232
Gehirn 192
geringes Geburtsgewicht 234
Intelligenz 245
Knochen 73
Nerven 195
Schlaf/Epiphyse 199
Schilddrüse 200
Schwangerschaft 232

Beeren 221
Magnesium 168
Melatonin 199

stoff fast insulinneutral ist, eignet er sich auch für Diabetiker und Menschen mit Blutzuckerschwankungen. Er hilft, Heißhungerattacken zu vermeiden, und kann bei längerer Einnahme sogar Insulinresistenzen rückgängig machen.

Bakterien, besonders der Hauptkarieserreger *Streptococcus mutans*, nehmen Xylit wie Zucker auf, können ihn jedoch nicht verwerten und sterben deshalb ab.

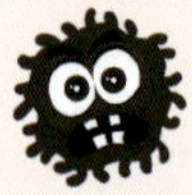

Es sind jedoch auch **Nebenwirkungen** bekannt: Xylit begünstigt Verdauungsprobleme und Durchfälle. Bei regelmäßigem Konsum über 3 bis 4 Wochen bessern sich solche Nebenwirkungen jedoch meist wieder. **Wichtig!** Achten Sie beim Kauf bitte darauf, dass das Xylit **gentechnikfrei** hergestellt wurde. Sie sollten zudem wissen, dass es für Hunde giftig ist.[88]

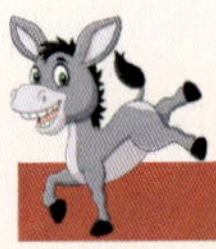

Probieren geht über Studieren!

Für Mundspülungen rühren Sie ½ Teelöffel Xylit in 1 Glas Wasser ein. Um den Speichelfluss anzuregen, können Sie nach dem Essen auch einige Minuten lang einen zuckerfreien, xylithaltigen Kaugummi kauen.
Mit einer xylithaltigen Mundspülung oder einem xylithaltigen Kaugummi sorgen Sie in mehrerlei Hinsicht für Ihre (Mund-)Gesundheit:

1. Beim Gurgeln oder Kauen wird der Speichelfluss angeregt und damit die Spülwirkung des Speichels verstärkt. Das reinigt Zähne und Mundhöhle ganz natürlich.
2. Durch die Mundbewegungen erhöht sich zudem der Mineralstoffgehalt im Speichel, was wiederum die Remineralisierung der Zähne verbessert.
3. Xylit reduziert die Anzahl der Kariesbakterien.
4 Speichel ist gefiltertes Blut. Somit wird ganz nebenbei das Blut von Schadstoffen gereinigt.

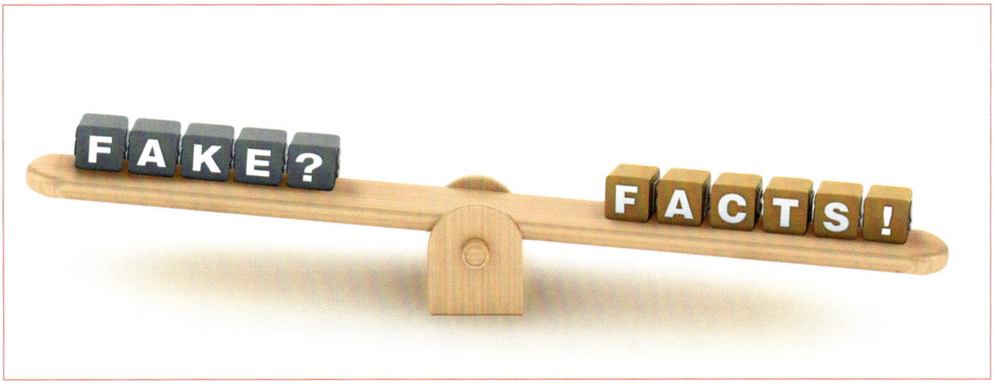

Fluoride sind für die Entwicklung der Zähne essenziell.

9

Fluoride führen zum Krankheitsbild der Zahnfluorose!

*„Karies ist **keine** Fluoridmangelkrankheit."*
EFSA, Europäische Behörde für Lebensmittelsicherheit [89]

Fluoride sind für die Entwicklung der Zähne nicht essenziell. Im Gegenteil: Wenn während der Zahnentwicklung dem Körper Fluoride zugeführt werden, wird die Bildung der Zahnhartsubstanzen gestört. In der Folge können sich Zahnverfärbungen bilden: die Zahnfluorose. Sie hält lebenslang an und ist eines der ersten sichtbaren Zeichen einer Fluoridvergiftung.[90]

Bitte bedenken Sie: Die Ästhetik der Zähne war schon immer ein Spiegel der Gesamtgesundheit. Nicht nur Tiere, sondern auch Sklaven wurden nach dem Zustand ihres Mundes bewertet. Dunkle, verfärbte Zähne sind nicht nur unästhetisch, sie zeigen auch eine starke Vergiftung an.

Historisches zur Zahnfluorose

Wenn etwas Unwahres behauptet wird, nennt man das Lüge. Wenn jemand eine Lüge wiederholt, nennt man es Zitat. Wiederholen viele diese

Lüge, wird sie zu einer akzeptierten Tatsache. Wenn die Lüge zum Lehrstoff an Schulen und Universitäten wird, nennt man sie akademische Bildung. Wenn die Lüge allgemein etabliert ist, nennt man sie Wissen.
Frei nach Mirsakarim Norbekov[91]

Im späten 19. und frühen 20. Jahrhundert untersuchten Forscher braune Verfärbungen des Zahnschmelzes. Im Jahre 1901 bezeichnete Eager[92] diese Veränderung als „fleckigen Schmelz“.[93] 1931 fand Churchill durch chemische Analysen die Ursache der Schmelzveränderungen: Fluoride.[94] Im Jahr 1936 schrieb Dean: „Nach derzeitigem Wissen ist fleckiger Schmelz eine Krankheit, die giftige Fluoride im Trinkwasser auslösen, wenn diese in der Phase, wo sich die Zähne ausbilden, konsumiert werden.“[95] Er führte weitere Untersuchungen durch, die zeigten, dass es einen Zusammenhang zwischen Schmelzverfärbungen und dem Konsum von fluoridhaltigem Wasser gab, und nannte diese Veränderung „dentale Fluorose“.[96] Seit 1942 prüften er und andere Forscher, ob eine dentale Fluorose das Auftreten von Karies beeinflusst, und sie kamen zu dem Ergebnis, dass Menschen mit dentaler Fluorose weniger Karies hatten.[97] Mit dieser Behauptung war die Saat dafür gelegt, ein Gift unter die Menschen zu bringen, indem man es als Heilmittel anpreist.

Denn neben der Gefahr von Zahnverfärbungen war bereits in den 1930er-Jahren publiziert, dass Fluoride den Durchbruch von bleibenden Zähnen hinauszögern.[98] Auch war schon veröffentlicht, dass hohe Fluoridkonzentrationen (über 4 ppm) Zahnfleischentzündungen begünstigen.[99] So wird verständlich, dass sich die Vereinigung der Zahnärzte in den USA damals gegen die Einführung von Fluoriden in Zahncremes aussprach.

Wasser 110
Mineralwässer 116
Ölziehen 70
Zahncreme 68

Aktuelles zur Zahnfluorose

Mittlerweile gibt es eine Reihe von epidemiologischen Studien zum Auftreten der dentalen Fluorose.[100] Fewtrell und Kollegen schätzen, dass hohe Konzentrationen von Fluoriden im Trinkwasser für etwa 47 Millionen Fälle von dentaler Fluorose in 17 Ländern verantwortlich sind.[101]

Im Jahr 1945 wurde im US-Bundesstaat Michigan die Trinkwasserfluoridierung eingeführt.[102] Mehrere US-Bundesstaaten folgten diesem Beispiel und seither ist ein stetiger Anstieg der dentalen Fluorose erkennbar: 1950 waren 10 Prozent, 1987 waren 23 Prozent und 2004 waren 41 Prozent der Einwohner davon betroffen. Diese Daten stammen vom *U.S. Department of Health and Human Services (DHHS)*.[103]

Daten aus 9 Ländern (Australien, Großbritannien, Kanada, Finnland, Irland, Italien, Neuseeland, Schweden, USA) ergaben, dass fast die Hälfte der Menschen, die Trinkwasser mit einem Fluoridgehalt von 1 Milligramm pro Liter ausgesetzt sind, eine dentale Fluorose bekommen.[104] In Norwegen waren Fluoridkonzentrationen von mehr als 0,5 Milligramm pro Liter im Trinkwasser statistisch mit einem erhöhten Risiko für dentale Fluorose verbunden.[105] Ähnliche Beobachtungen gab es in anderen Ländern wie Kanada, Chile und den USA.[106] Im Alter von 1 bis 3 Jahren sind 30 bis 75 Prozent, zwischen 4 und 7 Jahren 14 bis 48 Prozent der Kinder betroffen.[107] Kinder aus Irland, die vermehrt schwarzen Tee und damit Fluoride konsumieren, entwickeln in 89 Prozent der Fälle eine Fluorose.[108]

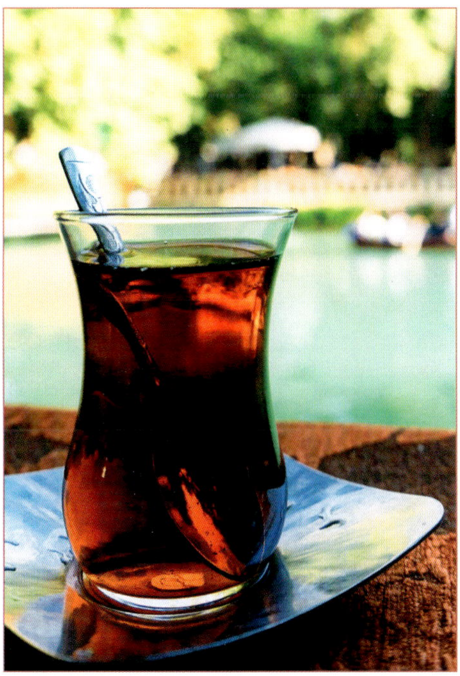

Es ist ebenfalls wissenschaftlich publiziert, dass Kleinkinder, die schwarzen, grünen oder weißen Tee trinken – alle enthalten hohe Fluoridkonzentrationen – eine dentale Fluorose

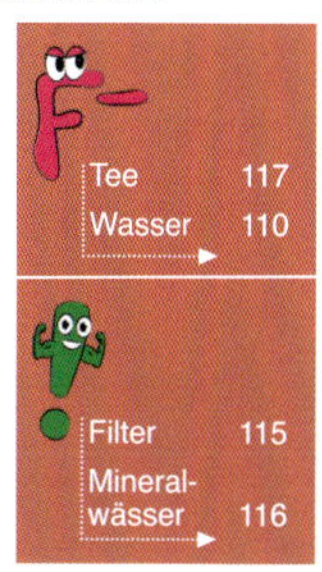

ausbilden können.[109] Aktuelle Untersuchungen ergaben, dass Kinder mit einer dentalen Fluorose als weniger attraktiv, gepflegt, glücklich, intelligent, hilfsbereit, sozial und zuverlässig gelten, was natürlich die Entwicklung des Selbstwertgefühls massiv beeinflusst.[110]

Info

Fluorose und Knochenbrüche

„Die Zähne sind das Fenster zu dem, was in den Knochen passiert."
Prof. Paul Connett, St. Lawrence Universität, New York[111]

Die organische Matrix des Zahnbeins, des Dentins, besteht zu 90 Prozent aus Kollagen, und zwar überwiegend aus dem Typ-1-Kollagen.[112] Das Zahnbein ist ähnlich wie der Knochen aufgebaut. Im Knochen lagern sich Fluoride ebenfalls ab. Es verwundert nicht, dass Kinder mit einer Dentalfluorose sich häufiger die Knochen brechen als Gleichaltrige ohne Dentalfluorose.[113]

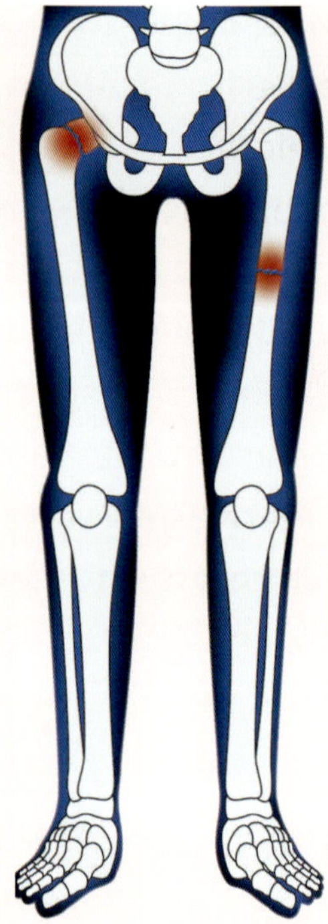

F-
Intelligenz 245
Kollagen 217
Knochen 73

Beeren 221
Kalzium 86
Kurkuma 223
Magnesium 168
Tamarindenfrucht 136
Traubenkernextrakt 247
Vitamin D 88
Vitamin K_2 86

Zahnfluorose – Nicht nur ein ästhetisches Problem

„Es gibt keine glaubwürdigen Belege dafür, dass die Trinkwasserfluoridierung die Karieshäufigkeit reduziert. Mehrere Studien haben hingegen überzeugend gezeigt, dass die Karieshäufigkeit in Gebieten mit Trinkwasserfluoridierung höher ist."
Russell Blaylock, Professor für Neurochirurgie[114]

Die dentale Fluorose entwickelt sich in den ersten 6 Lebensjahren,[115] wenn sich der Schmelz der Kronen der permanenten Zähne bildet. Daher wird gefordert, dass man Kindern unter 6 Jahren keine fluoridierte Zahncreme geben soll![116] Schmelz, der durch Fluoride beeinträchtigt wurde, enthält mehr Protein, ist poröser, opak und weniger lichtdurchlässig. Klinisch zeigen sich horizontale Linien und/oder Flecken in den Farben Weiß, Braun, Gelb oder Grau.[117] Die betroffenen Bereiche können auch so porös sein, dass oberflächlich Schmelz herausbricht und/oder sich große Risse bilden.[118]

Vorsicht Falle! Fluoride begünstigen Risse in der Zahnhartsubstanz, unschöne Verfärbungen bis hin zu großen unästhetischen Löchern. Besonders häufig betroffen sind die bleibenden oberen Frontzähne. Dies sind gerade die Zähne, die beim Sprechen oder Lachen leicht zu sehen sind.

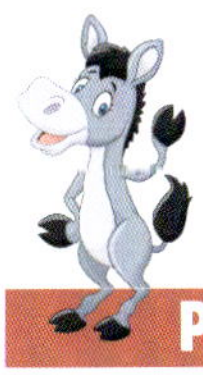

Persönliche Erfahrungen

Vor diesem Hintergrund wurde mir klar, wieso sich die durch Fluoride veränderten Bereiche beim Bohren quasi wie von selbst auflösen. Die betroffenen Areale sind wie Sand – also alles andere als härter oder widerstandsfähiger. Zudem erkannte ich, was wohl die Ursache für Risse in den Zahnhartsubstanzen ist, die ich so häufig bei meinen Patienten und auch bei mir selbst feststellte: die Zufuhr von Fluorverbindungen. Auch ich bekam – leider – als Kind *Fluoretten*®, die mir meine Mama nach bestem Wissen und Gewissen verabreichte!

Zahncreme 68

Fluoretten® – Ein schlechter Start ins Leben

„Die Gabe von Fluoridtabletten vor dem Durchbruch der ersten Zähne ergibt nach derzeitigem Kenntnisstand keinen Sinn und erhöht unnötigerweise das Fluoroserisiko."
Prof. Dr. Stefan Zimmer[119]

Die Untersuchungen der letzten 30 Jahre zeigen, dass die Einnahme von Fluoriden definitiv nicht den gewünschten Effekt auf die Zähne hat.[120] Für mich ist die Einnahme nach der wissenschaftlichen Datenlage unsinnig! Wieso Neugeborenen dann auf der Säuglingsstation noch immer *Fluoretten®* verabreicht werden, stellt ein wahres Rätsel dar. Was man hier vermeintlich geschenkt bekommt, bezahlt man später möglicherweise mit seiner Gesundheit. Doch kaum einer wird nach Monaten oder Jahren darauf kommen, dass z. B. *Autismus*, ADHS[121], Intelligenzminderung, Leber- oder Nierenschäden, plötzliche Knochenbrüche durch eine Fluoridvergiftung in den ersten Lebenstagen oder -jahren mitverursacht wurden. Bereits 1999, als ich mein Examen in Zahnmedizin machte, war bekannt, dass *Fluoretten®* nicht verabreicht werden sollten.

Der offizielle Grund für die Einnahme von *Fluoretten®* ist, dass sie angeblich vor Rachitis (weichen Knochen) schützen.

Während der Literaturrecherche zu diesem Buch habe ich den Begriff *Fluoretten®* in eine medizinische Datenbank (*pubmed*) eingegeben. Das Ergebnis: ein einziger Treffer aus dem Jahre 1977. Diese Studie ergab, dass die Bioverfügbarkeit von Fluorid durch Vitamin D nicht beeinflusst wird.[122] Unter dem Singular *Fluorette®* finden sich 3 Untersuchungen (Stand: Juli 2019).
Vitamin D, ein Bestandteil der *Fluoretten®*, hat eine nachgewiesene Wirkung. Zum Vergleich: Die Suche nach „Vitamin D" ergab 76 493 Treffer und die Kombination von „Rachitis" und „Vitamin D" 7061 Treffer (Stand: Mai 2018).

F–
Autismus 235
Intelligenz 245
Knochenbrüche 77
Leber 208
Nieren 212
Schilddrüse 200

Kurkuma 223
Magnesium 168
Traubenkernextrakt 247
Vitamin D 88

Fazit

Empfehlenswert zur Rachitis-Prophylaxe sind Vitamin-D-Präparate.

Eine Geschichte aus meiner Praxis

Eine meiner Privatpatientinnen, die beihilfeberechtigt ist, erzählte mir, dass ihr neugeborenes Kind auf der Säuglingsstation *Fluoretten*® bekommen hatte. Ich klärte sie über die Thematik auf. Sie besorgte sich für ihr Kind ein Vitamin-D-Präparat. Als sie das nächste Mal zu mir in die Praxis kam, berichtete sie, dass ihre Krankenversicherung *Fluoretten*® bezahlt, nicht jedoch das Heilmittel ohne Gift – das Vitamin-D-Präparat.

Mir war bewusst, dass ich wenig gegen solche Praktiken ausrichten könnte, wenn ich mich direkt an die Versicherung wendete. Auf der Suche nach anderen Wegen entschloss ich mich, Bücher über ganzheitliche Mundheilkunde zu schreiben. Dabei inspirierten mich die weisen Worte von Mahatma Gandhi (1869–1948): „Sei du selbst die Veränderung, die du dir wünschst für diese Welt."

Wenn jeder Einzelne, der diese Zeilen liest, nur ein wenig in seinem Leben umstellt, ändert sich etwas im großen Ganzen. Erzählen Sie es weiter, geben Sie diese Worte anderen Menschen zu lesen, empfehlen oder verschenken Sie dieses Buch. Je mehr Menschen bewusst Fluoride vermeiden, desto besser ist es für die Welt.

Vitamin D 88

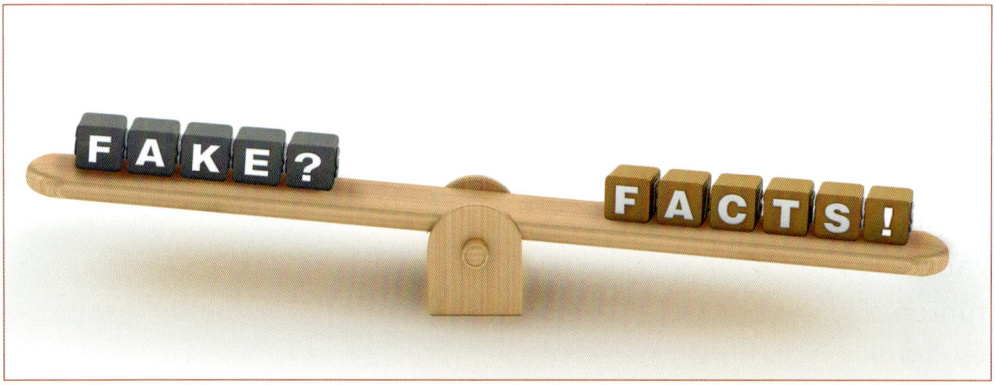

Fluoride sollten regelmäßig verwendet werden. **10** **Fluoride begünstigen Erkrankungen im Mund!**

Professor Dr. Roland Frankenberger (*1967), ehemaliger Präsident der Deutschen Gesellschaft für Zahnerhaltungskunde (2012–2014),[123] fordert in einem Interview mit *Spiegel Online*, möglichst immer wieder Fluoride auf die Zähne zu bringen.[124] Zahnärzte und Patienten folgen häufig solchen Anweisungen, um Erkrankungen im Mund vorzubeugen.

Die *WHO (World Health Organization)*, die Weltgesundheitsorganisation, definiert orale Gesundheit als einen Zustand des Seins, der frei ist von chronischen Mund- und Gesichtsschmerzen, oralem oder Rachenkrebs, oralen Entzündungen, Geburtsdefekten wie einer Lippen-, Kiefer-, Gaumenspalte, parodontalen Erkrankungen, Zahnkaries und Zahnverlust und anderen Erkrankungen und Störungen, die den oralen Raum betreffen.[125]

Trotz des weltweiten Einsatzes von Fluoriden in Mundpflegeprodukten liegt das Auftreten von Karies bei über 90 Prozent, und auch die Erkrankungen des Zahnhalteapparates zeigen ähnlich hohe Werte. Hier kann also etwas nicht stimmen.

Egal wie man es verpackt, Fluoride sind und bleiben Gifte! Fluorverbindungen sind Substanzen, die zu Geburtsdefekten wie Lippen-, Kiefer-, Gaumenspalten führen können. Selbst wenn es einen minimalen Säureschutz durch Fluoride geben sollte, wird er in meinen Augen mit einem viel zu hohen Preis – auch in der Mundhöhle – bezahlt: Fluoride können zu irreversiblen, unästhetischen Verfärbungen führen, die ein ganzes Zahnleben lang bestehen bleiben. Die Zähne verlieren an Stabilität, dadurch nutzen sie sich schneller ab. Die Oberflächenelastizität verringert sich, es kommt zu Schmelzrissen. Eine raue Zahnoberfläche begünstigt die Anlagerung von Erregern und Substanzen, wodurch das Risiko für einen Zahnverlust steigt. Die ständige Zufuhr von Fluoriden führt zu Resistenzbildungen auch von Karieserregern. Zudem sind Fluorverbindungen in der Lage, im Mund Entzündungen hervorzurufen, das Bindegewebe und andere Gewebe zu schädigen, die den Zahn und auch Implantate im Knochen halten. Ebenso ist ein Zusammenhang zwischen Fluoriden und Mundtumoren bekannt.

Darüber hinaus bleibt zu bedenken, dass sich selbst niedrigste Konzentrationen an Fluoriden mit der Zeit im Körper ablagern. Die gesundheitlichen Auswirkungen für den Menschen können sogar tödlich sein.

F⁻
Krebs 204
Lippen-Kiefer-Gaumen-Spalte 234
Parodontitis 46
Zähne 28
Zähne: Knirschen + Pressen 44
Zahnfluorose 55

Coenzym Q10 48
Magnesium 168
Ölziehen 70
Traubenkernextrakt 247
Vitamin D 88
Zahncreme 68

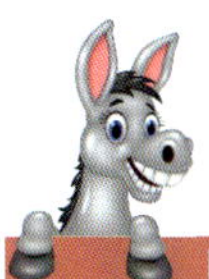

Fazit

Alles, was nach der Definition der Weltgesundheitsorganisation die Mundgesundheit aus dem Gleichgewicht bringt, wird durch Fluoride begünstigt.

Fluoride als Heilmittel: PR aus dem Lehrbuch!

Mitte des 20. Jahrhunderts haben die Fluoride ihren Siegeszug in der Zahnmedizin angetreten und er dauert bis heute an. Dass sie keineswegs in der Lage sind, die Zähne gesund zu erhalten, habe ich hier ausführlich dargelegt.

Natürlich hoffe ich, mit diesen wissenschaftlich fundierten Argumenten Überzeugungsarbeit geleistet zu haben – vor allem bei meinen (zahn)ärztlichen Kolleginnen und Kollegen. Ich bin mir allerdings bewusst, dass es dauern wird, bis sich die Einsicht durchsetzt, mit der Gabe von Fluoriden mehr zu schaden als zu nutzen.

Wie schwierig es ist, neuen wissenschaftlichen Fakten zum Durchbruch zu verhelfen, zeigte ein 21 Millionen Euro teures Untersuchungsprojekt, das vom Bundesgesundheitsministerium und den Krankenkassen in Auftrag gegeben worden war. Das Ergebnis: Ärzte nehmen im Zeitraum von 20 Jahren von 100 wissenschaftlichen Neuerungen nur 5 wahr.[126]

Erschwerend kommt hinzu, dass Zahnmediziner nur für einem winzigen Teil des menschlichen Organismus zuständig sind. Die wissenschaftlichen Studien zeigen seit Jahrzehnten, dass Fluoride alle Bereiche des Körpers schädigen. Während Zahnmediziner sich in der falschen Sicherheit wiegen, sie hätten es mit einer harmlosen Substanz zu tun, können Fluoride ihre zerstörerische Wirkung in epidemischem Ausmaß entfalten. Woher rührt diese Blindheit? Antworten finden sich bereits in der Zeit, als Fluoride begannen, ihre Heldenrolle als Kämpfer gegen Karies einzunehmen. Verantwortlich dafür waren nicht Forscher in der Zahnmedizin, sondern ein Psychologe.

Wasser 110
Filter 115
Mineralwässer 116

Edward Bernays, einer der Begründer der modernen Propaganda, entwickelte als *Public Relations Counselor* spektakuläre kommerzielle (Medien-)Kampagnen, zu denen auch gehörte, die Fluoride von dem Verdacht weißzuwaschen, ein gefährliches

Umweltgift zu sein.[127] Einer seiner Auftraggeber in den 1940er-Jahren war der Aluminiumhersteller *Alcoa* (*Aluminium Company of America*). In diesem Industriezweig werden Fluoride tonnenweise gebraucht und müssen am Ende als Sondermüll entsorgt werden.[128]

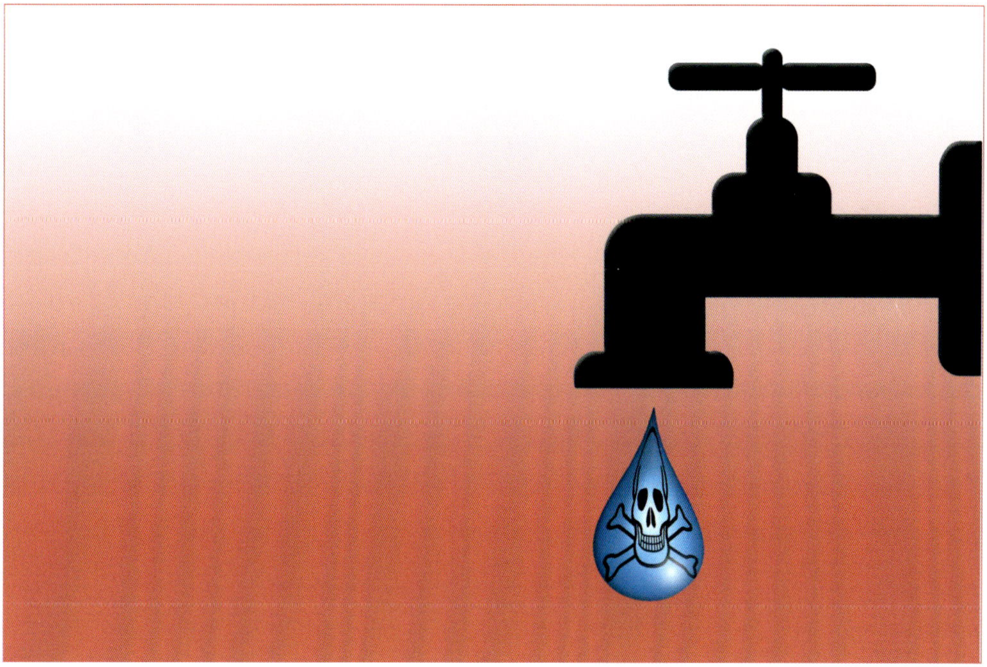

Als überaus hilfreich für diesen Auftrag erwies sich, dass auch die US-amerikanische Regierung auf Leben und Tod von Fluoriden abhängig war. Während des 2. Weltkriegs wurde im Rahmen des ultrageheimen Militärprogramms *Manhatten Project* in einer *DuPont*-Chemiefabrik in Deepwater, New Jersey, waffenfähiges Uran gewonnen. Ein Prozess, der ohne Fluoride nicht funktionierte. Dabei gelangten Fluoride ins Freie und verseuchten die Umgebung. Pferde und Kühe, die dort weideten, starben. Menschen hatten starke Vergiftungserscheinungen und erhöhte Fluoridkonzentrationen im Blut. Die Böden waren kontaminiert. Alle Verantwortlichen taten ihr Möglichstes, diese Katastrophe zu vertuschen.

Erst Jahrzehnte später untersuchten die Journalisten Chris Bryson und Joel Griffiths, wie die Gefahren, die von Fluoriden ausgehen, systematisch vor der Öffentlichkeit verborgen gehalten wurden. Sie zitierten ein Memo vom 29.04.1944, das zu den geheimen Unterlagen des Manhattan Projects gehörte: „Klinische Untersuchungen deuten darauf hin, dass Uranhexafluorid einen deutlichen Einfluss auf das zentrale Nervensystem hat … Ursächlich dafür ist wahrscheinlich F [gemeint ist Fluorid] und nicht T [gemeint ist Uran]." Bereits damals legte die wissenschaftliche Datenlage also nahe, dass Fluoride und nicht das Uran das zentrale Nervensystem schädigten.

Die Journalisten deckten ebenfalls auf, wie ein Artikel, der die Einführung der Trinkwasserfluoridierung empfahl und im Jahr 1948 im *Journal of the American Dental Association* erschienen war, die Faktenlage vollkommen falsch darstellte: Alles, was über die gesundheitsschädliche Wirkung der Fluoride bekannt war, wurde einfach unter den Tisch fallen gelassen. Als Begründung gab die *U.S. Atomic Energy Commission (AEC)* an, dass es um die nationale Sicherheit ginge. Zur verschwiegenen Wahrheit gehörte beispielsweise, dass viele der Menschen, die in der *DuPont*-Fabrik mit den Fluoriden gearbeitet hatten, in der Folge einen Großteil ihrer Zähne verloren. Im Artikel stand dazu: Die Menschen hatten weniger Karies. Dies ist theoretisch korrekt, denn wer keine Zähne mehr hat, hat auch weniger Karies.

Als diese Vorgehensweise publik wurde, gab die Toxikologin Phyllis Mullenix folgendes Statement ab: „Dies beschämt mich, eine Wissenschaftlerin zu sein." Und sie fragte sich: „Sind diese Untersuchungen repräsentativ für alle, die aus den Zeiten des Kalten Kriegs stammen und die Sicherheit von Fluoriden beurteilen sollten?"[129]

Nerven 195
Zahncreme 88

Wie konnten Bernays und seine Mitstreiter dafür sorgen, dass die Bevölkerung den Fluoriden mit Wohlwollen begegneten? Sie starteten eine Medienkampagne, an der sich die Vereinigung der Zahnärzte beteiligte[130] und die auf einem 8-Punkte-Programm beruhte (siehe Tabelle). Hiermit war es kinderleicht, Fluoride zu verkaufen, wie Bernays sich in einem Interview aus dem Jahre 1993 erinnerte.[131]

8-Punkte-Programm einer PR-Kampagne am Beispiel: Fluoride[132]

1. Zieldefinition	Fluoride schützen vor Karies.
2. Forschung	Bernays Auftraggeber unterstützen Universitäten mit Forschungsgeldern.
3. Zielveränderung auf Basis der Forschungen	Forschungen, die mit dem Ziel unvereinbar sind, nicht erwähnen
4. Strategieplan	In der Fachliteratur dafür sorgen, dass Fluoride als essenziell dargestellt werden, obwohl hochkarätige Untersuchungen fehlen. Über populäre Medien die Behauptung verbreiten, dass fluoridfreie Zahncremes mangelhaft sind
5. Themengebiete, Symbole, Anreize	Kariesfreiheit, Bisskraft, Gesundheit, Attraktivität durch strahlend weiße Zähne
6. Organisationen gründen und mit ihrer Hilfe Strategien umsetzen	Forschungsaufträge vergeben, um finanzielle Abhängigkeiten zu schaffen
7. Zeitplan und Taktiken	Seit den 1940er-Jahren bis heute andauernde Öffentlichkeitsarbeit
8. Plandurchführung	

Was ist mit den Menschen, die daran mitwirken? Wenn man es pragmatisch betrachtet, dann machen diese einfach ihren Job. Sie werden bezahlt, um ein Produkt zu vermarkten. Das, was dafür nötig ist, wird erledigt. Der Auftraggeber ist zufrieden und weitere (Forschungs-)Mittel fließen. Es bleibt zu hoffen, dass immer mehr Menschen diese Manipulationsmaschinerie durchschauen und verstehen, welche Schäden dadurch angerichtet werden. Darüber hinaus können wir eine Kehrtwende vollziehen und Verantwortung übernehmen für unsere eigene Gesundheit und das Wohlergehen der Erdenbewohner und der Umwelt. Dazu finde ich die Worte der Anthropologin Margaret Mead hilfreich: „Zweifle nie daran, dass eine kleine Gruppe engagierter Menschen die Welt verändern kann – tatsächlich ist dies die einzige Art und Weise, wie die Welt jemals verändert wurde."[133] Doch diesmal bitte nicht zur materiellen Befriedigung weniger Menschen, sondern zum Wohle aller.

Raus aus der Fluorid-Falle!

Fluoridfreie Zahncremes und eine hocheffektive fluoridfreie Mundspülung, die sogar den Goldstandard in der Zahnmedizin, dem Chlorhexidin, überlegen ist,[1] finden Sie im Folgenden:

Fluoridfreie Zahncremes

In alphabetischer Reihenfolge finden Sie Beispiele für fluoridfreie Zahncremes.

Ajona® Stomaticum ist ein recht preiswertes Zahncremekonzentrat, das in vielen Drogerien und Supermärkten erhältlich ist. In der Anwendung braucht man nur eine ganz kleine (linsengroße) Menge. Es enthält Aromaöle, die gegen Karies- und Parodontitiserreger agieren, und ist für Kinder ab dem 3. Lebensjahr geeignet.

Nachteile: Der Geschmack ist nicht jedermanns Sache. Manch einer verträgt den Schaumbildner nicht, und es kommt in seltenen Fällen zu einer Schleimhautablösung. Wer dazu neigt oder öfter Aphthen ausbildet, sollte auf Alternativen zurückgreifen.

Biorepair® Zahncreme mild ist homöopathieverträglich, remineralisiert die Zähne mittels Hydroxylapatit, aus der auch die Zahnhartsubstanz besteht, und wirkt gegen Zahnstein. Nachteilig ist, dass sie meist nur in Apotheken oder Internetshops erhältlich ist. Anders die *Biorepair® Zahncreme plus,* die es auch in Supermärkten gibt. Diese wirkt remineralisierend auf die Zähne und gegen Zahnstein. Es ist jedoch zu bedenken, dass die *Biorepair® Zahncremes* Nanopartikel enthalten, von denen bis dato ungeklärt ist, ob sie gesundheitliche Auswirkungen auf den Körper haben.

Chitodent® ist eine der wenigen Zahncremes, die einen Schutz vor Erosionen, sprich der Auflösung der Zähne durch Säuren, bietet. Zudem unterstützen die Inhaltsstoffe die Wundheilung (etwa bei Zahnfleischbluten).

Die erythrithaltige Variante reduziert Karieserreger. Für Menschen, die an Fibromyalgie, Morbus Crohn oder Zöliakie leiden und/oder histaminintolerant sind, ist die salicylatfreie Variante ein Segen. Nachteilig ist, dass man diese Zahnpasten meist nur in Internetshops erhält und ein mögliches Allergierisiko besteht, wenn man gegen Krustentiere allergisch ist.

Dentura med® (Zeolith*-Zahncreme) von *Froximun*® unterstützt die Schwermetall- und Giftausleitung sowie die Wundheilung. Sie ist homöopathieverträglich und kann auch von Kindern – ohne Altersbeschränkung – verwendet werden. Nachteilig ist, dass diese Zahncreme nur in Apotheken und online gekauft werden kann.

Karex® wirkt gegen Zahnstein und remineralisiert die Zähne mittels Hydroxylapatit, aus der auch die Zahnhartsubstanz besteht. Es gibt eine Variante für Kinder. Diese Zahncremes sind in vielen Supermärkten erhältlich. Allerdings sind darin Nanopartikel enthalten, von denen bis dato ungeklärt ist, ob sie gesundheitliche Auswirkungen auf den Körper haben.

Wilms® ***PinusMineral-Zahncreme*****:** Der Inhaltsstoff Kiefernkernholzextrakt wirkt sowohl gegen Karieserreger als auch gegen Erreger, die für den Zahnhalteapparat gefährlich sind. Zeolith fungiert als Putzkörper und Schwamm, der Gifte aufsaugt (z. B. Entzündungsgifte, die bei *Parodontitis* auftreten). Außerdem ist Zeolith hilfreich, wenn eine Belastung mit Metallen (durch Amalgam, Gold, Titan, Drähte) besteht. Diese Zahnpasta ist **frei** von Aufhellern, Farbstoffen, Fluoriden, Nanopartikeln, Parabenen, Paraffinen, PEG, Silikonen und anderen Mineralölprodukten. Sie ist vegan und ohne Tierversuche entwickelt worden. Es gibt sie mit und ohne Minze. Ohne Minze ist sie homöopathieverträglich. Diese Zahnpasta können Sie in manchen Apotheken und im Internet kaufen.

Ausführlicher ist das Thema „Zahnpflege" in meinem Buch *Richtige Zahnpflege* dargestellt. Und spannende Informationen zum Stöbern und Weiterleiten finden Sie unter *https://richtige-zahnpflege.eu*.

* Mehr zum Thema „Zeolith" erfahren Sie in einem Kapitel in meinem Buch *Heilende Mundspülungen*.

Ölziehen mit Kokosöl – So einfach wie wirkungsvoll!

Ölziehen ist eine simple Methode, um den **Speichelfluss an**zu**regen**. Speichel ist gefiltertes Blut und **remineralisiert unsere Zähne**. Mit dieser natürlichen Methode **„ziehen"** Sie auch **Gifte** aus dem Blut und Mundgewebe **heraus**, stimulieren den Lymph- und Blutfluss und stärken und massieren Ihre Kaumuskulatur. Dabei reinigen Sie die Mundhöhle und **hellen** ganz nebenbei Ihre **Zähne auf**.

Wird es im Mund bewegt, ändert das Öl seine Eigenschaften. Es bilden sich immer kleinere Ölkügelchen, die in immer feinere Bereiche vordringen können. Zudem haben viele kleine Ölkügelchen eine wesentlich größere Oberfläche als eine große Ölkugel. Diese Flächenvergrößerung (Emulsionsbildung) vervielfacht auch die Reinigungsfläche. Während des Ölziehens interagieren die Speichelenzyme mit den Stoffen und Erregern in unserm Mund. Das Kokosöl verseift, und jedem ist bekannt, dass es wesentlich einfacher ist, Essensreste mit Seife zu entfernen als nur mit Wasser. Die Veränderungen im Öl merkt man u. a. daran, dass es dünnflüssiger und milchig-weiß wird. Da diese Umwandlungs- und Aktivierungsprozesse Zeit brauchen, sollten Sie das Öl **20 Minuten lang kräftig im Mund bewegen und durch die Zahnzwischenräume ziehen**.

Nehmen Sie 1 Teelöffel bis 1 Esslöffel (etwa 10 Milliliter) Kokosöl in den Mund. (In der kalten Jahreszeit ist Kokosöl meist fest. Es schmilzt jedoch innerhalb weniger Sekunden im Mund.) Nun bewegen Sie es im Mund hin und her. Ziehen Sie es durch die Zahnzwischenräume. Versuchen Sie, es wirklich durch alle Zwischenräume im Ober- und Unterkiefer im Front- wie im Seitenzahnbereich zu bewegen. Wenn es morgens einmal schnell gehen muss: Einige Sekunden Ölziehen sind besser, als ganz darauf zu verzichten, optimal ist aber eine Zeit von 20 Minuten. Wenn Sie fertig sind, spucken Sie das Öl in die Biomülltonne oder in die Toilette. Bitte nicht ins Waschbecken, da dieses mit der Zeit verstopfen kann.

Achtung! Schlucken Sie das Öl bitte nicht hinunter, denn während des Ölziehens bindet es Giftstoffe, die nicht wieder zurück in den Körper gelangen sollten. Gerade wenn Sie diese Entgiftungsmethode noch nicht oft angewendet haben, können die im Öl angesammelten Toxine beim Ölziehen zu leichter Übelkeit führen. In diesem Fall spucken Sie das Öl bitte umgehend aus und fahren Sie mit frischem Öl fort. Genaueres finden Sie in meinem Buch *Heilende Mundspülungen.*

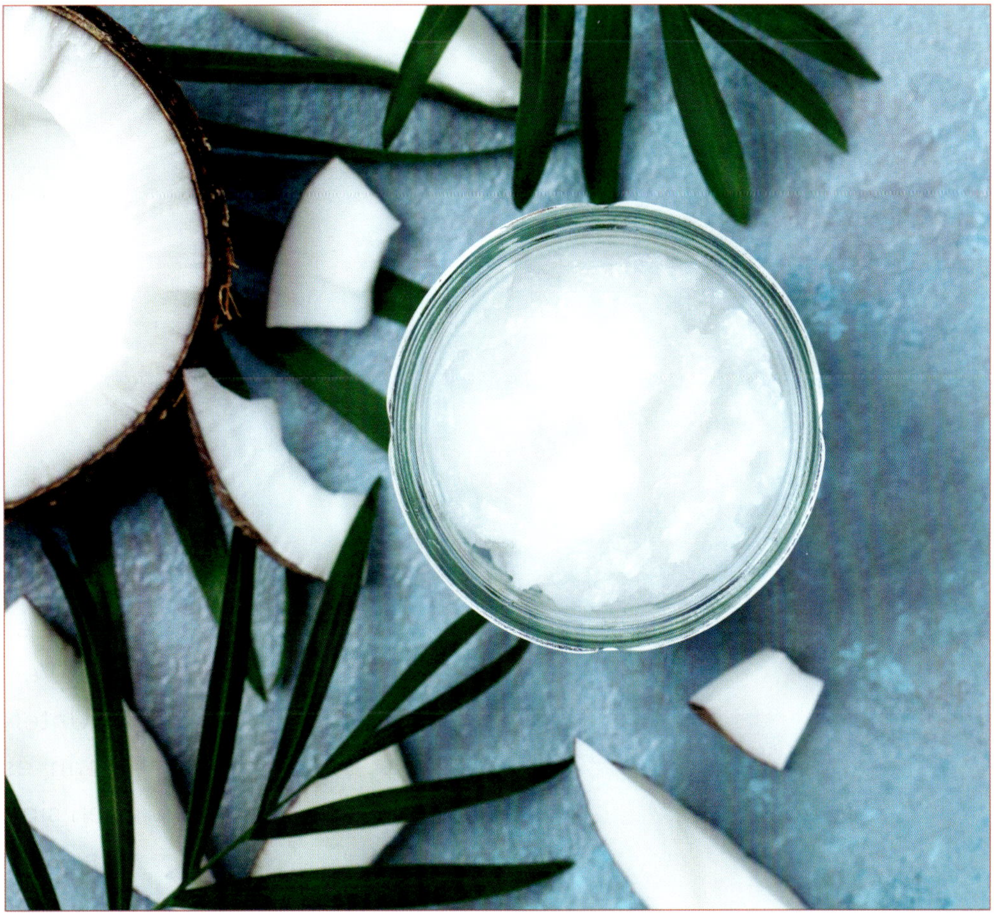

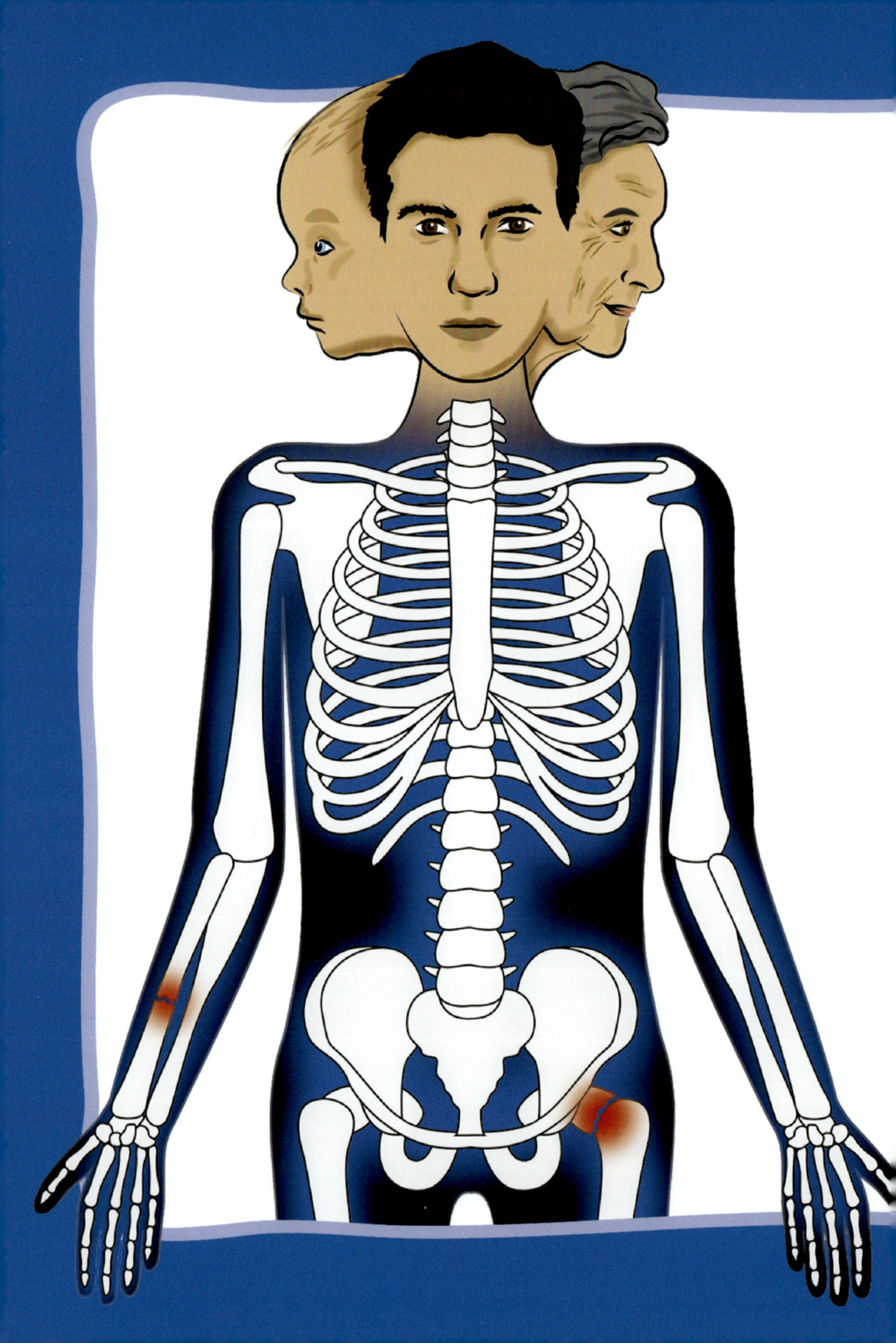

Fluoride und die Illusion von den gesunden Knochen

Auf der Säuglingsstation erhalten Neugeborene Fluoretten® als „Willkommensgeschenk", damit sie vor Rachitis geschützt sind. Und damit auch im Alter ein aktives Leben möglich ist, gibt es Fluoridtabletten, die der Osteoporose vorbeugen. Doch leider sieht die Wahrheit anders aus, denn Fluoride rauben dem Knochen seine Elastizität und machen ihn spröde. Die fluoridierten „Knochenmedikamente" fördern also genau das, was sie eigentlich verhindern sollen: ungesunde, leicht brechende Knochen.

Fluoride und die Illusion von den gesunden Knochen

Fluoride und Knochenschäden

„Fluoride verursachen eine Knochenerkrankung, die sogenannte Knochen- oder Skelettfluorose, sowie schwere Schäden am Stütz- und Bewegungsapparat und am Nervensystem, die in Muskelabbau, Bewegungseinschränkungen der Gelenke, Missbildungen der Wirbelsäule, Verkalkung der Bänder und neurologischen Störungen münden."
Dr. Lita Lee, Biochemikerin und Autorin[1]

Es ist bekannt, dass 99 Prozent der Fluoride, die im Körper verbleiben, in mineralisierten Geweben wie Knochen und Zähnen lagern,[2] denn Kalzium ist einer der bevorzugten Bindungspartner der Fluoride. Auf dem Röntgenbild erwecken die betroffenen Stellen den Anschein, als seien sie stärker mineralisiert. Doch bereits im Kapitel zur Mundgesundheit haben wir erfahren, dass Fluoride die Zahnentwicklung beeinträchtigen. Mögliche Folgen sind, dass Zähne Risse und Löcher bekommen,[3] sich verfärben oder komplett verloren gehen. Der Knochen und das Zahnbein sind ähnlich aufgebaut. Daher ist es leicht nachzuvollziehen, dass am Knochen ähnliche Prozesse mit noch weit gravierenderen Folgen stattfinden. Denn ohne Zähne kann man noch ein recht gutes Leben führen, schmerzt jedoch der Bewegungsapparat, wird die Lebensqualität dramatisch eingeschränkt und es drohen Immobilität, Berufsunfähigkeit oder sogar Pflegebedürftigkeit. Von einer solchen Entwicklung ist dann nicht nur die Person selbst betroffen, sondern das gesamte soziale Umfeld.

Millionen Menschen leiden an Knochenfluorose

Die erste endemische Knochenfluorose wurde im Jahr 1937 beschrieben.[4] Als Ursache wurde ausgemacht, dass die Betroffenen Fluoride über das Trinkwasser aufgenommen hatten. Überraschenderweise lagen die Konzentrationen im Trinkwasser nur zwischen 1 und 3 ppm und selten bei 6 ppm.[5] Doch

Zähne 28
Zähne: Knirschen + Pressen 44
Zahndurchbruch 241
Zahnfluorose 55
Filter 115
Mineralwasser 116

heute weiß man, dass diese Erkrankung durch schlechte Ernährung, unzureichende Kalorienaufnahme, Vitamin-C-Mangel und eine eingeschränkte Nierenfunktion begünstigt wird.[6] Kranke Nieren können Fluoride nur schlecht ausscheiden, wodurch die Fluoridbelastung des Körpers selbst bei niedrigen Aufnahmemengen beträchtlich werden kann.[7] So verwundert es kaum, dass Knochenfluorose in vielen Teilen der Welt endemisch ist (in einem begrenzten Gebiet auftritt),[8] bevorzugt in Asien und Afrika.[9] In Zahlen: Allein in Indien leben 60 Millionen Menschen in Gebieten mit einem hohen Risiko für die Entwicklung einer endemischen Fluorose.[10]

Vorsicht Falle! Im Vergleich zu Menschen, die keinen schwarzen, grünen oder weißen Tee konsumieren, weisen Teetrinker bis zu dreifach höhere Fluorid-Konzentration in ihren Knochen auf.[11] Kleinkinder, die diese Tees zu sich nehmen, können sowohl eine Dentalfluorose[12] als auch eine *Skelettfluorose* ausbilden.[13] Einige Autoren haben auf die Skelettfluorose bei regelmäßigen Teetrinkern hingewiesen, die in Ländern wie China, Frankreich, Großbritannien, der Mongolei und den USA leben.[14]

F–
Medikamente 260
Natriumfluorid 131
Nieren 212
Tee 117
Vitamin C 161
Wasser 110
Zahnfluorose 55

Raus aus der Falle! Trinken Sie anstelle von schwarzem, grünem oder weißem Tee stilles und möglichst fluoridfreies Wasser. Auf Seite 116 finden Sie eine Tabelle mit dem Mineralstoff- und Fluoridgehalt von einigen Mineralwässern.

Beeren 221
Filter 115
Kurkuma 223
Mineralwässer 116
Tamarindenfrucht 136
Traubenkernextrakt 247

Auch andere Fluoridquellen können die Erkrankung auslösen. Dazu gehören Mineralwässer mit hohen Fluoridkonzentrationen,[15] fluoridierte Zahncremes,[16] fluoridierte Medikamente[17] und Natriumfluoride, die auch zur Therapie von *Osteoporose* eingesetzt werden.[18]

Woher rührt der Irrglaube, dass Fluoride gut für die Knochengesundheit seien?

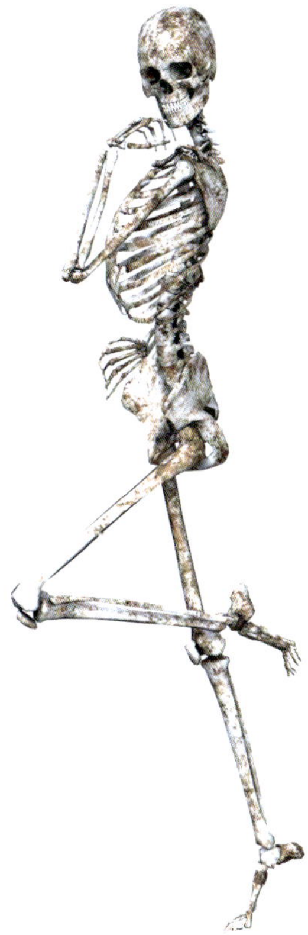

Eine Antwort lässt sich im Krankheitsbild der *Osteoporose* finden: Bei *Osteoporose* nimmt die Knochendichte ab und die Bruchgefahr zu. Daraus folgerte man, dass eine Erhöhung der Knochendichte gesunde Knochen bedeute. Da die Einnahme von Fluoriden nachweislich zu einer Zunahme der Knochendichte führt, erhalten noch heute viele Menschen als *Osteoporose*-Prophylaxe Fluoridtabletten. Mittlerweile ist jedoch bekannt, dass die pharmakologische Fluorideinnahme das Bruchrisiko bei Patienten mit *Osteoporose nicht* senkt, sondern erhöht!

Wie Fluoride das Frakturrisiko erhöhen

Primär versucht der Körper, die „falschen Freunde" rasch abzuschieben. Dazu nutzt er seine Entgiftungsorgane, insbesondere den Wasserweg über die Nieren. Doch diese Organe sind oftmals überlastet. Somit wird verständlich, dass gerade ältere Menschen, die Fluoride zuführen, rascher Symptome einer Fluoridvergiftung zeigen.[19] Forschungsarbeiten belegen, dass diese Personengruppe vermehrt Oberschenkelhalsbrüche erleidet.[20] Ursächlich ist die Wirkung der Fluoride im Körper.

Auf Molekularebene ist Kalzium ein Lieblingspartner von Fluor. Beide bilden recht stabile Verbindungen.[21] Nach der Aufnahme von Fluoriden kommt es im Blut daher zu einer Verringerung von Kalzium und auch von Phosphat.[22] Darauf reagiert die Nebenschilddrüse und setzt innerhalb von Minuten das Pa-

Nieren 212
Parathormon 202
Kukuma 224

rathormon (PTH) frei, was dafür sorgt, dass das Blut beide Stoffe rasch wieder zur Verfügung gestellt bekommt: Im Knochen führt dies zu einem Kalzium- und Phosphatmangel und damit zum Knochenabbau.[23]

Einen Großteil der Fluorverbindungen, die nicht direkt ausgeschieden werden, mauert der Organismus in seinen Hartgeweben, den Zähnen und Knochen, ein.

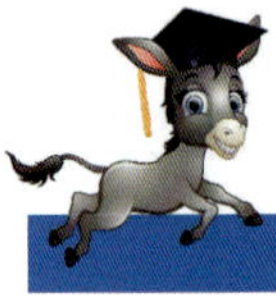

Für wissenschaftlich Interessierte

Auf *Zellebene* agieren Fluorverbindungen als freie Radikale, die zahlreiche Schäden verursachen.[24] Um sich vor solchen Angriffen zu schützen, hält die Zelle Antioxidationsmittel wie Glutathion (siehe Seite 158) bereit. Nicht nur, dass Fluorverbindungen dieses aufbrauchen: Als Elite-Terroristen hindern sie die Knochenzelle daran, das schützende Glutathion zu bilden. Dadurch steigt der oxidative Stress in der Zelle an. Zudem vermindern Fluoride als starke Enzymgifte den Knochenaufbau,[25] weil die knochenbildenden Zellen, die Osteoblasten, ihre Aufgaben nicht mehr korrekt ausführen können.[26] Unter gesunden Bedingungen scheiden sie Kalziumphosphat und -karbonat aus und produzieren Kollagen.[27] Kollagen ist für die Haltefunktion und Bruchfestigkeit des Knochens verantwortlich.[28] Damit Kollagen korrekt produziert werden kann, braucht es beispielsweise Vitamin C, das ebenfalls ein Antioxidans ist und durch die Fluoridbelastung aufgebraucht wird.[29] Daneben sind für die Kollagenbildung Vitamin B_6, aktives Vitamin D und Magnesium erforderlich.[30] Magnesium ist ein weiterer Bindungspartner, mit dem sich Fluoride gern vergnügen. Sie bilden ein unlösliches Mineral, das Sellait (MgF_2). Dieses ersetzt im Knochen das gesunde Magnesium, was die betroffenen Knochenareale spröder und bruchgefährdeter macht.[31] Zudem ist publiziert, dass Fluoride Vitamin-D-Rezeptoren besetzen.[32] Auch dies beeinträchtigt die Funktion der

F–
Enzyme 151
freie Radikale 143
GSH 158
Kollagen 217
Vitamin-D-Rezeptor 154
Zähne 28
Zahnfluorose 55

Beeren 221
Kalzium 86
Kurkuma 223
Magnesium 168
Tamarindenfrucht 136
Traubenkernextrakt 247
Vitamin D 88

Osteoblasten.[33] In der Folge produzieren diese Knochenzellen minderwertiges Kollagen und Knochengewebe,[34] was das Frakturrisiko ebenfalls steigert.

Interessant in diesem Zusammenhang sind die Ergebnisse einer Doppelblindstudie, an der Kinder teilnahmen, die an Fluorose erkrankt waren: Mit der Gabe von Ascorbinsäure (Vitamin C), Vitamin D und Kalzium konnte die Fluorose teilweise rückgängig gemacht werden.[35]

Vorsicht Falle! Diese Gefährdung der Knochen geht nicht nur von Medikamenten aus. Wissenschaftliche Veröffentlichungen zeigen, dass es einen Zusammenhang zwischen Trinkwasserfluoridierung und dem erhöhten Auftreten von Knochen- und Hüftfrakturen[36] in den USA,[37] und in Großbritannien gibt.[38]

Bitte um Mithilfe: Sollten Sie selbst einen Knochenbruch erlitten haben, obgleich Sie noch jung und/oder gut durchtrainiert sind, dann überlegen Sie bitte, wo Sie mit Fluoriden in Kontakt kamen. Wenn Sie dem Verlag (siehe Seite 272) Ihre Erfahrungen mitteilen, kann Ihre Geschichte möglicherweise anderen Betroffenen helfen.

Kalzium 77
Kollagen 217
Medikamente 260
Vitamin C 161
Wasser 110

Beeren 221
Kurkuma 223
Magnesium 168
Mineralwässer 116
Tamarindenfrucht 136
Traubenkernextrakt 247
Vitamin D 88

Fluoride legen den Bewegungsapparat lahm

Weitere Folgen der Fluoridbelastung sind überschießende Kalzifizierungen an Bändern, Knorpeln und Knochen. Dazu gehören auch Osteophyten, Knochenneubildungen, die sich röntgenologisch als Randzacke, Sporn oder Spange zeigen,[39] und Exostosen – von der Knochenoberfläche ausgehende, höckerige und spornartige Knochenvorsprünge[40].[41] Einzeln oder in Kombination reduzieren diese Kalzifikationen die Beweglichkeit[42] und können sehr schmerzhaft sein.

In der folgenden Tabelle finden Sie eine Auflistung der Symptome, die sich abhängig von der Fluoridkonzentration zeigen können. Bei einer schweren Knochenfluorose verengt sich sogar der Wirbelkanal, in dem zahlreiche Nerven verlaufen. Dadurch kann es zu einem teilweisen oder vollständigen Ausfall des Tastsinns kommen.[43]

Fluoridkonzentrationen im Knochen und körperliche Symptome

Fluorosestadium[44]	Fluoridkonzentration der Knochenasche (mg F/kg)	Symptome und Merkmale
normal	Bis 1000	Keine Symptome, *scheinbar* normaler Knochen
präklinisch	Von 1000 bis 3500, bis höchstens 5500	Keine Beschwerden, erhöhte Knochenmasse
Stadium 1	Von 3500 bis 6000, bis höchstens 7000	Gelegentliche Gelenkschmerzen, steife Gelenke, *Osteosklerose*: spröde, bruchanfällige Knochen
Stadium 2	Von 6000 bis 7500, bis allerhöchstens 9000	Anhaltende Gelenkschmerzen, steife Gelenke, Arthritis, leichte Verkalkung der Sehnen, Bänder und weichen Gewebe, ausgeprägte *Osteosklerose*, manchmal *Osteoporose*
Stadium 3	Mehr als 8000	Anhaltende Gelenkschmerzen, Osteoarthritis, Knochenwucherung, verminderte Beweglichkeit der Gelenke, starke Verkalkung der Sehnen, Bänder und weichen Gewebe, Verkalkung der Zwischenknochenmembranen (Verbindung von Schien- und Wadenbein, von Elle und Speiche), mitunter Knochenschmerzen, Verengung des Spinalkanals, Nervenschäden, Muskelschwund, *Osteoporose*, Verkrüppelung und Gebrechlichkeit

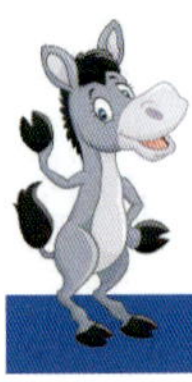

Ein Patientenfall, der international publiziert ist

Wie gefährlich die extremen „Radikalisten" auch für junge Menschen sind, zeigt der folgende Fallbericht: Ein 21 Jahre alter Mann, der an einer *Fluorose* litt, musste an der Wirbelsäule operiert werden, da infolge der Fluoridvergiftung die Knochen verengt waren. Diese erkrankten Hartgewebsareale drückten unter anderem auf Nerven. Der Patient litt unter Bewegungseinschränkungen, Schmerzen und neurologischen Veränderungen. Während der Operation verletzten die Ärzte eine Wirbelarterie. Es kam zu einer starken Blutung, die sich während der Operation gut stillen ließ. 40 Tage später bildete sich jedoch ein Pseudoaneurysma aus, das lebensbedrohlich zu bluten begann.

Dieses Beispiel zeigt, wie gefährlich der Konsum von Fluoriden sein kann.[45] Hier einige Überlegungen: Fluoride wirken im Knochen auf sich dort bildende Blutzellen. Sind beispielsweise Blutplättchen verringert, ist die Blutstillung eingeschränkt. Zudem binden sich Fluoride gern an Kalzium. Kalzium ist ein wesentlicher Faktor bei der Blutgerinnung.[46] Darüber hinaus belasten die extremen „Radikalisten" die Leber, die Faktoren zur Blutstillung produziert.[47]

Die verborgene Gefahr für den Kieferknochen

Die Hinweise, dass Fluoride zu überschießenden Knochenwucherungen führen, ließen mich über Knochenausbildungen (*Exostosen*) nachdenken, die sich bei manchen Patienten im Unterkieferbereich zur Zunge hin finden. Vor der Arbeit an diesem Kapitel hatte ich solche Veränderungen zwar schon manchmal wahrgenommen und notiert, wusste jedoch nicht, dass es sich möglicherweise um Reaktionen des Körpers auf eine Fluoridbelastung handeln könnte. Ob dies zutrifft, müssten weitere Untersuchungen zeigen.

Fluorverbindungen rufen jedoch nicht nur Knochenverhärtungen hervor, sie können den Knochen auch auflösen. Die aggressive Flusssäure* führt zu einer solchen Osteolyse.[49] In diesem Zusammenhang ist es interessant, wie uns in der zahnmedizinischen Ausbildung die antimikrobielle Wirkung von Flu-

F⁻
Blut 178
Flusssäure 98
Kalzium 77
Leber 208
Nerven 195

Kurkuma 223
Kalzium 86
Magnesium 168
Tamarindenfrucht 136
Traubenkernextrakt 247
Vitamin D 88

* Flusssäure ist die wässrige Lösung von Fluorwasserstoff: HF[48]

orverbindungen erklärt wird: Der Karieserreger *Streptococcus mutans* nimmt Fluor in Form von Flusssäure (HF) auf. Dadurch werden das Innere der Zelle übersäuert und die Funktionen zahlreicher Enzyme gehemmt. Dies beeinträchtigt sowohl die Energiegewinnung als auch die Milchsäurebildung in den Karieserregern.[50] Doch diese Prozesse bleiben nicht auf die schädlichen Erreger beschränkt, sondern betreffen auch nützliche Mikroorganismen, Mundschleimhautzellen und schließlich den ganzen Organismus.

Inwieweit Flusssäure und Fluorverbindungen dazu führen, dass Kieferknochen rund um den Zahn abgebaut wird, sollte ebenfalls untersucht werden. Dies ist gerade für chirurgisch tätige Kollegen von großem Interesse und betrifft viele Patienten mit Knochenauflösungen, deren Ursache bis dato nur einige (Zahn-)Ärzte kennen und diagnostizieren. Manch ein Betroffener hat daher eine Odyssee hinter sich, bevor er wirksame Hilfe bekommt. Es geht um krankhafte Veränderungen in Bereichen des Kieferknochens, wo Zähne entfernt wurden. Dort können Probleme auftreten, obgleich die Extraktion teilweise schon lange zurückliegt und die Wunde scheinbar verheilt ist. Der pathologische Befund des erkrankten Gewebes heißt: NICO – „Neuralgie induzierende Hohlraum bildende Osteonekrosen". Am häufigsten tritt die NICO in der Weisheitszahnregion auf.[51] Eine andere Bezeichnung dafür ist die FDOK für eine „fettig-degenerative *Osteolyse* des Kieferknochens".[52]

Aufschlussreich in diesem Zusammenhang wären Untersuchungen des erkrankten und entfernten Gewebes auf Fluorverbindungen. Hierzu einige Überlegungen: Wie bereits dargelegt, können sich während der Zahnentwicklung Fluoride in Zähnen einlagern. Der Weisheitszahn ist der Zahn, der sich als Letztes bildet. Seine Mineralisation beginnt erst im Alter von 7 bis 10 Jahren.[53] Somit ist diese Region prädestiniert dafür, diese Gifte zu horten, die bekanntlich nicht nur in Mundpflegeprodukten, sondern auch in zahlreichen Umwelttoxinen wie Pestiziden stecken.

F⁻
Enzyme 151
Flusssäure 98
Zahnfluorose 55

Kalzium 86
Magnesium 168
Tamarindenfrucht 136
Vitamin D 88
Vitamin K_2 86

Ist der Zahn entfernt, fehlt in diesen Bereichen ein Mineralstoffspeicher. Das bedeutet: Um den Weisheitszahn ist eine Art Giftdepot. Wird der Zahn gezogen, kommt die Einlagerung zum Erliegen, doch der Abfall wird weiter angeliefert. Sind auch die Mineralstoffe des Knochens aufgebraucht, löst er sich auf. Ob dies so stimmt und wie die Abläufe sind, ist wieder einmal eine spannende Aufgabe für Forscher, (Zahn-) Ärzte, Labormitarbeiter und so weiter.

Leider konnte ich keine Firma ausfindig machen, die solche Untersuchungen anbietet. Da Fluorverbindungen auch in kleinen Dosen für den Knochen toxisch sind, geht es vor allem darum, ob sie überhaupt vorhanden sind. Aber natürlich sind dann auch die Konzentrationen bedeutsam. Sollten Ihnen ein Labor bekannt sein, das solche Untersuchungen durchführt, lassen Sie es uns wissen, damit der Verlag diese dann über einen Blog zeitnah veröffentlich kann.

Info

Mit Laboruntersuchungen die aktuelle Gefährdung sichtbar machen

Wenn der Fluoridgehalt im Urin von Kindern über 0,3 Milligramm pro Liter liegt, steigt die Wahrscheinlichkeit, dass sie einen abnormen Knochenmetabolismus haben.[54]

Bei Kleinkindern kann die Retention von den aufgenommenen Fluoriden in den Knochen 90 Prozent betragen. Bei Erwachsenen ist die Knochenretention geringer und liegt bei 50 Prozent.[55] Die Fluoridkonzentration in den Knochen erhöht sich entsprechend der Dosis und Dauer der Fluoridzufuhr.[56] Die Knochenbelastung ist der beste Gradmesser dafür, wie stark der ganze Körper vergiftet ist, wenn das Toxin über lange Zeit aufgenommen wurde.[57] Ein Labor, das Knochengewebe auf eine Fluoridbelastung untersucht, ist mir - wie bereits erwähnt - (noch) nicht bekannt. Urinuntersuchungen führen jedoch zahlreiche Laboratorien (siehe Seite 268) durch.

Vorsicht Falle! Fluoride begünstigen schmerzhafte Bewegungsabläufe, Verengungen von Nervenkanälen, Knochenbrüche, Verkrüppelung, Berufsunfähigkeit, Pflegebedürftigkeit bis hin zum Tod. Zum Thema „Fluoride und bösartige Knochentumore – Osteosarkome“, von dem besonders junge Männer betroffen sind, finden Sie auf Seite 206 weitere Informationen.

Raus aus der Falle! Für die Knochengesundheit sind die Nährstoffe Magnesium, Vitamin C, Vitamin D und Vitamin K_2 wichtig.

Info

Fachgesellschaften reagieren: Es besteht Hoffnung für die Zukunft

„Fachgesellschaften empfehlen mit Vorliebe das, was politisch korrekt ist. Und das ist beileibe nicht immer identisch mit dem, was die aktuelle wissenschaftliche Erkenntnislage nahelegt.“

Nicolai Worm[58]

Der Dachverband der Osteologie (DVO) ist eine multidisziplinäre und länderübergreifende Vereinigung der wissenschaftlichen Gesellschaften Deutschlands, Österreichs und der Schweiz, die sich überwiegend oder schwerpunktmäßig mit Knochenerkrankungen beschäftigen. In der DVO-Leitlinie zur Osteoporose aus dem Jahr 2009 wurde die Fluoridtherapie noch als Behandlungsoption angeführt. In der Leitlinie aus dem Jahr 2014 gibt es keinen solchen Hinweis mehr.[59] Daher besteht meine persönliche Hoffnung darin, dass aufgrund der in meinen Augen extremen Gefahren, die von Fluoriden ausgehen und die wissenschaftlich belegt sind, zeitnah auch die Bundeszahnärztekammer ihre Leitlinien zum Thema Fluoride erneuert.

F-
Knochen 73
Krebs 204
Nerven 195
Vitamin C 161

Beeren 221
Kalzium 86
Kurkuma 223
Magnesium 168
Tamarindenfrucht 136
Traubenkernextrakt 247
Vitamin D 88
Vitamin K_2 86

Bereits die Auswirkungen von Fluorverbindungen auf die Mund- und Knochengesundheit sind erschreckend. Doch wer diese Fallen und die damit verbundenen Gefahren kennt, kann sie bewusster meiden. Meine eigenen Erkrankungen haben mir gezeigt, wie wichtig es ist, dass ich mir selbst ein Bild mache und Eigenverantwortung übernehme. Hierzu finden Sie auf den nächsten Seiten Informationen, was Sie für gesunde Knochen selbst tun können. Die nächsten Kapitel bieten Ihnen weitere Hinweise, wo die Fluorid-Falle überall noch zuschnappen kann und was diese „falschen Freunde" im Körper anrichten können.

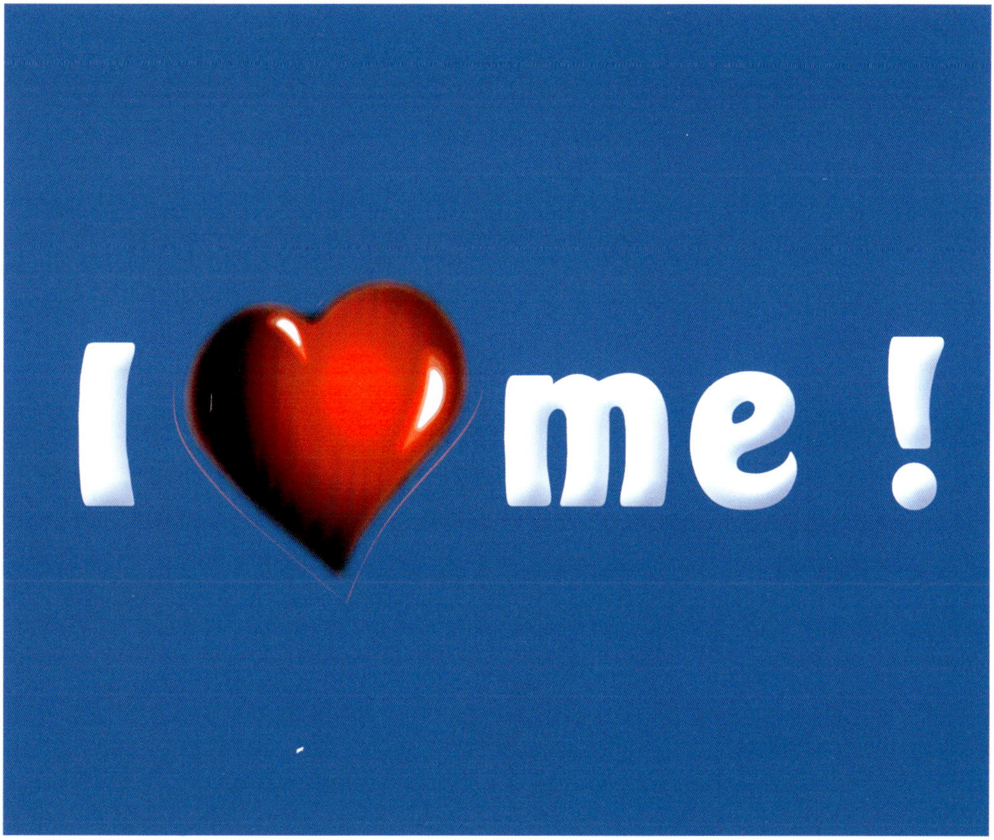

Raus aus der Fluorid-Falle!

Bausteine für gesunde Knochen

Fluorverbindungen binden Kalzium im menschlichen Organismus und begünstigen so eine Demineralisation von Knochen und Zähnen. Andererseits zeigen Menschen, die einen Mangel an Kalzium,[1] Proteinen und/oder Vitamin D haben, stärkere Symptome einer Fluoridintoxikation.[2] Da die Nahrung und Nahrungsergänzung eine wichtige Rolle dabei spielen, wie sich der Körper gegen Gifte wappnen kann, sollten Sie auf eine sehr gute Nährstoffversorgung achten. Das hilft dem Organismus dabei, besser mit dem Gift Fluorid, dem jeder ausgesetzt ist, umzugehen.[3] Bei Kalzium ist nicht nur entscheidend, dass es ausreichend zugeführt wird, sondern dass Stoffe wie Vitamin D und K_2 sowie Magnesium dafür sorgen, dass es an den richtigen Stellen eingebaut wird.

Info

Vitamin K_2 und Kalzium

Das Vitamin K_2 fördert den Einbau von Kalzium in Knochen und Zähne und reduziert dadurch die Ablagerungen an Arterien. Die Gefäße werden flexibler und sind seltener Entzündungsreaktionen ausgesetzt. Außerdem kommt es zu einer Verbesserung der Fettprofile (Cholesterin). Auch einem Zusammenklumpen des Bluts wird vorgebeugt, wodurch das *Thrombose-Risiko* sinkt.[4]

Arteriosklerose 187
Cholesterin 150

Cholesterin 190
Magnesium 168

Kalzium und Ernährung

Eine basenüberschüssige Ernährung reduziert Kalziumverluste. Sie besteht vor allem aus Gemüse.[5] Reich an Kalzium sind Lebensmittel wie Brokkoli, Fenchel, Grünkohl,[6] Lachs, Lauch, Mangold, Ölsardinen, Orangen, Senf, Sesam, Sojabohnen und Steckrüben.[7] Spinat enthält zwar viel Kalzium, da es jedoch an Oxalate gebunden ist, wird es weniger gut vom Körper aufgenommen.[8]

Der Kalziumverlust über die Nieren erhöht sich, wenn zu viel säurebildende Nahrung aufgenommen wird, da der Körper versucht, Säuren an Kalzium zu binden und mit dem Urin auszuscheiden. Nahrungsmittel, die im Körper Säuren bilden, sind: Eier, Fisch, Fleisch, Getreide- und Milchprodukte wie Käse und Quark.[9] Kalziumräuber sind zudem: Kaffee, schwarzer Tee, Rauchen, Fast Food (Hamburger, Pommes Frites, Pizza), phosphathaltige Softdrinks (Limonade und Cola).[10]

Epidemiologische Studien ergaben, dass Knochenbrüche, bedingt durch Osteoporose, in den Ländern am höchsten sind, die den stärksten Milchverbrauch haben. Es gibt kaum Untersuchungen, die beweisen, dass Milch dem Knochen nützt.[11]

Vielmehr ergab eine Studie mit Kindern, die zwischen 12 und 18 Jahre alt waren, dass weder Milch noch Kalziumgaben (mehr als 500 Milligramm pro Tag) einen heilsamen Effekt auf im Wachstum befindliche Kinderknochen hatten.[12] Selbst eine Kalziumzufuhr von bis zu 1500 Milligramm am Tag hatte weder Auswirkungen auf die Knochendichte noch auf den gesamten Mineralstoffhaushalt der Knochen.

Milch scheint nach Ansicht von Wissenschaftlern deswegen keine positive Wirkung auf die Knochenmineralisation zu haben, weil sie zu einer Übersäuerung führt. Um diese zu neutralisieren, mobilisiert der Körper eigenes Kalzium und Magnesium,[13] sofern diese Mineralstoffe nicht ausreichend über die Nahrung zur Verfügung stehen. Werden die Mineralstoffe aus dem Knochen freigesetzt, beginnt er sich aufzulösen. Er demineralisiert, wird spröde und bricht leicht.

Eine Metaanalyse kam zu dem Schluss, dass eine Kalziumsupplementierung weder Männer noch Frauen vor Hüftfrakturen bewahrt.[14]

Knochen 73
Nieren 212
Osteoporose 76
Tee 117

Kalzium 86
Kurkuma 223
Magnesium 168
Tamarindenfrucht 136
Vitamin D 88
Vitamin K_2 86

Fazit

Weder Milch noch Kalziumpräparate stärken die Knochengesundheit oder schützen vor Knochenbrüchen.

Vitamin D und Kalzium

Erst wenn der Vitamin-D-Wert im Blut mindestens 30 Nanogramm pro Milliliter beträgt, kann der Körper aus dem Darm Kalzium überhaupt richtig aufnehmen und für die Versorgung der Knochen und Zähne nutzen. Sobald der Wert nur geringfügig unter die Marke von 30 Nanogramm pro Milliliter fällt, kann das langfristige Folgen für die Knochen haben.[15]

Für wissenschaftlich Interessierte

Wird eine Rachitis erfolglos mit Vitamin D behandelt, liegt das oft daran, dass der Patient an einem Magnesiummangel leidet.

Diese Erkenntnis wurde bereits im Jahre 1974 in der renommierten Zeitschrift *The Lancet* veröffentlicht.[16] beruht auch die Forderung mancher Ärzte, vor einer Vitamin-D-Gabe erst einmal für einen guten, labormedizinisch nachgewiesenen Magnesiumspiegel zu sorgen. Die Erythrozyten sollten einen Magnesiumwert von 6,0 bis 6,5 Milligramm pro Deziliter haben.

Vitamin-D-Zufuhr: Sonnenbaden, Öl oder Tabletten?

Optimal ist die natürliche Bildung von Vitamin D über die Haut, also gesundes Sonnenbaden (ein Sonnenbrand ist zu vermeiden) oder eine UVB-Bestrahlung durch künstliche Lichtquellen.

Optimal für ein Sonnenbad sind:

- ✓ die Mittagszeit in den Monaten April bis Oktober;
- ✓ ein strahlend blauer Himmel, ohne Wolken, Dunst, Staub und Luftschadstoffe;
- ✓ ein Ort in der grünen Natur: Die Blätter saugen die „schädlichere" UVA-Strahlung ab. Es bleibt das UVB-Licht, das die Vitamin-D-Produktion steigert;
- ✓ der Verzicht auf Sonnenschutzmittel für die ersten Minuten.

Die ersten Minuten des Sonnenbads sind die effektivsten. Mit der Zeit wird immer weniger Vitamin D gebildet. Dies bedeutet jedoch auch, dass langes Sonnenbaden nicht nur sinnlos ist, sondern sogar schadet. Gewöhnen Sie zuerst die Haut an die Strahlung, indem Sie wenige Minuten täglich sonnenbaden – natürlich ohne Sonnenschutz (Sonnencreme). Bitte bedenken Sie: Das Gesicht macht 9 Prozent der Gesamtoberfläche des Körpers aus, die Arme 18 Prozent und die die Beine 36 Prozent.[17] Beginnen Sie mit 5 Minuten in Bauch- und Rückenlage. Wenn Sie die Sonne sehr gut vertragen, können Sie die Zeit verlängern. Danach bitte eine Sonnencreme mit hohem Schutzfaktor auftragen.

Stehen diese Möglichkeiten nicht zur Verfügung, ist die Zufuhr über Tabletten oder Öl besser als die Injektion in die Muskulatur. Bei der Gabe in den Muskel wird das Vitamin D nur langsam in den Körper abgegeben und verteilt.[18]

Zur Supplementierung gibt es verschiedene Vitamin-D-Formen: Vitamin D_2 und D_3. Das Vitamin D_2 (Ergocalciferol) kommt gerade in den USA verstärkt als Nahrungsergänzung zum Einsatz. Im deutschen Raum ist das Vitamin D_3 (Colecalciferol) gebräuchlich. Beide Stoffe eignen sich, um den Vitamin-D-Spiegel anzuheben.[19]

Vitamin D in Öl-Form hat bestimmte Vorteile. Gerade bei kleinen Kindern besteht die Gefahr, dass eine Tablette in die Luftröhre gelangt und die Atemwege blockiert. Hier sind ölige Vitamin-D-Präparate besser. Bitte nicht in Wasser lösen. Das Öl geht keine Verbindung mit dem Wasser ein, sondern bleibt am Glas hängen und gelangt dann weniger in den Körper.[20] Sie können das Vitamin-D-Öl direkt in den Mund geben, indem Sie es auf die Zunge tropfen. So nehmen Sie die komplette Dosis auf.[21] Wichtig ist zudem, Vitamin-D-Öl oder -Tabletten zusammen mit fettreichen Nahrungsmitteln (Butter, Öl) einzunehmen, damit der Körper das fettlösliche Vitamin D besser resorbiert.

Probieren geht über Studieren!

Sie können das Vitamin-D-Öl vor dem Schlucken erst einmal einige Sekunden oder Minuten durch die Zähne ziehen. So verstärken Sie die Aufnahme über die Mundschleimhaut. Zudem behandeln Sie damit direkt vor Ort Entzündungen. Diese Vorgehensweise empfiehlt sich besonders, wenn Sie unter Zahnfleischblutung oder sogar einer *Parodontitis* leiden.

In einer Untersuchung wurden einmal wöchentlich pro Zahnzwischenraum 1 I.E. ohne Betäubung eingespritzt – die Prozedur ist schmerzfrei. Starke Verbesserungen gab es vor allem hinsichtlich der Zahnbeweglichkeit, die Zähne saßen wieder fester. Die Blutung um den Zahn konnte gestoppt werden und Entzündungszeichen verschwanden.[22] Für dieses Vorgehen brauchen Sie jedoch einen Profi; das Ziehen mit Vitamin-D-Öl im Mund können Sie selbst praktizieren.

Eine weitere Möglichkeit, das Öl an die gewünschten Stellen in die Zahnzwischenräume zu bringen ist, einige Tropfen des Öls in einen Eierbecher zu geben. Nach der üblichen Zahnreinigung tunken Sie ein sauberes Interdentalbürstchen in das Vitamin-D-Öl und bringen Sie dieses in die Zahnzwischenräume.

Dekristol®: Ein von Ärzten oftmals verordnetes Präparat

Bitte beachten Sie folgende Hinweise zu *Dekristol®*, da es in bestimmten Fällen sinnvoll sein kann, ein anderes Präparat zu wählen. *Dekristol®* gibt es als Tabletten mit 400 I.E., 500 I.E. und 1000 I.E. Vitamin D und enthält in dieser Form auch Milchzucker,[23] was bei einer Laktoseintoleranz zu beachten ist.

In *Dekristol®*-Weichkapseln befinden sich 20 000 I.E. Vitamin D, Gelatine und Erdnussöl. Zwar sind allergische Reaktionen auf Erdnussöl selten, sie können jedoch zu einer anaphylaktischen Reaktion führen.[24]

Lieber täglich, wöchentlich oder monatlich Vitamin D einnehmen?

Die besten klinischen Ergebnisse der Vitamin-D-Supplementation wurden bei der täglichen Einnahme festgestellt.[25] Nur mit einer täglichen Einnahme wird ein stabiler Serumspiegel erreicht.[26]

Wann sollte eine Vitamin-D-Substitution unbedingt unter ärztlicher Begleitung erfolgen?

Wenn Sie Nierensteine oder einen zu hohen Kalziumspiegel haben oder an einer *Sarkoidose* (*Morbus Boeck*) leiden oder litten, ist die ärztliche Rücksprache und Begleitung erforderlich. Eine Vitamin-D-Gabe kann beispielsweise eine ruhende Sarkoidose wieder aktivieren. Möglicherweise verbirgt sich hinter diesen 3 Faktoren, die gegen eine Vitamin-D-Gabe sprechen, auch ein Magnesiummangel. Näheres zur Bestimmung des Magnesiumspiegels siehe Seite 169.[27]

Welchen finanziellen Aufwand braucht es, um den Vitamin-D-Spiegel zu optimieren?

Der Preis für eine Aufsättigungstherapie (20 Kapseln mit je 20 000 und insgesamt 400 000 I.E.) beträgt etwa 8 Euro und für die Erhaltungstherapie etwa 3 Euro im Monat (je nach Körper-

Nieren 212
Kurkuma 223

gewicht). Diese Behandlung ist sehr wirksam und quasi unbedenklich und somit im wahrsten Sinne des Wortes ihren Preis wert.[28]

Eine Investition, die sich auszahlt: Überprüfen Sie regelmäßig Ihren Vitamin-D-Wert

Der Laborwert, der bei Menschen, die in den Industrieländern leben, am häufigsten zu niedrig ist, ist nicht der Eisen-, sondern der Vitamin-D-Wert.[29] Etwa 90 Prozent aller Deutschen leiden an einem Mangel an Vitamin D.[30] Andererseits sollte eine Überdosierung vermieden werden.
Es gibt unterschiedliche Wege, den Vitamin-D-Spiegel zu überprüfen:

- ✓ beim Therapeuten,
- ✓ in manchen Labors oder Apotheken,
- ✓ zu Hause mit Testsets, die Sie in Apotheken oder im Internet kaufen können. Sie funktionieren mit einem Tropfen Blut, den Sie an ein Labor schicken, und Sie erhalten nach einigen Tagen das Ergebnis. Bei anderen Tests können Sie mithilfe einer App den Bluttropfen selbst analysieren und erhalten den Wert innerhalb von 20 Minuten. Bezugsquellen finden Sie auf Seite 269.

Wenn Sie sich beispielsweise das Testset für zu Hause sich vom (Zahn-) Arzt auf Privatrezept verordnen lassen, dann können Sie es steuerlich (in Deutschland) absetzen. Es könnte auch sein, dass Ihre Krankenversicherung die Kosten übernimmt. Dies sollten Sie jedoch vorab schriftlich mit ihr klären.

Doch unabhängig von den Finanzen werden Sie und Ihre Gesundheit von dieser Überprüfung auf jeden Fall profitieren. Mit dem Testergebnis können Sie folgender Tabelle entnehmen, wie gut Sie vor diversen Krankheiten, die längst nicht nur die Knochen betreffen, geschützt sind.

Vitamin-D-Tabelle[31]

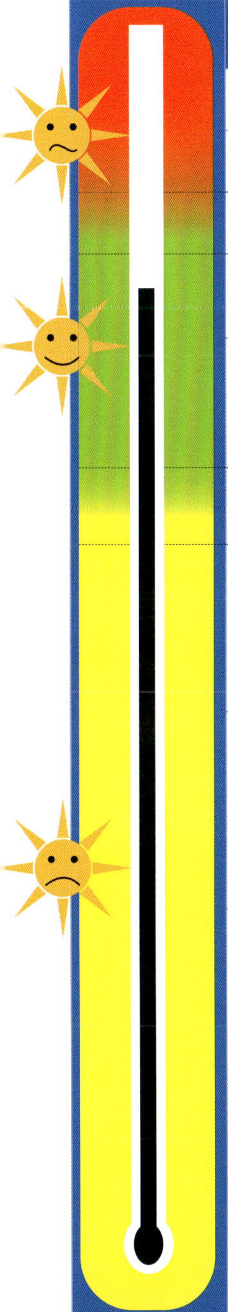

Werte in ng/ml	Werte in nmol/l	Status	mögliche Folgen
mehr als 300	mehr als 750	toxisch	giftig für den Menschen
mehr als 150	mehr als 375	zu hoch	Risiko für zu starke Kalziumaufnahme
100	250	empfohlene Obergrenze	
90 bis 55	137,5 bis 225	optimal	Minimale Krankheitsrisiken, Schutz vor Krebserkrankungen
mehr als 40	mehr als 100	gut	Wenn der Vitamin-D-Wert ganzjährig in diesem Bereich liegt, besteht ein *Osteoporose*-Schutz. Geringe Anfälligkeit für Krankheiten
mehr als 30	75	befriedigend	Gute Kalziumaufnahme, Vorbeugung sekundärer Hyperparathyreoidismus
30 bis 20	75 bis 50	mäßiger Mangel	Vitamin D wirkt nur eingeschränkt. Dadurch erniedrigte Kalziumaufnahme und Osteoporoserisiko vor allem im Alter, leicht erhöhte Parathormonspiegel
		Ausnahme	Bei Patienten mit granulomatösen Erkrankungen (z. B. *Sarkoidose* oder *Tuberkulose*) müssen die Zielwerte zwischen 20-30 ng/ml liegen, da es sonst zu einem zu hohen Blutkalziumspiegel kommen kann.
weniger als 20	weniger als 50	schwerer Mangel	Hohes *Osteoporose*-Risiko, Störungen der Muskelfunktion und des vegetativen Nervensystems, niedrige Kalziumaufnahme, erhöhter Parathormonspiegel, Alzheimer, Spermienmobilität verringert
weniger als 12	weniger als 30	extremer Mangel	Erweichung der Knochen (*Rachitis*, *Osteomalazie*), Muskelschwäche und Muskelschmerzen, gestörte Bildung von Kalzium- und Phosphatprodukten, schwerer *Hyperparathyreoidismus*

F-
Alzheimer 193
Fruchtbarkeit 231
Hyperparathyreodismus 202
Immunsystem 186
Kalzium 77
Knochen 73
Krebs 204
Muskeln 211
Nerven 195
Osteoporose 76
Parathormon 202

Kalzium 86
Kurkuma 223
Magnesium 168
Tamarindenfrucht 136
Traubenkernextrakt 247
Vitamin D 88
Vitamin K_2 86

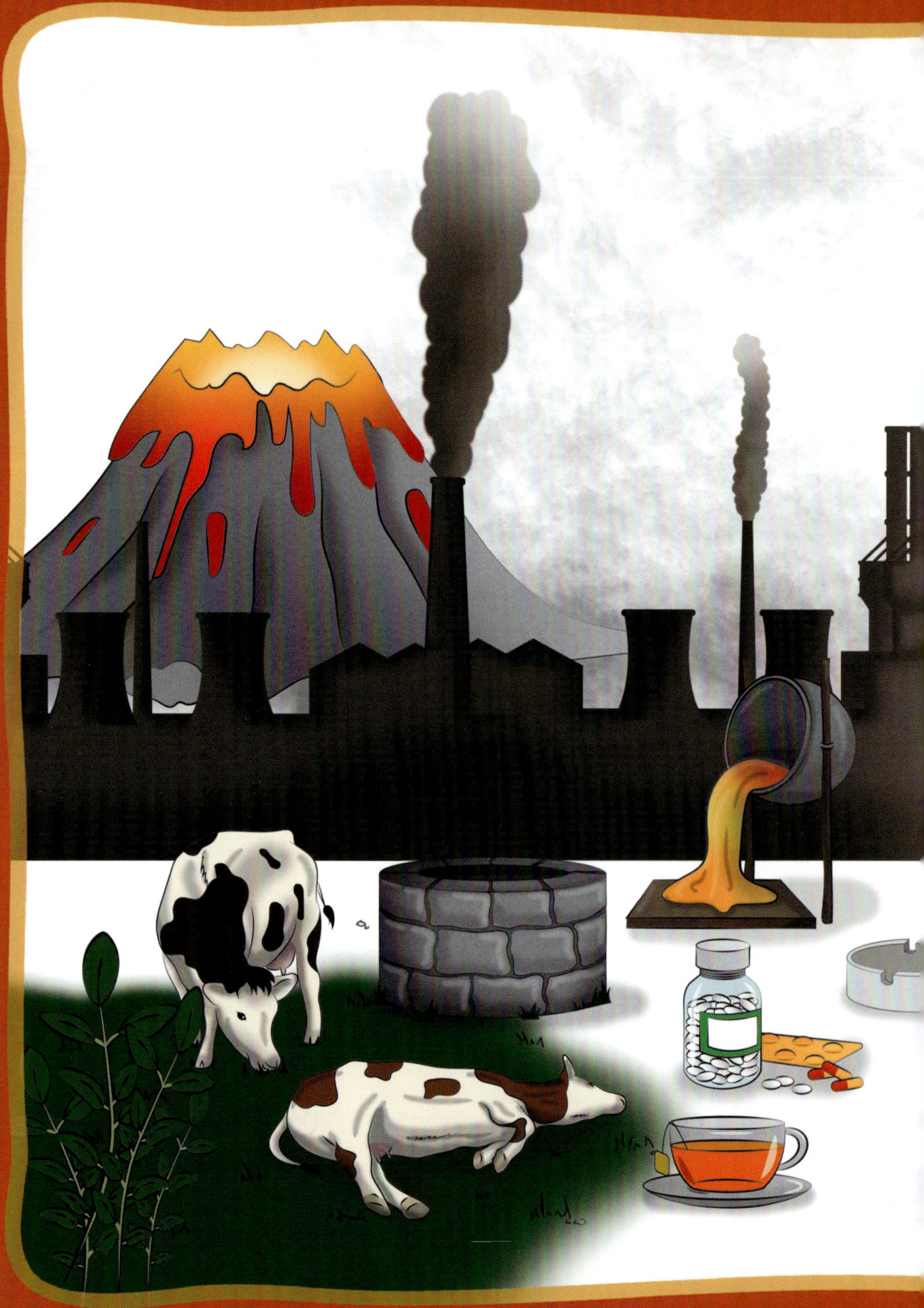

Fluorverbindungen – Die allgegenwärtige Gefahr

Substanzen, die Fluor enthalten, sind sowohl in der Natur als auch in der Industrie weitverbreitet. Sie können in Lebensmitteln, im Trinkwasser und in vielen Alltagsgegenständen stecken. Und nicht nur das: Selbst in einem Viertel aller Medikamente sind sie zu finden. Die gesundheitlichen und ökologischen Folgen, die dadurch entstehen, sind dramatisch.

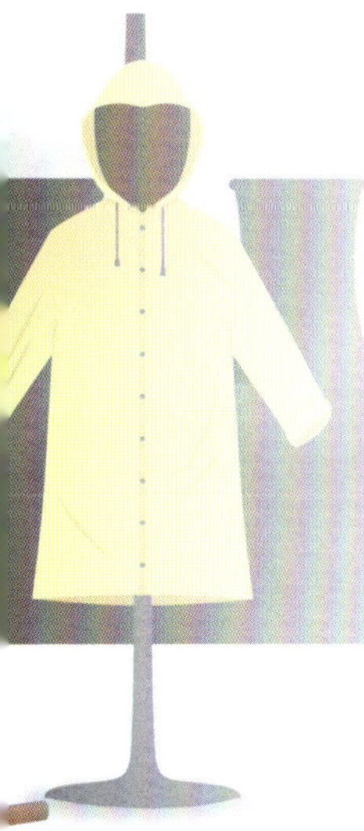

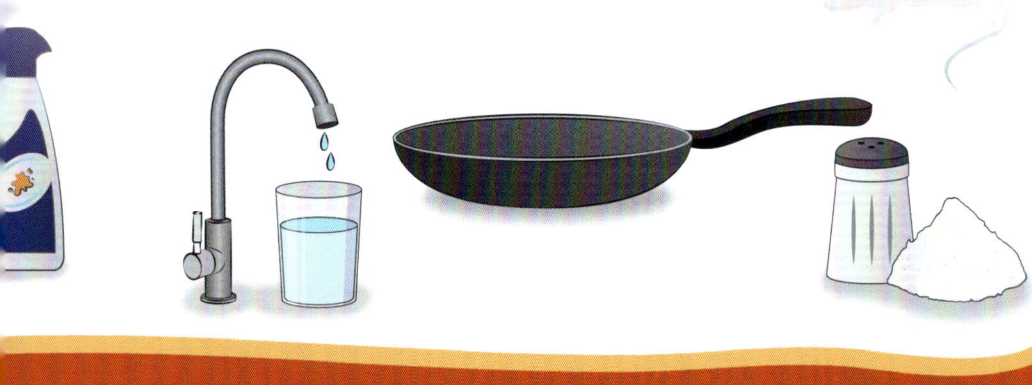

Fluorverbindungen – Die allgegenwärtige Gefahr

Fluoride als chemische Hilfsmittel

„Die moderne Industriegesellschaft ist eine fanatische Religion. Wir demolieren, vergiften und zerstören alle Lebenssysteme auf diesem Planeten. Wir zeichnen Schuldscheine, die unsere Kinder nicht werden einlösen können. … Wir handeln, als seien wir die letzte Generation auf diesem Planeten. Ohne einen radikalen Wandel in unserem Herzen, in unserem Geist und in unserer Vision wird die Erde enden wie die Venus: tot und verkohlt."
Jose Antonio Lutzenberger (1926–2002), ehemaliger brasilianischer Umweltaktivist[1]

Geschichtliches und Aktuelles

Die Bezeichnung „Fluor" stammt aus dem Lateinischen: *fluere* bedeutet „fließen". Fluorverbindungen sorgen dafür, dass Metalle bei niedrigeren Temperaturen schmelzen und fließen.[2] Bereits im Altertum verwendeten Menschen kalziumfluoridhaltigen Flussspat, um Erze zu verhütten. Fluorverbindungen dienten und dienen zur Gewinnung und Verarbeitung von Aluminium, Beryllium, Blei, Eisen, Gold, Kupfer, Magnesium, Nickel, Palladium, Platin und Silber.[3]

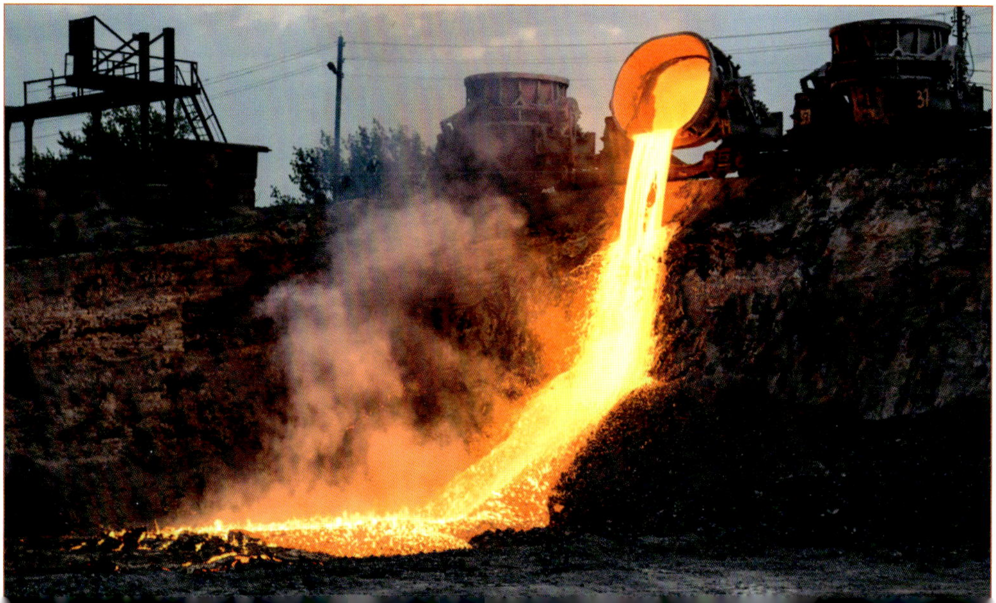

Was macht Fluorverbindungen so gefährlich?

„Fluor reagiert als das elektronegativste Element mit anderen Elementen oder Chemikalien: Es bildet eine große Variationsbreite sowohl mit organischen wie anorganischen Komponenten."
Takahashi[4]

Aus dem Chemieunterricht ist vielleicht noch bekannt, dass Fluor – wie auch Chlor, Brom und Jod – ein **Halogen (Salzbildner)** ist und unter allen Elementen die höchste Elektronegativität besitzt. Das bedeutet, dass es auch eine hohe Reaktivität aufweist.

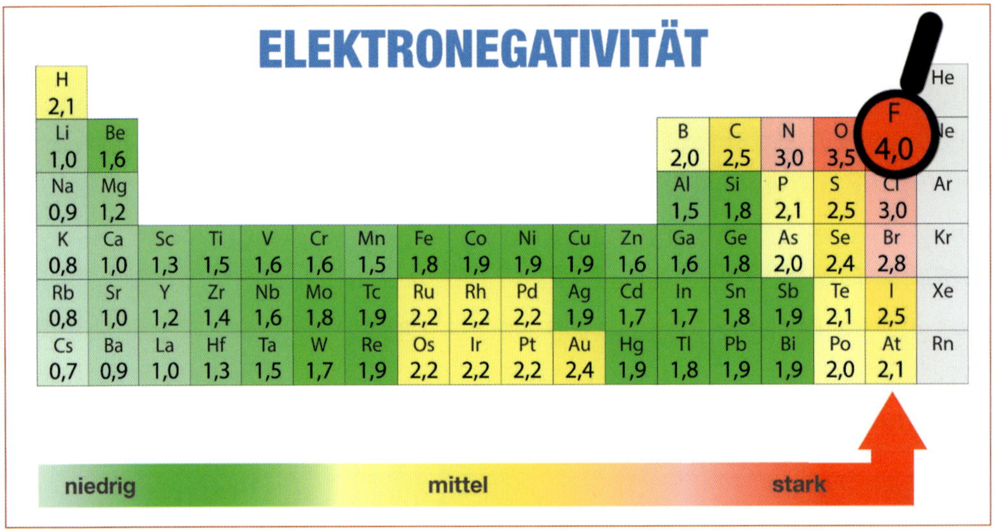

Daher gibt es so gut wie kein reines Fluor, vielmehr liegt es meist in Verbindung mit anderen Elementen vor, die als anorganische Fluoride bezeichnet werden.

Flusssäure: Überall genutzt, ätzend gefährlich

Jährlich werden weltweit etwa 4,5 Millionen Tonnen des Minerals Flussspat mit Schwefelsäure bearbeitet, um Flusssäure zu gewinnen. Im Jahr 2012 wurden allein in Europa 240 000 Tonnen Flusssäure produziert.

Die Erdölindustrie nutzt sie als Katalysator, um die Ausbeute zu erhöhen. Die metallverarbeitende Industrie benötigt sie zur Metallgewinnung, -herstellung und -verarbeitung: Dazu gehören die Aluminium- und Edelstahl-Produzenten und Gießereien. Auch zur Abscheidung von Tantal dient Flusssäure. Tantal ist ein Rohstoff, der für die Herstellung von Mobiltelefonen essenziell ist.[5] Flusssäure und die aus ihr gewonnenen Verbindungen dienen als Fließmittel, sie senken den Schmelzpunkt und tragen somit zur Einsparung von Energie bei. Außerdem finden sie Anwendung als Raffinations- und Reinigungsmittel für Metalle und als Schutzmittel für Metalloberflächen. Bei Kristallgläsern bewirkt Flusssäure den funkelnden Glanz. Selbst Keramikglasuren enthalten Fluorverbindungen. In der Elektronik verwendet man Flusssäure bei der Erzeugung von Solarzellen und Halbleiterbausteinen. Diese finden sich in vielen Alltagsgegenständen wie Waschmaschinen, PCs, Kühlschränken, Mobiltelefonen, Videokameras, Kraftfahrzeugen, Flugzeugen und Zügen.[6]

Einen wichtigen Einsatzbereich hat Flusssäure bei der Herstellung von Kältemitteln für Kühltransporte, Kühlschränke, Klimaanlagen usw., bei Kunststoffverschäumungen für Baustoffe, Isolationsmaterialien, Haushaltsartikeln, Beschichtungen von Kochgeschirr (z. B. Teflon)[7] und Kleidung (Goretex-Materialien).

Die Flusssäure steigert die Reaktivität von Pflanzenschutzmitteln. In Wasch- und Reinigungsmitteln (z. B. für Autos) und Rostfleckentfernern sorgen sie dafür, dass die Wirkstoffe tiefer und rascher in die Schmutzschicht eindringen.[8] Doch Vorsicht: Es sind Vergiftungen von Kindern bekannt, die beispielsweise Haushaltsreiniger aus Versehen konsumierten.[9]

Bei Flusssäureverletzungen sieht die Eintrittsstelle häufig zunächst ganz unauffällig aus, denn die Säure passiert die Oberfläche und zerstört tiefere Gewebeschichten. Zu den Symptomen und Folgen nach einem Flusssäurekontakt zählen: Schmerzen durch Schädigungen der Nerven; Verätzungen der Haut mit oder ohne Bildung

Nerven 195

eines *Ulcus*; Muskelauflösung; Beeinträchtigung von Knochengewebe bis hin zur Knochenauflösung; Verätzungen der Augen, die zur Erblindung führen können; Verätzungen des Magen-Darm-Trakts mit oder ohne blutigem Erbrechen bis hin zu Perforationen der Speiseröhre und des Magens; Nierendysfunktionen bis hin zu Nierenversagen; neuromuskuläre Probleme, die begleitet sein können von Angst, Kopfschmerzen, Krampfanfällen, Veränderungen der Gefühlswahrnehmung, *Paresen** und *Paralysen*.[11] Das Einatmen von Flusssäuregasen verätzt die Atemschleimhäute, es kann zu Blutungen, Nekrosen und Atemstillstand kommen.[12] Es sind zahlreiche Fälle von Intoxikationen durch Fluorverbindungen bekannt, die zu einem plötzlichen Herztod führten.[13]

Symptome können manchmal erst Monate nach einem Kontakt mit Flusssäure auftreten,[14] monatelang bestehen bleiben[15] und sogar in systemischen Vergiftungen mit tödlichem Ausgang münden.[16]

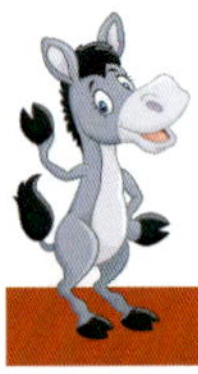

Flusssäure in der Zahnmedizin

F⁻
Blut 178
Herz 197
Knochen 73
Magen-Darm-Trakt 209
Muskeln 211
Nerven 195
Nieren 212

Kalzium 86
Kurkuma 223
Magnesium 168
Tamarindenfrucht 136
Vitamin D 88
Vitamin K_2 86
Zahncreme 68

In der Zahnmedizin wird Flusssäure zum Aufrauen von Keramiken eingesetzt,[17] die dadurch besser am Zahn haften.[18] Normalerweise erfolgt eine Bearbeitung der Keramiken außerhalb des Mundes. Bei dieser Tätigkeit sollte ein Gesichts- und Augenschutz getragen werden, denn beim Absprühen der Säure könnten Haut und Augen verätzt werden.[19] Bereits 0,1-prozentige Flusssäure verursacht Schäden. Je höher die Konzentration, desto stärker die zerstörerische Wirkung: Gelangt 2,5-prozentige Flusssäure auf die Augenhornhaut, ist sie nach 4 Minuten vollständig eingedrungen.[20] Kommt 2,5-prozentige Flusssäure auf die Körperoberfläche, kann es tödlich enden.[21]

* Leichte, unvollständige Schwächung und Lähmung eines Muskels[10]

Trotz dieser immensen Gefährlichkeit gibt es mittlerweile gepufferte Flusssäure (*Porcelain Etch* von *Ultradent®*), die man sogar im Mund des Patienten anwenden kann, um eine abgeplatzte Keramik an festsitzendem Zahnersatz zu reparieren. Die Privatdozentin Frau Dr. Lührs warnt jedoch vor dem hohen Gefahrenpotenzial. Zudem weist sie darauf hin, dass für die meisten Reparaturkonzepte klinische Studien fehlen.[22] Auch Prof. Dr. Manhart mahnt in seinem Artikel aus dem Jahr 2019: *Von „einem intraoralen Gebrauch von Flusssäure ist strengstens abzuraten ... wegen der potenziell damit behafteten Risiken, die der Hersteller in seiner eigenen Gebrauchsanweisung und seinem eigenen Sicherheitsdatenblatt unmissverständlich auflistet."*[23]

Mein Rat: Der gesundheitliche Preis, den man möglicherweise für eine solche Reparatur zahlt, ist zu hoch und die Risiken sind nicht kalkulierbar. Lassen Sie trotz höherer Kosten den Zahnersatz besser neu anfertigen.

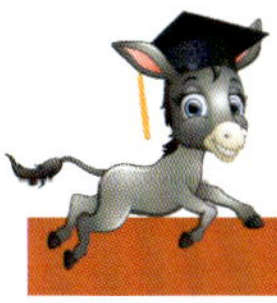

Raus aus der Falle / Für Therapeuten

Auf einer Fortbildung zum zahnärztlichen Arbeitsschutz wurde empfohlen, die Augen mit einer Schutzbrille und zusätzlich mit einem Visier zu schützen. Sollte dennoch Flusssäure in ein Auge gelangen, dann gelte es, umgehend die Notrufnummer 112 anzurufen und die Augenverletzung zu melden. Die verletzte Person müsse sich seitlich hinlegen, sodass sich das betroffene Auge in Bodennähe befindet. Dann solle es möglichst zeitnah mit viel Wasser gespült werden. Das Wasser dazu kann beispielsweise direkt aus der zahnärztlichen Behandlungseinheit kommen oder in Bechern abgefüllt werden. Dabei kann es nötig sein, das Auge mit den Fingern zu öffnen, was durchaus schmerzhaft ist.[24] Weitere Schutzvorkehrungen beim Umgang mit Flusssäure und Vorschläge für Therapien nach Verletzungen finden Sie in einem Artikel aus dem Jahr 2018.[25]

Wirkungen von FKW und FCKW: Nicht nur für Klimaschützer erschreckend

Ein Großteil der Flusssäure (60 Prozent) wird genutzt, um Fluorkohlenwasserstoffe (FKW) zu gewinnen. Bekannter sind die chemischen Verwandten, die Fluorchlorkohlenwasserstoffe (FCKW).

FCKW: Zerstörer unseres Lebensraums

Den Begriff „FCKW" kennt manch einer aus der Presse. Gemeint sind Fluorchlorkohlenwasserstoffe, die mit Chlor und Fluor gleich 2 Halogene enthalten. Ihre Produktion begann in den 1950er-Jahren[26], und sie wurden in großem Stil als Treibmittel in Sprühdosen, als Kühlmittel in Kühlaggregaten, als Isolierungsmaterial und Reinigungsmittel verwendet.

FCKW und das Ozonloch

Die ersten Vermutungen, dass FCKW die Ozonschicht schädigen, kamen von Frank Sherwood Rowland (1927–2012) und Mario José Milina (*1943). Durch die Entdeckung des Ozonlochs über dem Südpol konnten sie ihren Verdacht bestätigen. Die beiden Forscher erhielten als Pioniere der Ozonloch-Forschung den Nobelpreis für Chemie im Jahr 1995.[27]

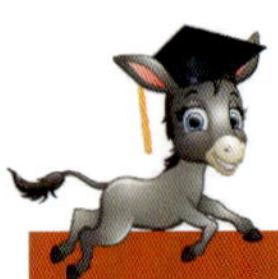

Für wissenschaftlich Interessierte

Die Gashülle unseres Planeten, die Atmosphäre, wird in drei Schichten unterteilt. Die unterste, erdnächste, ist die Troposphäre. Sie erreicht über den Tropen eine maximale Höhe von 18 Kilometern.[28] Hier entsteht unser Wetter und in diesem Bereich reisen die Flugzeuge, wobei sie die Wirkung der Jetstreams – so werden die Winde genannt, die bis zu 600 Kilometer pro Stunde erreichen – nutzen.[29] Dieser Schicht folgt die Stratosphäre sowie die

F– Halogen 98

Iono- oder Thermosphäre, in der sich die Nordlichter abspielen.[30] In der Höhe zwischen 15 und 50 Kilometern befindet sich die Stratosphäre.[31] In diesem Bereich spaltet ultraviolette Strahlung unter 242 Nanometern (UV-B-Licht) Sauerstoff (O_2). Die freien Sauerstoffatome lagern sich wieder an Sauerstoff an und es bildet sich Ozon (O_3).[32] Die Ozonschicht absorbiert die für die Lebewesen auf der Erde gefährliche UV-Strahlung. Seit 1980 beobachtet man über der Antarktis eine Ausdünnung dieses Schutzschildes.[33]

Als ursächlich dafür gilt unter anderem das vom Menschen produzierte FCKW. Es steigt bis in die Stratosphäre auf, wo es durch die solare Ultraviolettstrahlung zerschlagen wird. Dieser Prozess setzt ein Chloratom frei, das dem Ozon ein Sauerstoffmolekül entreißt und eine Kettenreaktion in Gang setzt. Demnach kann ein einziges freigesetztes Chloratom bis zu 100 000 Ozonmoleküle zerstören.[34]

Chlor und Fluor sind beides Halogene, wobei Fluor aggressiver agiert. Welche Wirkung nun das Fluoratom auf die Ozonschicht hat, ging aus den mir zur Verfügung stehenden Quellen nicht hervor. Über kompetente Antworten freuen wir (der Verlag und ich, siehe Seite 272) uns. Dies ermöglicht uns, dieses Thema in der Zukunft genauer darzustellen.

FCKW: Trotz des Verbots wieder aktuell

Aufgrund der Gefahr für die Ozonschicht beschloss man im Montreal-Protokoll von 1987,[35] das 1989 in Kraft getreten ist, die industrielle Produktion von FCKW zu stoppen. Danach war zu beobachten, dass sich das Ozonloch wieder verkleinerte.[36] Man hoffte, dass es sich bis zum Jahr 2070 schließen würde.[37] Messungen aus dem Jahr 2015 zeigten jedoch, dass das Ozonloch sich wieder vergrößerte.[38] Wissenschaftler gingen auf die Suche nach der Ursache. Mitte Mai 2018 enthüllten Forscher der NOAA (*National Oceanic and Atmospheric Administration*), dass es auf der Nordhalbkugel Fabriken gibt, die wieder CFC-11 – ein FCKW – freisetzen.[39] Die Ergebnisse sind in der renommierten Zeitschrift

Nature publiziert.[40] Im Juni 2018 fanden Journalisten der *New York Times* heraus, dass chinesische Firmen daran beteiligt waren, die Polyurethanschaum-Isolierungen für Gebäude und Kühlschränke produzierten.[41] Somit konnte man von den jährlich noch rund 11 000 Tonnen freigesetzten FCKW immerhin 7000 Tonnen zuordnen.[42]

FCKW und ihr dramatisches Erderwärmungspotenzial

Neben der Rolle, die FCKW bei der Entstehung des Ozonlochs spielen, sind sie auch an der Erhöhung der Temperatur der Erdoberfläche, dem sogenannten Treibhauseffekt, beteiligt. Etwa 10 Prozent der globalen Erwärmung geht von den Fluorchlorkohlenwasserstoffen aus, die damit für den drittgrößten Beitrag zur Erderwärmung verantwortlich sind.[43]

Um die Gefährlichkeit dieses Stoffes zu verdeutlichen, hier ein Vergleich: Als der derzeit bekannteste Verursacher des Treibhauseffektes gilt das CO_2. Wenn ein Kohlendioxid-Molekül ein Erwärmungspotenzial von 1 hat, so bringt es ein Teil FCKW auf 14 400.[44]

Die hochgefährlichen FCKW-Ersatzstoffe

Für viele Menschen ist China und teilweise auch die Ozonproblematik weit entfernt. Doch wer macht sich Gedanken darüber, womit FCKW – auch in Europa – ersetzt wurden? Wie gefährlich sind die neuen Stoffe? In der Kühltechnik nutzt man nun FKW.[45] Weitere Ersatzstoffe sind Tetrafluorethan oder Schwefelhexafluorid, das auch als Isolator für Leitungsschutzschalter und zur Verhinderung der Oxidation von geschmolzenem Magnesium dient.[46] Diese enthalten ebenfalls das Element Fluor. Sie schädigen zwar nicht die Ozonschicht wie die FCKW, aber sie tragen zur Erderwärmung bei. Auch hier wieder ein Vergleich mit CO_2: Wenn CO_2 ein globales Erwärmungspotenzial von 1 hat, dann bringt es Tetrafluorethan auf 1430, Fluorkohlenwasserstoffe auf bis zu 14 800 und Schwefelhexafluorid (SF_6) auf 22 800.[47] SF_6 begünstigt somit den Treibhauseffekt wesentlich stärker als FCKW.

Globales Erwärmungspotenzial für 100 Jahre

Treibhausgas[48]	Globales Erwärmungspotenzial für einen Zeitraum von 100 Jahren
CO_2: Kohlendioxid	1
R-134a, HFC-134a: Tetrafluorethan	1430
FCKW: Fluorchlorkohlenwasserstoffe	14 400
FKW/HFKW: Fluorkohlenwasserstoffe	14 800
SF_6: Schwefelhexafluorid	22 800

Um dem Erderwärmungspotenzial der in der Tabelle angeführten Stoffe etwas Ungefährlicheres entgegenzusetzen, wurden Fluorolefinwasserstoffe (HFO) entwickelt, die angeblich kein merkliches Erderwärmungspotenzial haben. Wie hoch dieses tatsächlich ist und welche sonstigen Auswirkungen sie auf die Umwelt und den Menschen haben, wird wohl erst die Zukunft zeigen.[49]

Fluoride in Getränken und Lebensmitteln

Bereits heute sind unsere Lebensmittel auf vielfältige Weise mit Fluorverbindungen belastet. Seit jeher gibt es natürliche Fluoridquellen auf der Welt, die gesundheitsschädigend für Erdenbewohner sind. Darüber hinaus verseuchen Menschen sogar absichtlich oder unabsichtlich ihre Nahrungsmittel mit diesen toxischen Verbindungen.

Knochen 73
Zahnfluorose 55

Kalzium 86
Kurkuma 223
Magnesium 168
Tamarindenfrucht 136
Vitamin D 88
Vitamin K_2 86
Zahncreme 68

Selbst Mutter Erde mauert die gefährlichen Fluoride ein

Wie im Kleinen, so im Großen – so lautet ein altbekannter Satz, und er gilt auch für die Fluorverbindungen: Der menschliche Körper verbirgt Fluor-Ionen in seinen Hartsubstanzen, also in

Zähnen und Knochen. Auch die Erde mauert diese gefährlichen „Radikalisten" in ihrer Hartsubstanz ein. Die 85 Millionen Tonnen schwere Erdkruste[50] besteht zu 0,06 bis 0,09 Prozent aus Fluoriden.[51] Ein Viertel der natürlich vorkommenden Fluoride finden sich in Afghanistan, China, Indien und Japan.[52] In Gebieten mit natürlich vorkommender starker Fluoridbelastung tritt auch das Krankheitsbild der Fluorose vermehrt auf. Fluorose gibt es also in Entwicklungs- und Industrieländer gleichermaßen: in Ägypten, Algerien, Argentinien, Australien, China, den Golfstaaten, Indien, Iran, Irak, Japan, Jordanien, Kanada, Kenia, Libyen, Marokko, Neuseeland, Saudi-Arabien, Sri Lanka, Südafrika, Syrien, Tansania, Thailand, Türkei und den USA.[53]

Natürliche Freisetzung von Fluoriden

„Fluoride sind Umweltschadstoffe, die den meisten Schaden verursachen."
Abbas[54]

Fluoride werden durch Feuer (Vulkanausbrüche), Wasser und Luft in die Umwelt freigesetzt. Daher finden sie sich nicht nur in der 1200 Kilometer dicken Erdkruste (Lithosphäre),[55] sondern auch in der Atmosphäre, also in der Gashülle unseres Planeten,[56] der Hydrosphäre, also dem Wasser der Erde[57] und der Biosphäre, der Gesamtheit aller Lebewesen auf der Erde.[58]

Die Fluoridkonzentrationen in der Erde, im Gestein, in Pflanzen, Tieren und im Wasser sind unterschiedlich.[59] Frischwasser enthält etwa 0,01 bis 0,3 ppm Fluorid. Höhere Konzentrationen finden sich in der Nähe von heißen Quellen vulkanischen Ursprungs.[60] In Gegenden mit Vulkangestein kann das Trinkwasser 5 Milligramm pro Liter, teilweise sogar bis zu 40 Milligramm pro Liter enthalten.[61] In Regionen, wo das Grundwasser hohe Fluoridkonzentrationen aufweist, zeigen Menschen und Tiere oft Symptome einer chronischen Fluoridvergiftung.[62]

Wasser 110
Filter 115
Mineralwässer 116

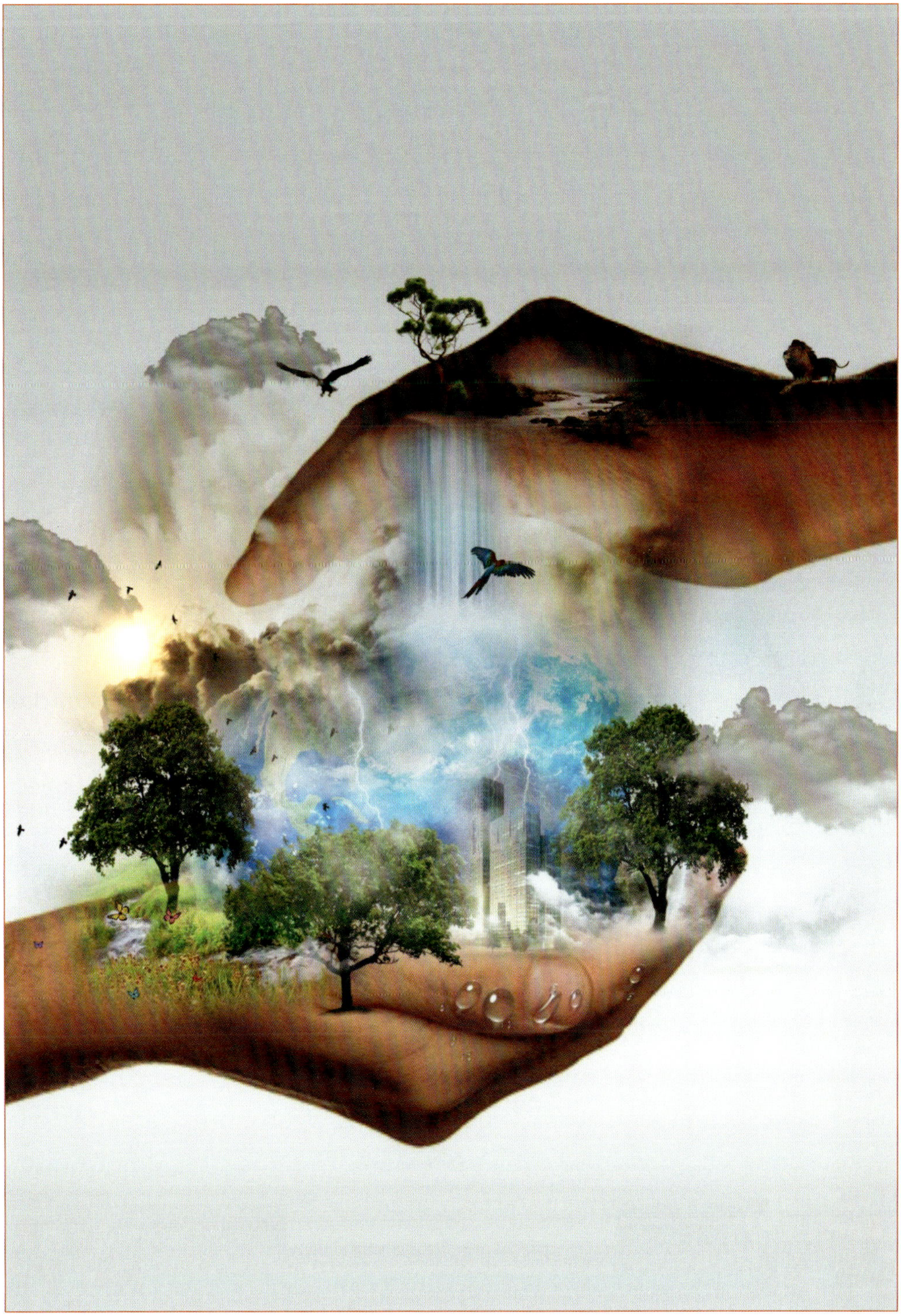

Tiere: Verfärbte Zähne, plötzliche Knochenbrüche und sogar Tod als Folge von Fluoridvergiftungen

„Fluorid ist weltweit für mehr gesundheitliche Schäden bei Nutztieren verantwortlich als jeder andere Schadstoff."
U.S. Department of Agriculture[63]

Im Jahr 1937 wurden erstmals akute und chronische Fluorosen bei Tieren beschrieben. Sie traten nach Vulkanausbrüchen in Island auf.[64] Heute weiß man, dass Fluoriddosen über 100 Mikrogramm pro Gramm (entspricht 0,1 Milligramm pro Kilogramm) Körpergewicht für die meisten Säugetiere tödlich sind.[65]

Vorsicht Falle! Fluoridvergiftungen können auch für Tiere tödlich enden.

In Teilen von Afrika, Australien und Indien enthält das Grundwasser hohe Konzentrationen an Fluoriden, die sich in Pflanzen ansammeln. Diese können nachweislich bei grasenden Tieren eine Fluorose auslösen.[66] Bei jungen Tieren beeinflussen Fluorverbindungen die Zahnentwicklung. Wie beim Menschen kommt es zu Schmelzveränderungen.[67] Außerdem können ein niedriges Geburtsgewicht, Skelettveränderungen, Lahmheit, eine verringerte Flüssigkeits- und Nahrungsaufnahme sowie eine reduzierte Milchproduktion bei Muttertieren die Folge sein.[68]

Schafe haben meist eine höhere Toleranz gegenüber Fluoriden als Kühe.[69] Doch auch sie leiden unter Fluorverbindungen. In der Kalahari-Wüste kam es bei den Nutztieren sehr häufig zu Frakturen der langen Knochen, ohne dass ein äußeres Trauma dafür verantwortlich gewesen wäre. Die Forscher gingen dem nach und untersuchten etwa gleichaltrige Schafe, die in unterschiedlichen Gegenden Afrikas lebten. Dabei verglichen sie unter anderem die Fluoridwerte im Blut und Urin sowie im

geringes Geburtsgewicht 234
Knochen 73
Knochenbrüche 77
Wasser 110
Zähne 28

Filter 115
Kalzium 86
Kurkuma 223
Magnesium 168
Mineralwässer 116
Tamarindenfrucht 136
Vitamin D 88
Vitamin K_2 86
Zahncreme 68

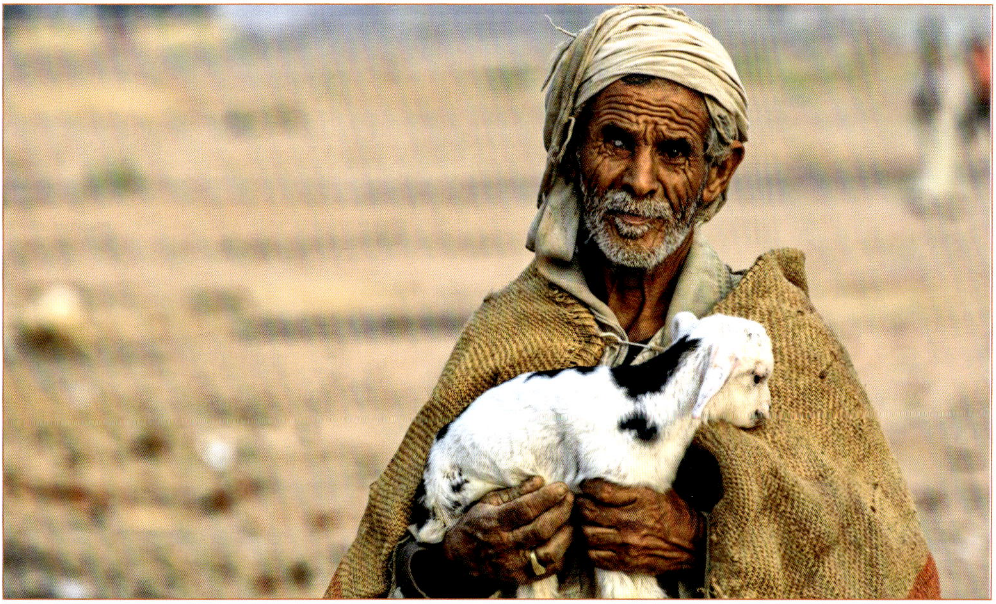

Grundwasser. Die Ergebnisse: Tiere, die in belasteten Gegenden lebten, wiesen erhöhte Fluoridwerte und somit auch eine Fluorose auf. Das Gleiche galt auch für die dort lebenden Menschen.[70]

Aus der Literatur ist bekannt, dass Rinder, die fluorbelastete Pflanzen verzehren, einen plötzlichen Tod erleiden können.[71] Forscher untersuchten die Fälle und wiesen in den Pflanzen und den Kadavern Natriumfluoracetat nach.[72]

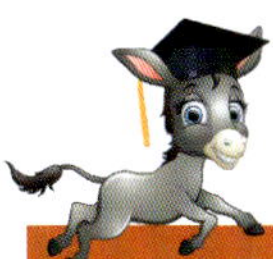

Für wissenschaftlich Interessierte

Natriumfluoracetat stört den Tricarboxylsäure-Zyklus. Dabei wird es zuerst in Fluorzitrat umgewandelt, das die Enzyme Aconitase und Succinat-Dehydrogenase hemmt. Diese sind Biokatalysatoren im Zitrat- oder Zitronensäurezyklus, über den der Körper seine Energie erhält. Daraufhin kommt es zu einer Anhäufung von Zitraten im Gewebe und Plasma der Tiere, die danach einen Energieverlust und schließlich den Tod erleiden.[73]

Zahnfluorose 55
Zitratzyklus 162

Raus aus der Fluoracetat-Falle! Forscher suchten nach Mikroorganismen, die Fluoracetat im Boden abbauen. Sie fanden: *Acinetobacter, Arthrobacter, Aureobacterium, Bacillus, Pseudomonas, Weeksella* und *Streptomycen* sowie vier Pilzarten: *Aspergillus, Cryptococcus, Fusarium* und *Penicillium*.[74] Spannend in diesem Zusammenhang ist, dass manche dieser Erreger auch im menschlichen Organismus zu finden sind (siehe Tabelle Seite 224 ff. in meinem Buch *Heilende Mundspülungen*). Hier kennt man sie jedoch eher im Zusammenhang mit Erkrankungen. Um diese Erreger zu beseitigen, wäre es wichtig herauszufinden, welches „Futter" (Gifte) sie im menschlichen Organismus nutzen. Mit diesem Wissen könnte man den ungebetenen Gästen die Nahrungsgrundlage entziehen und sie dadurch aus dem Körper befördern. Dies ist für Forscher, Mediziner und Therapeuten in den nächsten Jahren eine spannende Aufgabe.

Ursprung eines der größten Verbrechen an der Menschheit: Die Trinkwasserfluoridierung

Bedingt durch seine hohe Reaktivität ist Fluorid Giftmüll. Eine Entsorgung ist kostspielig. So suchte die Firma *Alcoa*, ein Aluminiumproduzent, der große Mengen Fluoridverbindungen zu entsorgen hatte, nach günstigen Möglichkeiten, ihren giftigen Abfall loszuwerden. In den 1930er-Jahren war bereits bekannt, dass eine hohe Zufuhr an Fluoriden zu Zahnverfärbungen führt. Forscher der Firma *Alcoa* verkündeten, dass die betroffenen Zähne resistenter gegenüber Säureangriffen seien und Fluoride in einer Konzentration von 1 ppm im Trinkwasser zu einem Rückgang von Karieserkrankungen führen würden. Der damalige Berater für Alcoa war Edward Bernays (1891–1995), der Neffe von Sigmund Freud. Seine Arbeit und sein Wirken in Bezug auf die Trinkwasserfluoridierung wurden bereits näher dargestellt (siehe Seite 9 und Seite 64). Ihm ist es zu verdanken, dass offiziell die erste Trinkwasserfluoridierung 1945 in den USA stattfand. Damals empfahl die

Zähne 28
Zahnfluorose 55
Filter 115
Mineralwässer 116

WHO diese Maßnahme zur - angeblichen - Verbesserung der Mundgesundheit.[75] Im Jahr 1992 kam Gibsen zu dem Schluss: „Alle in letzter Zeit veröffentlichten Langzeitstudien zeigten, dass Fluoridierungsprogramme einen minimalen Vorteil für die Zähne bringen. Auf der anderen Seite führt die chronische Zufuhr von Fluoriden in Konzentrationen von 1 ppm zu gesundheitlichen Langzeiteffekten für ganze Bevölkerungsgruppen."[76]

Trotz dieser wissenschaftlichen Erkenntnisse konsumierten im Jahr 2012 weltweit 435 Millionen Menschen (ungefähr 5,4 Prozent der globalen Population) fluoridiertes Wasser, das entweder aus natürlichen Quellen (im Fall von 57 Millionen Menschen) stammte oder gezielt mit Fluoriden versetzt wurde (im Fall von 378 Millionen Menschen). Zu den betroffenen Nationen gehören Argentinien, Australien, Brasilien, Kanada, Neuseeland, Südkorea und die USA.[77] In Europa sind es im Jahr 2018 noch Irland (100 Prozent), Spanien (10 Prozent) und Großbritannien (11 Prozent). Die anderen europäischen Staaten verzichten auf eine Trinkwasserfluoridierung.

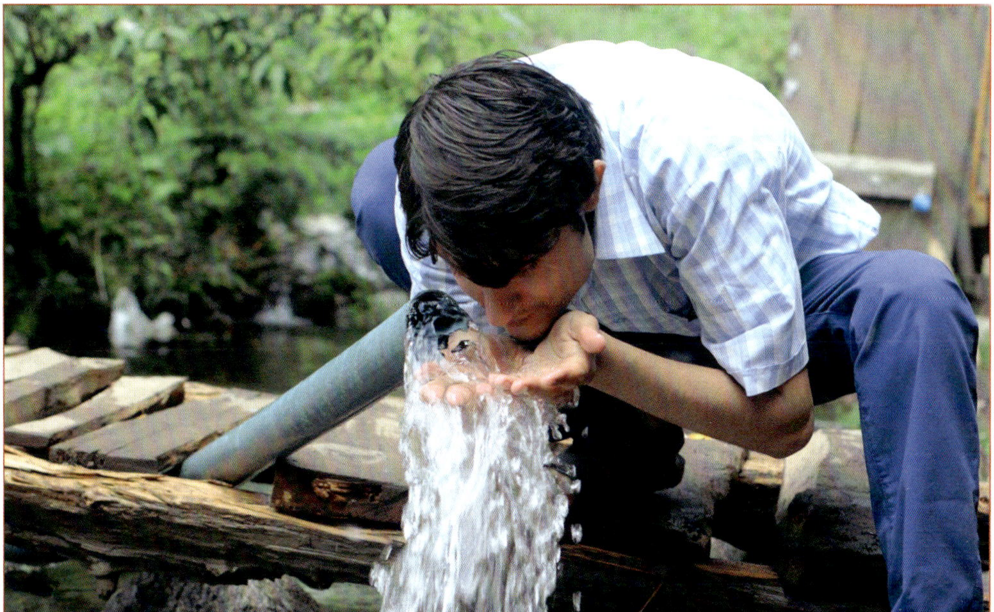

Vorsicht Falle! Weder am Geruch noch am Geschmack kann man erkennen, ob Wasser fluoridiert ist oder nicht.[78]

10-Punkte-Liste gegen Trinkwasserfluoridierung

Die Gegner der Wasserfluoridierung nehmen weltweit zu. Einige Argumente, weshalb eine Fluoridierung des Trinkwassers abwegig ist, finden Sie in der folgenden Liste:

1. Laut einem *Cochrane-Review*-Artikel* aus dem Jahr 2015 gibt es keine Studien, die wissenschaftlichen Prüfkriterien genügen und einen Effekt der Trinkwasserfluoridierung auf Karies zeigen konnten.[79] Anders ausgedrückt: Es gibt keine einzige hochkarätige Studie, die den vorgeblichen Nutzen der Trinkwasserfluoridierung, nämlich eine Verbesserung der Mundgesundheit, stichhaltig belegt. Wasser, das die Menschen zum Leben brauchen, wird mit einem Giftstoff verseucht, obwohl die wissenschaftliche Rechtfertigung dafür äußerst fragwürdig ist.
2. 12 Millionen Tonnen (etwa 14 Prozent) der Erdkrustenfluoride befinden sich in Indien.[80] Hier ist ein großer Teil des Wassers auf natürliche Weise fluoridiert. Die Folgen: Laut Angaben aus dem Jahr 2018 leiden etwa 62 Millionen Inder an einer Fluorose.[81] Interessanterweise haben Inder jeden Alters *vermehrt* Karies und darüber hinaus gelbe Zähne und verdrehte Gliedmaßen.[82] Auch Zahnlosigkeit ist oft anzutreffen.[83]
3. Um die Krankenhausbetten in betroffenen Gebieten nicht dauerhaft mit Menschen belegt zu haben, die an den Folgen einer Fluoridbelastung leiden, versucht man in Indien, Fluoride aus dem Grundwasser zu entfernen.[84]

Karies 32
Zahnfluorose 55

Filter 115
Ölziehen 70
Mineralwässer 116
Zahncreme 68

* Die *Cochrane Collaboration* ist ein internationales Netzwerk von Wissenschaftlern (auch Ärzten), die auf Non-profit-Basis wissenschaftliche Daten aus Untersuchungen mit hohem Evidenzgrad zusammenfasst. Das Ziel: die beste zur Verfügung stehende Evidenz für diagnostische und therapeutische Entscheidungen zur Verfügung stellen. Dies geschieht in Form einer Übersichtsarbeit, dem Review.

4. In China führte man im Jahr 1965 die Trinkwasserfluoridierung ein. 1983 stoppte man die Maßnahme, nachdem es zu endemischen (örtlich begrenzt auftretenden) Fluorose-Fällen gekommen war.[85] Darüber hinaus stellte man fest, dass die höchsten Raten an Hüftfrakturen in den Gegenden auftraten, wo Bewohner den höchsten Fluoridkonzentrationen ausgesetzt waren.[86]
5. Zahlreiche Studien an Tieren und Menschen zeigten, dass Fluoride giftig sind für die Nerven [87] und die Nieren.[88] Bereits niedrige Konzentrationen von 0,3 ppm beeinflussen die Schilddrüsenfunktion,[89] das Knochensystem[90] und die Fortpflanzung.[91]
6. Fluoride können die Giftwirkung von anderen Wasserinhaltsstoffen wie Aluminium verstärken.
7. Länder, die Trinkwasser fluoridieren (siehe Seite 111), verwenden nicht immer pharmazeutisch reines Natriumfluorid , sondern Fluoride aus der Phosphatindustrie. Diese sind mit Metallen wie Arsen, Blei, Kadmium und Silicofluoriden (Silizium ist ein Halbmetall)[92] verunreinigt.[93] Sowohl im Wasser wie im Boden mobilisieren die „Radikalisten" Schwermetalle. In einem Artikel aus dem Jahr 2004 mahnt Bryson: „Fluoride bilden in tonigen und lehmigen Böden mit Aluminium und Schwermetallen lösliche Komplexe. Dadurch werden Schwermetalle in fluorbelasteten Böden vermehrt mobilisiert und die Belastung der Nahrungspflanzen nimmt zu. Fluorverbindungen und Schwermetalle verstärken sich in ihrer Giftwirkung."[94]
8. Fluoride sind kumulative Gifte, sprich sie reichern sich im Körper an. Die Fluoridierung des Trinkwassers erhöht die bereits bestehende Fluoridbelastung aus anderen Quellen: fluoridierten Mundpflegeprodukten, mechanisch von Knochen befreitem Fleisch,[95] Pestizidrückständen in der Nahrung,[96] Tee, Medikamenten.

Aluminium 123
Fortpflanzung 231
Medikamente 260
Natriumfluorid 131
Nerven 195
Nieren 212
Schilddrüse 200
Schwermetalle 43
Tee 117
Zahnfluorose 55

Filter 115
Kurkuma 223
Mineralwässer 116
Ölziehen 70
Zahncreme 68

9. Fluoridiertes Trinkwasser macht es schwierig, die Einnahmedosis von Fluoriden zu kontrollieren, da Menschen unterschiedliche Mengen an Wasser konsumieren: Athleten und Schwerstarbeiter, die viel schwitzen, und manche chronisch Kranke (z. B. Diabetiker) trinken oftmals mehr Wasser als andere Leute.[97] Unabhängig von Alter, gesundheitlicher Verfassung und Medikamenteneinnahme ist jeder von den Fluoriden im Trinkwasser gleich betroffen.[98] Kinder nehmen genauso viele Fluoride auf wie Erwachsene, Nierenkranke werden gleich wie Gesunde belastet. Der schwedische Nobelpreisträger für Medizin und Gegner der Trinkwasserfluoridierung, Arvid Carlsson (1923–2018), schreibt dazu: „Die Zugabe von Fluoriden zum Leitungswasser widerspricht grundlegenden Prinzipien der Pharmakologie. Menschen reagieren enorm unterschiedlich auf Drogen und Medikamente. Wird eine pharmakologisch aktive Substanz dem Leitungswasser in genauer Dosierung zugefügt, so werden die Menschen ganz unterschiedlich darauf reagieren. Außerdem werden sie unterschiedliche Mengen Wasser trinken und demzufolge unterschiedliche Dosen dieses Medikaments aufnehmen."[99]
10. Egal in welcher Form Fluoride zum Einsatz kommen, sie verseuchen die Natur. Wie und ob man die Umweltbelastung durch dieses Gift rückgängig machen kann, ist fraglich.

Fazit

F⁻
Diabetes 203
Nieren 212
Wasser 110

Filter 115
Kurkuma 223
Mineralwässer 116

In früheren Jahrhunderten wurde für die Vergiftung von einem Brunnen die höchstmögliche Strafe verhängt: Der Täter zahlte mit seinem Leben dafür. Heute verseucht man ganze Nationen und verkauft dies als Maßnahme zur Gesundheitsvorbeugung, für die es keine randomisierten, kontrollierten Studien gibt, die valide die Effekte von Fluoridierungsmaßnahmen beweisen.[100] Im Jahr 2000 erhielt keine einzige Studie zu

Fluoriden eine Grad-A-Klassifikation von der *British Government's York Review*.[101] Die US-Behörde für Lebensmittel- und Arzneimittelüberwachung stufte **Fluoride** als eine Droge ein, die den Status hat: **ungeprüft.**[102] **Im Jahr 2012 unterschrieben weltweit 4000 Fachleute ein Memorandum, um die Wasserfluoridierung zu stoppen.**[103]

In Deutschland ist eine gezielte Trinkwasserfluoridierung verboten. Jedoch gibt es auch Gegenden wie beispielsweise die Eifel, die natürlicherweise eine hohe Fluoridkonzentration von 1 Milligramm pro Liter und mehr[104] im Grundwasser haben. Darüber hinaus wird das Wasser z. B. durch die Verwendung von fluoridierten Mundpflegeprodukten, Tee und andere Quellen belastet, denn Kläranlagen filtern diese Stoffe nicht heraus.

Raus aus der Falle! Wie hoch der Fluoridgehalt in Ihrem Leitungswasser ist, erfahren Sie von Ihrem Wasserwerk.

In der Literatur werden verschiedene Verfahrenstechniken angegeben, die dazu dienen, das Leitungswasser von Fluoriden zu befreien. Dampfdestillation (Nachteil: hohe Stromkosten) und Umkehrosmose-Geräte sollen 87 bis 93 Prozent der Fluoride eliminieren. Es gibt Membrantechniken, Nanofilter, Dialyse und Elektrodialyse, Adsorptionstechniken, Kalzium-basierte Mineralstoffe, synthetische Komponenten und Karbon-basierte Materialien.[105]

Eine Empfehlung kann ich an dieser Stelle nicht geben. Im Fall von Aluminiumfilter potenzieren sich sogar die Schädlichkeit von Fluoriden und Aluminium. Daher sind sie keine gute Lösung. Was andere Filter bewirken, wäre zu erforschen. Bei einigen Filterherstellern habe ich angefragt, ob ihre Produkte in der Lage seien, Fluoridbelastungen des Wassers zu reduzieren, habe jedoch keine Ergebnisse bekommen. Wir werden versuchen solche Untersuchungsergebnisse in künftigen Auflage des Buches zu veröffentlichen.

Mineralwässer mit niedrigem Fluoridgehalt

Mineralwasser	Fluorid	Chlorid	Jodid	Hydrogencarbonat	Kalzium	Kieselsäure	Magnesium	Natrium
	- Gehalt in mg/l -							
Odenwälder Heilquelle[a]	0,02	3,20	0,0300	20,00	7,50	12,40	1,00	2,00
Bad Pyrmonter[b]	weniger als 0,05	10,60	0,0010	155,00	54,00	14,40	25,60	5,00
Black Forest[c]	weniger als 0,05	0,80	0,0010	30,50	6,70	4,49	2,60	1,10
Wiesentaler Mineralbrunnen still[d]	0,05	72,00	0,0050	483,00	186,00	22,00	36,80	17,00
St. Leonhards[e]	0,06	14,40	0,0010	404,00	93,00	15,80	26,00	7,50
Extaler Mineralquell[f]	0,06	14,00	weniger als 0,0050	262,00	378,00	0,30	62,50	10,80
Appenzeller still[g]	0,08	6,50	0,010	413,00	106,00	12,10	16,90	3,90
Mozartquelle[h]	0,08	weniger als 1,00	0,0040	270,00	43,00	18,60	22,00	11,90
Rappenquelle[i]	0,08	1,60	0,0300	233,00	43,00	27,20	21,00	7,30
Jesuitenquelle still[j]	0,09	6,20	0,0067	403,00	96,00	14,80	37,00	2,20

[a] *www.odenwaldquelle.de*
[b] *www.vilsa.de*
[c] *www.blackforest-still.de*
[d] *www.wiesentaler.net/*
[e] *www.st-leonhards-quellen.de*
[f] *www.extaler.de, www.riha.de*
[g] *https://unternehmen.goba-welt.ch*
[h] *www.mozartquelle.de*
[i] *www.rapp.de*
[j] *www.jesuitenquelle.de*

Und wie sieht es aus bei Mineralwasser …

Die Gefahr der Aufnahme von Fluoriden geht nicht nur von Leitungswasser aus, sondern auch von Mineralwässern, die in Flaschen verkauft werden.

Vorsicht Falle! Liegt der Gehalt an Fluoriden unter 1,5 Milligramm pro Liter), müssen sie auf der Flasche nicht angegeben werden (*Apollinaris*: 0,7 Milligramm pro Liter), *Selters*: 1,0 Milligramm pro Liter).[106] Liegt der Wert darüber, ist der Hersteller verpflichtet, den Hinweis zu bringen: „Für Säuglinge und Kinder unter 7 Jahren nicht zum regelmäßigen Verzehr geeignet."[107] (*Christinen Brunnen*: 3,5 Milligramm pro Liter, Überkinger: 2,9 Milligramm pro Liter)[108] Sogenannte „Heilwässer" bringen es teilweise sogar auf 19 Milligramm pro Liter. Ihr Konsum kann auf Dauer massive gesundheitliche Konsequenzen haben.[109] ■

Raus aus der Falle! Links in der Tabelle finden Sie einige Mineralwässern die einen niedrigen Fluoridgehalt haben. ■

… und Tee?

Seit den 1930er-Jahren ist bekannt, dass die Teepflanze (*Camellia sinensis*) ein Hyperakkumulator von Fluoriden ist.[110] Diese Pflanze kann Fluoridkonzentrationen von 100 ppm aufweisen.[111] Bekannter ist der daraus gewonnene Tee. Je nach Fermentierung ist dies: grüner (nicht fermentierter), weißer oder Oolong- (semifermentierter) oder schwarzer (fermentierter) Tee. Teepflanzen nehmen Fluoride aus der Luft und aus der Erde auf und reichern sie insbesondere in den Blättern an.[112] Während des Aufgießens wird ein Großteil der Fluoride freigesetzt. Da Fluoride löslich sind, werden sie leicht über den Magen-Darm-Trakt resorbiert. Die Bioverfügbarkeit von Fluoriden aus Tee liegt bei fast 100 Prozent.[113] Diese Rate ist vergleichbar mit der Aufnahme von Fluoriden durch fluo-

Magen-Darm-Trakt 209

ridiertes Wasser.[114] So steigert der Teekonsum die Fluoridbelastung massiv.[115]

1 Tasse schwarzer Tee kann etwa 1,4 mg Fluorid enthalten.[116] Neben Fluorid steckt auch viel Aluminium in Tee, wodurch sich die Giftwirkung noch potenziert.

Milchfluoridierung

In den frühen 1950er-Jahren begann man damit, Milch als Träger zu nutzen, um Fluoride zuzuführen. Japan, die Schweiz und die USA führte dieses Programm fast zur gleichen Zeit ein.[117] Obgleich die WHO bekannt gab, dass Karies keine Fluoridmangelerkrankung ist, unterstützt sie dieses Vorgehen, das mittlerweile in 15 Ländern etabliert ist und Einzug in Kindergärten und Schulen gehalten hat.[118] Derzeit erhält mehr als eine halbe Million Kinder weltweit fluoridierte Milch.[119] Und das, obgleich publiziert ist, dass Milchfluoridierung weniger effektiv ist als Wasserfluoridierung. Es bilden sich unlösliche Komplexe, die – Gott sei Dank! – die Aufnahme im menschlichen Körper erschweren.[120] Dass die Wasserfluoridierung nicht funktioniert, wurde bereits deutlich dargestellt. Kein Wunder also, dass es keine wissenschaftlichen Untersuchungen gibt, die einen kariesprotektiven Effekt durch fluoridierte Milch belegen konnten.[121]

Salzfluoridierung

Aluminium 123
Aluminiumfluorid 237
Karies 32
Tee 117
Wasser 110

Filter 115
Ölziehen 70
Mineralwässer 116
Salz 120
Zahncreme 68

Im Jahr 1955 wurde in der Schweiz die Fluoridierung von Salz eingeführt.[122] In der Zeit von 1980 bis 1982 gab es von der WHO die Zustimmung, Salz für den menschlichen Verzehr zu fluoridieren.[123] Aktuell nutzen etwa 300 Millionen Menschen weltweit fluoridiertes Salz. 200 Millionen davon leben in Lateinamerika (Chile, Brasilien und Panama) und 70 bis 80 Millionen in Europa:[124] Deutschland, Frankreich, Österreich, Rumänien, Schweiz, Slowakei, Spanien und Tschechische Republik. Die stärkste Salzfluoridierung erfolgt in Costa Rica, Jamaika und in der Schweiz im

Kanton Waadt.[125] Nach Untersuchungen sind weltweit 30 bis 85 Prozent der im Handel erhältlichen Salze fluoridiert.[126] In Deutschland liegt der Marktanteil bei 66 Prozent. Da der Konsum von Salz in den letzten Jahren abnahm, hat man die Fluoridkonzentration von 250 ppm im Jahre 2014 auf 310 ppm erhöht.[127]

Der Einsatz von fluoridiertem Salz in Bäckereien, Großküchen und Schulen[128] ist in Deutschland im Gegensatz zur Schweiz verboten.[129]

Forscher warnen davor, dass diese Zufuhr mehr als fragwürdig ist, zumal es keine randomisierten* Untersuchungen gibt, die die Effektivität beweisen.[130] Anders ausgedrückt: Sie haben keinen Nutzen davon, schaden aber Ihrer Gesundheit, wenn Sie fluoridiertes Salz verwenden.

Vorsicht Falle! Selbst Kristallsalz, wie z. B. das Himalaja-Salz, enthält Fluoride. Aus der Tabelle lässt sich ersehen, dass damit ähnlich hohe Fluoridwerte wie mit fluoridiertem Salz erreicht werden können. Der Fluoridgehalt von Meersalz ist vergleichsweise niedrig.[131] Jedoch ist es häufig mit Schwermetallen, Plastik und anderen Umweltgiften belastet.

Fluoridgehalt verschiedener Salzarten

Salzart[132]	Meersalz	Kristallsalz	Fluorsalz bis 2014	Fluorsalz seit 2014
Fluorgehalt mg/g	0,035 mg/g	0,23 mg/g	0,25 mg/g	0,31 mg/g
Täglicher Salzkonsum	Fluoridzufuhr in mg/Tag			
6 g	0,21	1,38	1,50	1,86
10 g	0,35	2,30	2,50	3,10
12 g	0,42	2,76	3,00	3,75
15 g	0,53	3,45	3,75	4,65
20 g	0,70	4,60	5,00	6,20

* Eine zufällige Auswahl treffende

Schwermetalle 43

Raus aus der Falle! Ein Salz, das kaum Fluoride enthält, ist Luisenhaller Tiefensalz. Man gewinnt es in 460 Metern Tiefe. Hier befindet sich eine Natursole (Fluoridgehalt weniger als 0,02 Milligramm pro Liter[133], das sind etwa 0,00002 Milligramm pro Gramm), die sich vor 250 Millionen Jahren aus Ablagerungen von Meerwasser gebildet hat. Somit entstammt es einem Urmeer und ist nicht von der heutigen Umweltverschmutzung betroffen. Feinschmecker lieben seine einzigartige Würze. Therapeutisch sind seine Mineralstoffe und Spurenelemente interessant, da sie die Gesundheit fördern.

Info

Salz – Heilmittel oder Gift? Die Zusammensetzung macht´s!

In früheren Zeiten war Salz kostbarer als Gold. Römische Legionäre wurden damit bezahlt. Daher stammt der englische Begriff „salary" für ein Monatsgehalt. Durch ganz Europa führten Salzstraßen. Viele Städtenamen erinnern noch heute an die Salzgewinnung, etwa Bad Salzuflen, Salzburg oder Salzgitter. Das keltische Wort für „Salz" ist *hall*. Bekannte Städtenamen sind: Bad Reichenhall, Hallein und Friedrichshall.[134]

Während das natürliche Salz aus zahlreichen wichtigen Spurenelementen und essenziellen Mineralstoffen besteht, beinhaltet raffiniertes Tafelsalz hauptsächlich Natriumchlorid, also nur noch zwei Elemente. Seit einigen Jahren setzt man diesem Industrieprodukt noch andere Halogene (Salzbildner) wie Jod und Fluor in Form von Jodid, Jodat und Fluoriden zu. Diese begünstigen beispielsweise im Magen die Nitrosaminbildung. Nitrosamine wiederum zählen zu den aggressivsten Krebsauslösern.

Halogen 98
Krebs 204
Magen-Darm-Trakt 209

Darüber hinaus finden sich im Tafelsalz Zusatzstoffe, die nicht immer deklarierungspflichtig sind und die Streu- und Rieselfähig-

Magnesium 168
Kurkuma 223
Traubenkernextrakt 247
Vitamin D 88

keit optimieren. Dazu zählt unter anderem Aluminiumhydroxid.[135] Inwieweit dieses beispielsweise mit Fluoriden das hochaggressive Aluminiumfluorid bildet, sollte meines Erachtens vor einer solchen Verwendung geklärt sein. Untersuchungen dazu liegen mir derzeit nicht vor. Ein jeder kann jedoch ab sofort solche Gifte meiden.

Zwar ist ein möglichst kompletter Verzicht auf Tafelsalz (hauptsächlich Natriumchlorid) ratsam, auf der anderen Seite braucht der Körper Natriumchlorid. Ein *Cochrane Review* aus dem Jahr 2011 verdeutlichte, dass ein niedriger Natriumkonsum (zwischen 2000 und 3000 Milligramm am Tag) das Risiko, an Herzinsuffizienz und Herz-Kreislauf-Erkrankungen (u. a. Schlaganfall) zu sterben, um 20 Prozent erhöht. Ein verringerter Natriumkonsum senkt also das Sterblichkeitsrisiko nicht, sondern steigert es sogar.[136]

Raus aus der Falle! Reines Meersalz (z. B. *Luisenhaller Tiefensalz*, Bezugsquellen siehe Seite 267) mit seinen zahlreichen Mineralstoffen und Spurenelementen übernimmt hingegen wichtige Aufgaben im Körper:

- Während für Bluthochdruckpatienten Tafelsalz schädlich ist, kann eine Sole aus dem Urmeer den Blutdruck innerhalb von 15 Minuten senken. Andererseits erhöht eine Sole den Blutdruck bei Menschen mit niedrigem Blutdruck. Somit harmonisiert natürliches Salz den Körper.[137]
- Dieses Salz reguliert einen unregelmäßigen Herzschlag.
- Es kann Besenreißer und Krampfadern an den Beinen mindern.
- Natürliches Salz hilft dabei, überschüssige Säuren aus Gehirn- und anderen Körperzellen zu ziehen. Das ist möglich, weil Salz in Form einer Sole auch ins Gehirn vordringt.[138] Salz und seine Mineralstoffe bieten die Voraussetzung, dass wir überhaupt denken und Handlungen ausführen können.[139]

Aluminiumfluorid 237
Arteriosklerose 187
Gehirn 192
Herz 197
Knochen 73

Kalzium 86
Kurkuma 223
Magnesium 168
Tamarindenfrucht 136
Vitamin D 88
Vitamin K_2 86

- ✓ Salz gleicht den Zuckergehalt des Blutes aus, was gerade für Diabetiker wichtig ist.
- ✓ Die Mineralstoffe unterstützen den Darm dabei, Nährstoffe besser aufzunehmen.
- ✓ Natürliches Salz kann helfen, Verschleimungen (Nasennebenhöhlen, Lunge) loszuwerden. Dies ist gerade bei chronischem Schnupfen, Allergien, Asthma und Mukoviszidose wichtig.
- ✓ Es beugt durch seinen Mineralstoffgehalt Muskelkrämpfen vor.
- ✓ Es hilft dabei, dass Knochen sich natürlich und nachhaltig härten, und schützt vor Gicht und Arthritis.
- ✓ Salz ist ein natürliches Schlafmittel, wenn man es dem Badewasser zufügt. Das Bad entspannt, entgiftet und harmonisiert. Salz erhöht das sexuelle Verlangen und die Reproduktionsfähigkeit.[140]

Weitere Nahrungsmittel und Fluoride

Es wurde bereits darauf hingewiesen, dass sowohl Pflanzen als auch Tiere Fluoride in ihrem Körper ansammeln. Neben natürlichen Quellen sind vor allem Agrarchemikalien dafür verantwortlich. Natriumsilicofluorid, das als Nebenprodukt bei der Herstellung von Superphosphatdüngern entsteht, wird als Gift gegen Insekten und Nager (Ratten und Mäuse) eingesetzt.[141] Interessant in diesem Zusammenhang ist, dass nach einem Artikel aus dem Jahr 2019 in etwa 30 bis 40 Prozent der Agrarchemikalien Fluorverbindungen enthalten sind.[142,143]

F-
Allergien 183
Epiphyse/Schlaf 199
Fortpflanzung 231
Knochen 73
Muskeln 211

Kalzium 86
Kurkuma 223
Magnesium 168
Melatonin 199
Tamarindenfrucht 136
Vitamin D 88
Vitamin K_2 86

So nimmt der Mensch diese für ihn gefährlichen Stoffe über Fleisch, Fisch und Cerealien auf.[144] Höhere Konzentrationen sind in Schokolade, Supplementen für Babys, Sardinen und Früchten aus Konserven enthalten.[145]

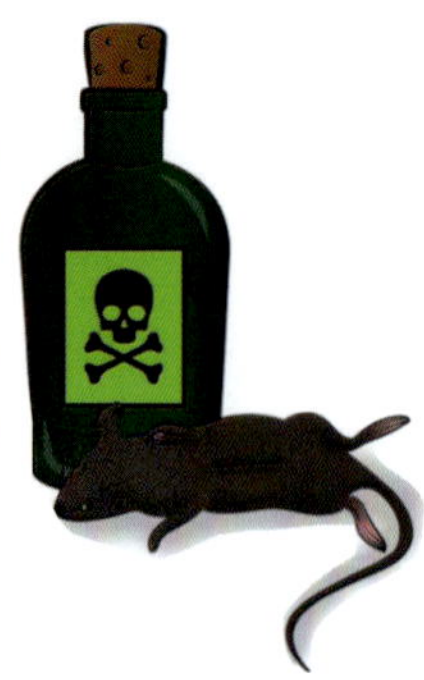

Info

Fluor und Aluminium – Eine teuflisch grausame Allianz

„Fluoride lösen Metall-Ionen aus der Konservendose. Eine besondere Gefahr geht von Aluminiumdosen aus, die mit fluoridhaltigem Bier, Cola oder Limonade abgefüllt werden."

Thomas Klein[146]

Aluminium ist das häufigste Metall in der Erdkruste und das dritthäufigste in der Biosphäre. Egal, ob es natürlichen Ursprungs ist oder von Menschen in Umlauf gebracht wird: Es hat keine biologischen oder neurochemischen Funktionen im menschlichen Körper.[147]

Aluminium ist allgegenwärtig: In Verpackungen, Kochgeschirr, Nahrungsmitteln (Backpulver, Schmelzkäse, Lebensmittelfarbe E173, Salz, Gewürzen, Kaffeeweißer, schwarzem, grünem und weißem Tee),[148] Kosmetika (z. B. Deos) und Medikamenten (z. B. Antazida, Schmerzmitteln).[149] Es findet sich in der Atmosphäre, im Boden, im Wasser und immer mehr in Pflanze und Tier.[150]

Im menschlichen Körper ist das Metall in der Lage, die Blut-Hirn-Schranke zu überwinden und sich im Gehirn anzusammeln.[151] Hier ist es an der Entstehung der beiden gefürchteten neurodegenerativen Erkrankungen Parkinson und amyotrophe Lateralsklerose (ALS) beteiligt. Bei dem zuletzt genannten Leiden liegt die Chance, die nächsten fünf Jahre nach Ausbruch der Krankheit zu überleben, bei nur 20 Prozent.[152]

In Tierstudien konnte gezeigt werden, dass bereits eine geringe Zugabe von Fluoriden die Wirkung von Aluminium anfacht: In der Folge sammelt sich mehr Aluminium im Gehirn, wo es die Strukturen schädigt.[153] Im Jahr 1997 wurde die Hypothese aufgestellt, dass sich im menschlichen Magen Fluoraluminium-Komplexe bilden, die vermehrt in den Blutstrom gelangen und dann die Blut-Hirn-Schranke überwinden und so den Boden für verschiedene neurotoxische Erkrankungen bereiten wie: *Alzheimer, amyotrophe Lateralsklerose* (ALS), *Autismus* und *Parkinson*.[154]

ALS 195
Aluminiumfluorid 237
Alzheimer 193
Blut-Hirn-Schranke 192
Gehirn 192
Magen-Darm-Trakt 209
Tee 117
Wasser 110

Cholesterin 190
Filter 115
Kurkuma 223
Magnesium 168
Mineralwässer 116
Vitamin D 88

Mittlerweile haben einige Untersuchungsarbeiten bestätigt, dass Fluoride und Aluminium gemeinsam im Gehirn Nerven zerstören insbesondere durch die Bildung von freien Radikalen.[155] Auch ist bekannt, dass diese beiden schädlichen Stoffe eine wesentliche Rolle bei der Entstehung von Alzheimer spielen.[156]

Vorsicht Falle! Aluminiumfluorid ist wesentlich giftiger als Natriumfluorid.[157] Mögliche Folgen für den Menschen sind: Anämie (Blutarmut), Gelenk- und Knochenschäden, plötzliche Knochenbrüche, Beeinträchtigung der Blut-Hirn-Schranke, Schädigung der Nerven und des Gehirns[158] Schädigung von Organen wie Herz, Milz, Leber, Dünndarm und Hormondrüsen (Nebenniere, Prostata).[159] Der Aluminiumfluorid-Komplex (AlF_3) behindert Enzyme, die das Erbgut reparieren, sowie andere, die für die Energiegewinnung in der Zelle nötig sind.[160] Daher warnt die Weltgesundheitsorganisation (WHO) davor, Defluoridierungsmaßnahmen des Wassers mittels Aluminiumfiltern vorzunehmen.[161]

Raus aus der Falle! Vermeiden Sie es, Wasser durch Aluminiumfilter laufen zu lassen, in Aluminiumgefäßen zu kochen, Fruchtsäfte in aluminiumbeschichteten Entsaftern zuzubereiten. Auch Kapselkaffee oder Früchte, Nahrungsmittel, Getränke und Essig, die viel Säure enthalten und in Aluminiumverpackungen angeboten werden, können belastet sein.[162]

Tierstudien zeigten, dass das natürlich vorkommende Resveratrol die neurotoxische Wirkung von Aluminium und Fluorid hemmt. Diese Substanz findet sich in Trauben, Heilkräutern, Erdnüssen und Beeren.[163] Als Ursache verweisen Wissenschaftler auf die antioxidativen und entzündungshemmenden Eigenschaften von Resveratrol.[164] Verschiedene Anbieter vertreiben es auch als Nahrungsergänzungsmittel. Weitere antioxidativ wirkende Lebensmittel finden Sie ab Seite 221 aufgeführt.

Fluoride in Medikamenten: Trojaner gelangen in den menschlichen Körper

Voltaire (1694–1778) soll sinngemäß Folgendes gesagt haben: „Ärzte behandeln mit Medikamenten, von denen sie wenig verstehen, Krankheiten, von denen sie nichts verstehen, Menschen, von denen sie überhaupt nichts verstehen."[165]

Etwa 25 Prozent der im Handel erhältlichen Medikamente enthalten Fluorverbindungen,[166] da diese die Bioverfügbarkeit und Wirkdauer der Wirkstoffe erhöhen. Dabei wird jedoch übersehen, dass auch die Nebenwirkungen zunehmen, die teilweise verheerend sein können.[167]

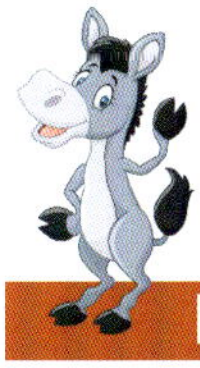

Eigene Erfahrungen

Während der Arbeit an diesem Buch berichtete mir mein Verleger Hans Nietsch von einem Beitrag, den das ZDF in der Sendung *Frontal 21* am 27. August 2019 brachte: „Nebenwirkungen von Antidepressiva: Nie wieder Sex?" Was meinen Verleger so schockierte, war, dass auch diese Mittel fluorhaltig sind. Mein Kommentar war, dass nicht nur Antidepressiva, sondern ein Viertel aller Medikamente diesen hochgefährlichen Bindungspartner nutzen.[168] Er meinte daraufhin, dass fluoridhaltige Stoffe wohl mit einem trojanischen Pferd vergleichbar seien.

Hierzu in Kürze die Schilderung über das trojanische Pferd, wie sie in der *Ilias* überliefert ist: Nach vielen vergeblichen Versuchen der Griechen, die Mauern Trojas zu überwinden und in die Stadt einzudringen, hatte Odysseus die rettende Idee: Sie bauten ein großes hölzernes

Pferd, stellten es vor die Stadtmauer und zogen ab, sodass die Trojaner glaubten, gewonnen zu haben. Ihre „Siegestrophäe“, das Pferd, brachten sie in die Stadt. Doch in dessen Innerem warteten die besten griechischen Krieger, unter ihnen Achilles, darauf, aus dem hölzernen Pferd herausklettern zu können und die Trojaner zu überrumpeln. So überwanden die Angreifer die Verteidigungsanlage und konnten Troja schließlich zerstören, zumal die Trojaner durch ausgiebiges Feiern geschwächt waren.

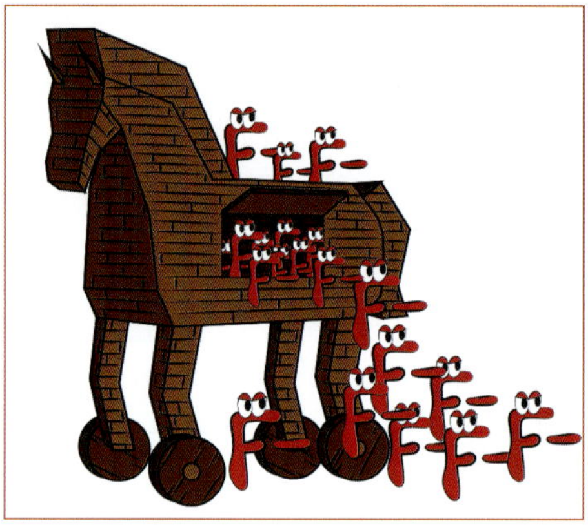

Fluorverbindungen in Medikamenten können die Verteidigungsanlagen des Körpers (z. B. Haut, Schleimhaut, Blut-Hirn-Schranke) durchdringen und die Wirkstoffe an den gewünschten Ort bringen. Daher geht es den Menschen zunächst meist besser. Doch nach den positiven Wirkungen des Medikaments treiben nun die aggressiven Fluoride innerhalb der Zellen ihr Unwesen. Mögliche Folgen sind: keinerlei Lust mehr auf Sex (siehe Seite 127), *Burn-out*, Berufsunfähigkeit (siehe Seite 128), lebensgefährliche Erkrankungen bis hin zum Tod.

Ob Medikamente, die Sie eingenommen haben oder einnehmen, das Element Fluor enthalten, können Sie für einen Großteil der im Handel erhältlichen Produkte im Anhang nachschlagen. Hier finden Sie neben Einsatzgebiet, die Fluorverbindung mit Mengenangaben und auch Handelsnamen. Wenn Sie solche Medikamente verwenden, besprechen Sie mit Ihrem Arzt, welche Alternativen es gibt. Bitte wechseln Sie Arzneimittel nur unter ärztlicher Aufsicht. Einige Berichte über die teilweise fatalen Nebenwirkungen fluorhaltiger Präparate lesen Sie im Folgenden.

Blut-Hirn-Schranke 192
Haut 216
Medikamente 260

Tamarindenfrucht 136

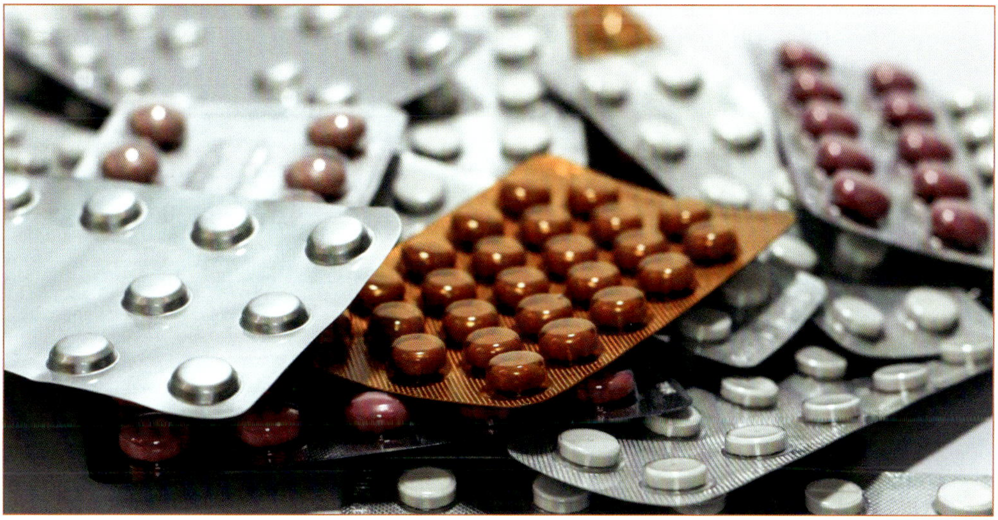

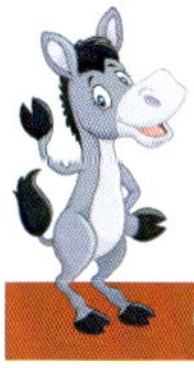

Chemische Kastration durch fluorhaltige Antidepressiva

Im August 2019 strahlte – wie bereits erwähnt – das Zweite Deutsche Fernsehen in der Sendung Frontal 21 einen Bericht aus mit dem Titel: „Nebenwirkungen von Antidepressiva: Nie wieder Sex?" Hierin erzählen Betroffene, was die Einnahme von fluorhaltigen Serotonin-Aufnahme-Hemmern mit ihnen gemacht hat: Frauen, die früher Orgasmen hatten, waren nicht mehr fähig, zum Höhepunkt zu kommen. Eine beschreibt, dass sich Ihre Vagina dauerhaft so anfühle, als hätte ein Zahnarzt dort eine Betäubung gesetzt.

Männer sprechen von einer chemischen Kastration, die sie zu Eunuchen macht. Ursächlich für diesen massiven Einschnitt in die Lebensqualität war die Einnahme von Tabletten. Das dramatische bei dieser Nebenwirkung ist, dass diese möglicherweise für den Rest des Lebens bestehen bleibt, selbst wenn die Medikamente bereits lange abgesetzt wurden. Als Bezeichnung für dieses Symptom hat sich die aus dem Englischen entlehnte Abkürzung PSSD etabliert. Übersetzt stehen die Buchstaben für eine fortdauernde sexuelle Funktionsstörung.

Im Fernsehbericht erfährt man, dass es sich dabei um einen Serotonin-Wiederaufnahmehemmer mit dem Wirkstoff Fluoxetin handelt, der besser unter dem Namen *Prozac*® bekannt ist.[169]

Schlägt man diesen Stoff in der Roten Liste* von 2017 nach, so findet man unter selektiven Serotonin-Wiederaufnahmehemmern zum einen Fluoxetin und zum anderen Fluvoxamin mit dem Hinweis: „unbesetzt". Dies bedeutet, die Stoffe sind derzeit nicht mehr im Handel erhältlich. Hingegen finden sich einige andere Präparate, die die Aufnahme von Serotonin hemmen und auch noch im Handel erhältlich sind. Für mich ist die Wahrscheinlichkeit sehr groß, dass diese Nebenwirkungen weniger von der Funktion der Serotonin-Wiederaufnahmehemmern herrühren als vielmehr vom Bindungspartner Fluor.

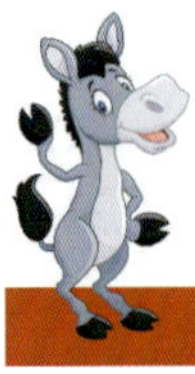

Fluorchinolone – Antibiotika, die Sie zu Invaliden machen können

Im Jahr 2015 wurden allein in Deutschland 33,7 Millionen Tagesdosen von Fluorchinolonen (in Deutschland z. B. Ciprofloxacin, Levofloxacin, Moxifloxacin, Norfloxacin, Ofloxacin)[170] verordnet.[171] Das Einsatzgebiet umfasst akute Bronchitis, Harnwegsinfekte, Mandelentzündungen bis hin zu nekrotisierender Bauchspeicheldrüsenentzündung und Infektionen, die durch Milzbranderreger verursacht werden.[172]

Das Nachrichtenportal Spiegel Online berichtete im Juli 2017 von einem Mann, der an einem Brennen in der Harnröhre litt und deshalb 2 Tabletten des Antibiotikums Levofloxacin einnahm. Die Folgen: Die erste Tablette führte zu einem Kribbeln an der Achillessehne**. Die zweite Tablette ver-

* Standardnachschlagewerk für Medikamente in Deutschland

** Achill war der beste Krieger seiner Zeit im Trojanischen Krieg. Kurz nach seiner Geburt wollte seine Mutter ihm Unsterblichkeit verleihen. Dazu soll sie ihn in den Hadesfluss Styx getaucht haben. An irgendeiner Stelle musste sie das Baby festhalten. Sie tat es an der Ferse, die folglich ungeschützt blieb. Eine Verletzung in diesem Bereich beendete dann auch das Leben dieses Kriegers.[173] Diese Schwachstelle ging als „Achillesferse" in die Geschichte und den Sprachgebrauch ein.

Milz 186

wandelte das Kribbeln in einen Schmerz. Daraufhin lag der zuvor aktive Kampfsportler sechs Wochen lang zu Hause auf dem Sofa. Selbst Duschen war nur noch im Sitzen möglich.

Aufgrund ähnlicher Fälle hat die FDA, die amerikanische Zulassungsbehörde, folgende Warnhinweise zu Fluorchinolonen herausgegeben: „Von diesem Medikament sind Nebenwirkungen bekannt, die sogar dauerhafte Behinderungen mit sich bringen können." Ganz konkret warnt die FDA vor: Hautbeschwerden (Missempfindungen und Schmerzen), Herzproblemen (Herzrasen und Herzrhythmusstörungen), Durchfall, Depressionen, Halluzinationen, Verwirrung, Selbstmordgedanken, Gelenk- und Muskelschmerzen, Sehnenentzündungen und Sehnenrissen.[174]

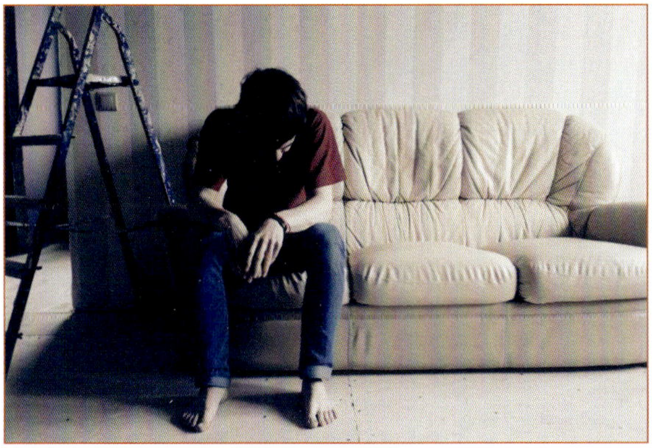

Weitere mögliche Nebenwirkungen von Fluorchinolonen sind: Ermüdung, eingeschränktes Erinnerungsvermögen, Schlaflosigkeit,[175] Invalidität sowie die Ausbildung einer Fibromyalgie.[176] Es ist auch veröffentlicht, dass Fluorchinolone dem Körper Magnesium entziehen,[177] und es besteht die Vermutung, dass sie die Mitochondrien, die Kraftwerke unserer Zellen, schädigen.[178] Daher sind in Deutschland einige Mittel, die diesen Wirkstoff enthalten, aus dem Handel genommen worden.[179]

Dies ist auch der Verdienst einer Facebook-Gruppe, über die Spiegel Online 2015 berichtete: 1400 Menschen unterschrieben eine Petition und reichten sie beim Deutschen Bundestag ein, um den Einsatz dieser hochgefährlichen Antibiotika zu unterbinden. Die Gruppe wollte so andere Menschen vor einem Dasein als Frühinvaliden schützen.[180]

Durchfall 210
Epiphyse/Schlaf 199
Herz 197
Knochen 73
Mitochondrien 155
Muskeln 211

Kalzium 86
Kurkuma 223
Magnesium 168
Melatonin 199
Tamarindenfrucht 136
Vitamin D 88
Vitamin K_2 86

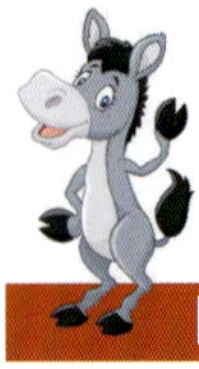

Eigene Erfahrungen

Als ich diese Informationen meiner Mama vorlas, war am anderen Ende des Telefons erstmal Schweigen. Kurz darauf bekam ich zu hören: „Oh, mein Gott, dies sind ja genau die Symptome von einer Bekannten." Diese hatte aufgrund einer Erkrankung ein Medikament eingenommen. Seither musste sie einige Reisen absagen und konnte sich so gut wie nicht mehr bewegen. Es folgten mehrere Aufenthalte im Krankenhaus, u. a. wegen Herzproblemen. Das Erschreckende dabei: Ihr Umfeld wollte nicht glauben, dass ein Medikament, das zugelassen und von einem Arzt verordnet worden war, solche Symptome verursachen kann. Die Betroffene wurde sogar als Simulantin abgestempelt. Ihr Dasein geriet aus den Fugen und sie kämpfte darum, ihr eigenes Leben wieder in den Griff zu bekommen, aber ihr Umfeld ließ sie allein im Schmerz. Tatsächlich stellte sich dann heraus, dass es ein Fluorchinolon (Levofloxacin) war, das sie bekommen hatte.

Doch wieso berichte ich an dieser Stelle davon? Als ich anfing, mich mit dieser Fluoridthematik auseinanderzusetzen, wollte ich die Tatsachen *nicht* wahrhaben, obgleich meine Mitarbeiterin mich immer wieder bat, dort genauer hinzuschauen. Selbst nach einer kurzen Internetrecherche, bei der ich feststellte, dass Belgien viele fluoridierte Produkte verboten hatte, wischte ich das Thema rasch weg. Denn auf meinen Ausbildungen hörte ich immer, wie wichtig Fluoride sind. Sollte an den kritischen Einschätzungen etwas dran sein, dann bedeutete dies ja, dass ich meinen Patienten nicht genutzt, sondern massiven Schaden zugefügt hatte.

Selbst als während der Ausbildung bei Dr. Klinghardt kinesiologische Testungen bei allen Ausbildungsteilnehmern zeigten, wie giftig Fluoride wirkten, wollte ich noch immer „meine Fluoride" verteidigen. Ich war im Verhandlungsmodus: Also hier sind sie eventuell ein Gift, doch in der richtigen Dosis am passenden Ort nützlich. Ganz nach dem Motto: Die Dosis entscheidet über Heilmittel oder Gift. Nachdem ich mich mit der Thematik näher beschäftigt hatte, wurde ich wütend. Diese Wut richtete sich hauptsächlich gegen mich selbst: In der Schule liebte ich Chemie, und mir war durchaus bewusst, dass das Fluor-Ion aggressiv agiert. – Letztendlich war ich in meinem scheinbar fundierten Fachwissen nicht zuletzt durch die Werbung, die von allen Seiten auf mich einprasselte, gefangen.

Albert Einstein (1879–1955) hat einmal treffend gesagt, dass es einfacher sei, einen Atomkern zu spalten als eine vorgefasste Meinung zu verändern. Was ich damit sagen möchte: Wenn Sie diese Informationen weitergeben, seien Sie vorbereitet, dass nicht jeder dankbar sein wird. Im Gegenteil: Die Wahrscheinlichkeit ist groß, dass man Sie sogar anfeindet. Doch die wissenschaftliche Datenlage ist meines Erachtens sehr eindeutig. Meine Hoffnung ist, dass nun auch Ärzte, Zahnärzte und wissenschaftliche Gesellschaften wach werden und mit diesem Irrsinn aufhören. Der entscheidende Impuls dazu, also eine echte Revolution in dieser Sache, wird meiner Einschätzung nach jedoch eher von immer mündigeren Verbrauchern kommen. Dazu ist jeder Einzelne wichtig. Bitte bedenken Sie: Fluoride sind kumulative Gifte. Sie lagern sich über Jahrzehnte in Knochen und Zähnen ab. Symptome wie ADHS, Intelligenzminderung, Bewegungseinschränkungen, plötzliche Knochenbrüche, Schmerzen, Schlafstörung, Alzheimer, ALS, Parkinson, Krebs und einen plötzlichen Herztod bringen nur die wenigsten mit den „falschen Freunden", den Fluoriden, in Zusammenhang.

Info

Das Salz Natriumfluorid – Alles andere als harmlos

„Wird die Menge an einer fluoridhaltigen Zahncreme, die normalerweise für einmaliges Zähneputzen verwendet wird, in eine wassergefüllte Regentonne eingebracht, sterben die darin enthaltenen Mückenlarven innerhalb kürzester Zeit."

Dr. med. Joachim Mutter[181]

Die Fluorverbindung, die am häufigsten in Zahnpasten verwendet wird, ist Natriumfluorid.

Vorsicht Falle! Eine Masche, um Menschen die angebliche Ungefährlichkeit von Fluoriden zu erklären, ist der Vergleich der beiden Halogene Chlor und Fluor und deren Salze mit Natrium.

FAKE? In der zahnmedizinischen Ausbildung wird uns beigebracht, dass Chlor als Reinsubstanz giftig sei, so wie dies bei Fluor ebenfalls der Fall ist. In einer Salzverbindung wie Natriumchlorid (Kochsalz) sei Chlor jedoch unschädlich. So soll es sich auch mit Natriumfluorid verhalten.[182]

FACTS! Natriumfluorid ist äußerst giftig. Bereits 200 Milligramm von dieser Substanz reichen, um ein jüngeres Kind zu töten, und bei Erwachsenen sind es 3 bis 5 Gramm, was in etwa einem Teelöffel entspricht.[183] Bis vor einigen Jahren nutzte man Natriumfluorid noch als Pestizid und Rattengift. So gelangte das Toxin vermehrt in Nahrungsmittel wie Eier, Milch, Zucker. Zu dieser Zeit gab es häufiger akute Fluoridvergiftungen.[184]

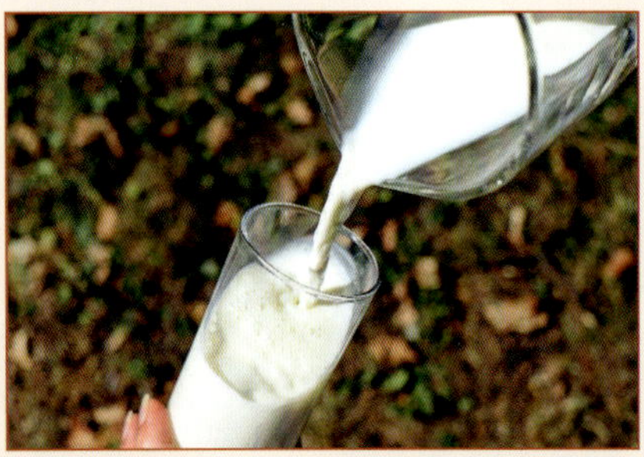

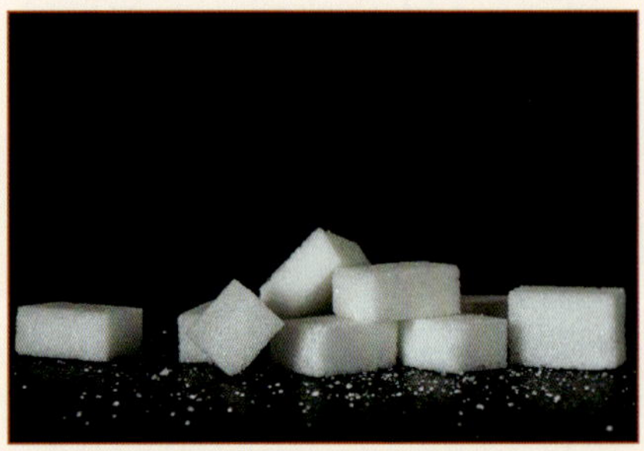

Wie und ob diese Verbindung in unterschiedliche Gewebe gelangt, zeigen Studien mit der radioaktiv markierten Variante. Zwar sind mir keine Untersuchungen bekannt, um die Gefährlichkeit der Fluoride in Zahnpasta zu beweisen, aber als Diagnostikum werden radioaktive Fluorverbindungen heute eingesetzt. Man spritzt sie Menschen, um dann nach einigen Minuten PET-Aufnahmen (**P**ositronen**e**missionstomo**g**rafie)

Halogen 98
Salz 118
Salz 120

durchzuführen. Im Anhang (siehe Seite 265) sind einige solcher Verbindungen aufgeführt. Im Folgenden nun Interessantes zum radioaktiven Natriumfluorid und seinem Einsatzgebiet: ^{18}F-NaF wurde als knochendarstellendes Mittel zuerst 1962 von Blau und Kollegen beschrieben.[185] Als vorteilhaft gilt seine hohe und schnelle Aufnahme in den Knochen.[186] ^{18}F-NaF bindet zudem selektiv an mikroskopisch kleine Verkalkungen in den Herzkranzgefäßen[187] und an arteriosklerotischen Veränderungen der Halsschlagader. Gerade diese Ablagerungen stellen ein hohes Risiko für eine Ruptur dar,[188] die lebensgefährlich sein kann. Auch konnte gezeigt werden, dass sich Natriumfluorid an absterbende Gewebeareale nach Infarkten im Herzen und im Gehirn bindet.[189] Somit ist die Frage, ob es die Blut-Hirn-Schranke überwinden kann, ebenfalls geklärt.

Sollte es tatsächlich keine Möglichkeit geben, auf fluorhaltige Medikamente zu verzichten, oder sollten Sie diese bereits verwendet haben, ist es ratsam, den Magnesiumstatus bestimmen zu lassen. Die Wahrscheinlichkeit ist sehr groß, dass ein Mangel besteht. Umso wichtiger ist es, den Magnesiumspiegel entsprechend zu erhöhen.[190]

Gefahren der Fluoridbelastung für den Menschen

Nach der Weltgesundheitsorganisation (WHO) erfolgt die höchste Aufnahme von Fluoriden in der Bevölkerung durch Zahnpasta, Fisch und Tee.[191] Das Positive an dieser Feststellung ist, dass dies alles Produkte sind, die ein jeder leicht meiden kann.

In diesem Kapitel haben Sie die praktisch überall lauernde Gefahr kennengelernt, die von Fluorverbindungen ausgeht. Im

Blut-Hirn-Schranke 192
Gehirn 192
Herz 197
Knochen 73
Tee 117
Wasser 110

Filter 115
Kalzium 86
Kurkuma 223
Magnesium 168
Mineralwässer 116
Tamarindenfrucht 136
Vitamin D 88
Vitamin K_2 86

ersten Schritt ist es wichtig, sich dieser Gefahren überhaupt bewusst zu werden. Im nächsten Schritt geht es darum, diese möglichst zu meiden. Daher finden Sie im Folgenden nochmals eine kurze Zusammenfassung nach Elementen sortiert.

Fluorverbindungen und die Elemente

Unter natürlichen Bedingungen versucht Mutter Erde die „Radikalisten" in der Erdkruste zu halten. Aus ihren „Gefängnissen" gelangen diese reaktiven Moleküle durch die Elemente: Feuer, Wasser, Luft und Erde. Hier einige Hinweise, wie Sie sich selbst von diesen „falschen Freunden" distanzieren können.

Feuer

Jeder kann für sich entscheiden, Teflon-Kochgeschirr zu meiden und auf Alternativen umzusteigen.

Wasser

Wenn Sie in Regionen mit Trinkwasserfluoridierung leben, ist es empfehlenswert dieses Wasser vor der Benutzung durch entsprechende Filteranlagen laufen lassen. Bei der Entscheidung, welches Mineralwasser Sie kaufen sollten, hilft Ihnen die Tabelle auf Seite 116.

Empfehlenswert ist es, Wasser mit möglichst wenig Fluoriden und viel Magnesium zu konsumieren. Verzichten Sie auch darauf, Flüssigkeiten mit Fluoriden anzureichern, indem Sie beispielsweise grünen, schwarzen oder weißen Tee trinken.

Tee 117
Wasser 110

Filter- 115
Magnesium 168
Mineralwässer 116

Luft

Noch immer wird unsere Luft mit Fluorverbindungen belastet, die einen 14 000-mal so starken Treibhauseffekt haben als CO_2. Vielleicht werben Hersteller in Zukunft damit: Frei von Fluorverbindungen, ökologisch und nachhaltig hergestellt.

Erde

Viele unserer Nahrungsmittel sind mittlerweile mit Fluorverbindungen verunreinigt. Meist enthalten Bio-Produkte weniger Gifte. Doch auch diese können nicht ganz unbelastet sein, da unsere Umwelt insgesamt verseucht ist. Jeder Einzelne kann jedoch darauf achten, dass die Nahrungsmittel keine Zusätze enthalten. Daher ist es empfehlenswert, seine Nahrung selbst zuzubereiten. Verzichten können Sie so auf Salz mit natürlichen oder unnatürlichen Fluoriden. Verwenden Sie beispielsweise *Luisenhaller Tiefensalz*. Meist kann man auch Reinigungsmittel, Pflegeprodukte und Medikamente (Letztere nur unter ärztlicher Aufsicht) wechseln.

Um die Gefahren bekannt zu machen und Alternativen zum Einsatz von Fluoriden zu entwickeln, haben Journalisten, Forscher, Biologen Techniker, Mediziner usw. in den nächsten Jahren einiges zu tun. Wie wichtig dies für die Gesunderhaltung des Menschen ist, erfahren Sie im nächsten Kapitel. Vorab können Sie spannende Forschungsergebnisse zur Tamarindenfrucht nachlesen, die in Tierversuchen viele Symptome einer Fluoridvergiftung nachweislich reduziert.

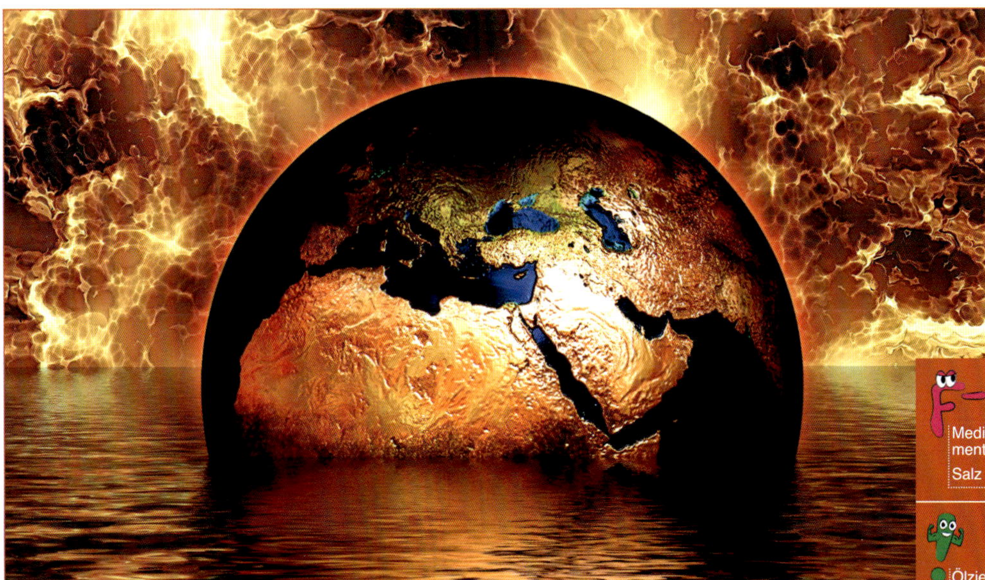

Medikamente 260
Salz 118

Ölziehen 70
Salz 120
Zahncreme 68

Raus aus der Fluorid-Falle!

Fluorid-Detox mit Tamarindenfrucht

Der Tamarindenbaum gehört zur Familie der Johannisbrotgewächse und Hülsenfrüchtler.[1] Der Baum stammt ursprünglich aus Afrika. Heutzutage findet man ihn auch in Spanien, Mexiko, Indonesien, Pakistan und auf den Philippinen. In der traditionellen Medizin dient die Tamarinde als Heilmittel gegen eine Vielzahl an Beschwerden und Erkrankungen.

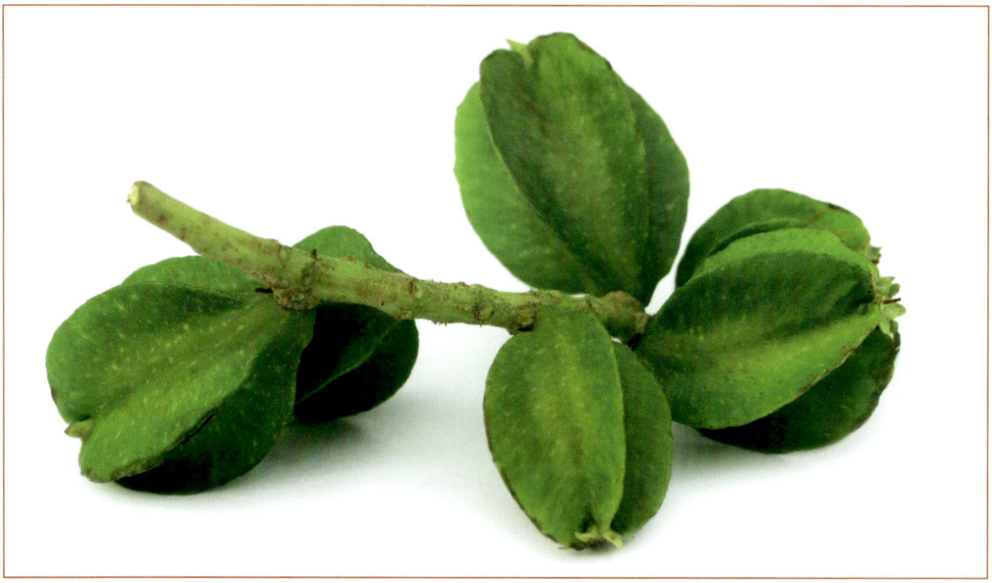

Kalzium 77
Vitamin C 161

Beeren 221
Kalzium 86
Kurkuma 223
Traubenkernextrakt 247

Medizinisch ist vom Fruchtbrei bekannt, dass er zusammenziehend, antiseptisch, fiebersenkend, kühlend und blutstillend wirkt und selbst bei der Behandlung des grauen Stars hilft.[2] Die Früchte des Tamarindenbaums sind reich an Vitamin C und Zucker. Außerdem enthalten sie Ballaststoffe, Eisen, Fette, Kalzium, Kohlenhydrate, Kupfer, Magnesium, Natrium, Niacin (Vitamin B_3),

Phosphor, Riboflavin (Vitamin B_2), Tannine, Thiamin (Vitamin B_1), Vitamin C und Zink.[3]

Die Wirkung von Tamarinde wird bereits seit einigen Jahren auch im Zusammenhang mit einer Fluoridvergiftung erforscht.[4]

Die Tamarindenfrucht hemmt die Aufnahme von Fluoriden in den menschlichen Körper. Grund dafür ist die Bildung von unlöslichen Fluorkomplexen mit Eisen und Zink im Magen-Darm-Trakt. Die Anwesenheit dieser Elemente in den Tamarinden-Extrakten ist wahrscheinlich ein weiterer Grund für die Fluorid-Detox-Wirkung dieser Pflanze.[5]

Fluoride führen im Blut zu einem erniedrigten Kalzium- und einem erhöhten Phosphat-Spiegel sowie zu einem erhöhten Serum-Spiegel von alkalischer Phophatase-Aktivität. All dies kann durch die zusätzliche Gabe von Tamarinden-Fruchtbrei-Extrakt rückgängig gemacht werden.[6] In Tierversuchen konnte die Fluoridkonzentration in den Knochen mittels des Tamarindenextrakts deutlich gesenkt werden.[7]

Für wissenschaftlich Interessierte

Hydroxyprolin aus dem Urin ist ein Biomarker, der auf eine erhöhte Zerstörung von Kollagen und die Degeneration der Querverbindungen hinweist.[8] Tiere, bei denen eine Fluorose ausgelöst wurde, die jedoch Tamarindenfrüchte bekamen, zeigten eine Erniedrigung des Biomarkers Hydroxyprolin. Die Untersucher werten dies als Indikator, dass weniger Kollagen zerstört wird.[9] Folgende Erklärungen geben die Wissenschaftler zu dieser Wirkung: Die vorteilhaften Eigenschaften der Tamarindenfrucht in Form der Erhöhung von Kollagen Typ 1 liegt wahrscheinlich an der hohen Konzentration von Proteinen, Kalzium, Ascorbinsäure (Vitamin C) und Proanthoxyaniden.[10]

Kalzium 77
Knochen 73
Kollagen 217
Magen-Darm-Trakt 209
Parathormon 202
Vitamin C 161

Beeren 221
Kalzium 86
Kurkuma 223
Magnesium 168
Traubenkernextrakt 247
Vitamin D 88
Vitamin K_2 86

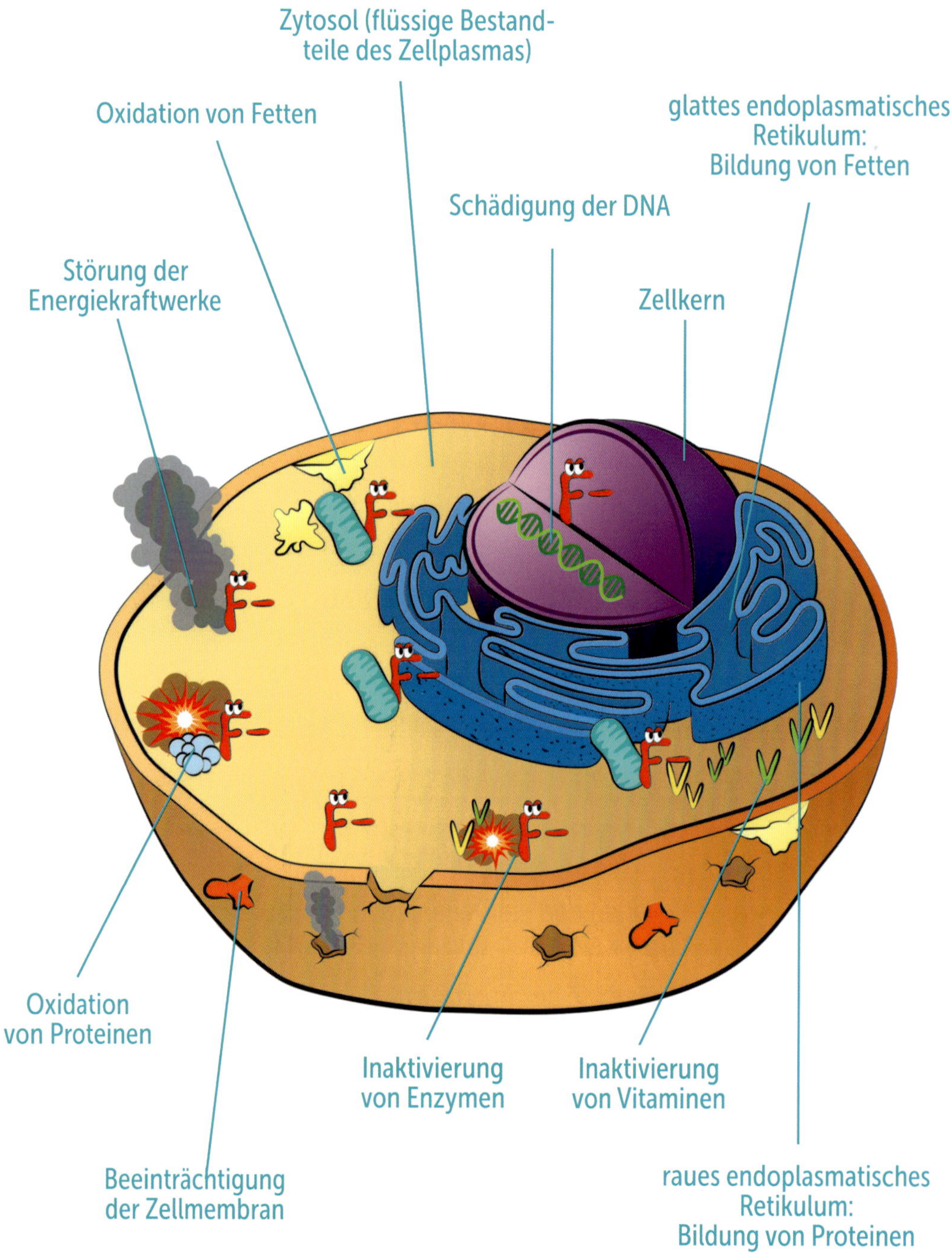
Zytosol (flüssige Bestand-
teile des Zellplasmas)
Oxidation von Fetten
glattes endoplasmatisches
Retikulum:
Bildung von Fetten
Schädigung der DNA
Störung der
Energiekraftwerke
Zellkern
Oxidation
von Proteinen
Inaktivierung
von Enzymen
Inaktivierung
von Vitaminen
Beeinträchtigung
der Zellmembran
raues endoplasmatisches
Retikulum:
Bildung von Proteinen

Fluoride und ihre zerstörerische Wirkung auf Zellebene

Fluoride richten im Großen wie im Kleinen Schaden an. Gelangen sie zu unseren Zellen, sind sie wie Terroristen, die Anschläge verüben. Das Ergebnis gleicht einem Schlachtfeld. Ihr bevorzugtes Angriffsziel: die Energiekraftwerke der Zelle, wo sich auch die zentrale Drehscheibe unseres Stoffwechsels befindet. Störungen in diesem Bereich können zu zahlreichen schwerwiegenden Erkrankungen führen.

Fluoride und ihre zerstörerische Wirkung auf Zellebene

Der menschliche Körper braucht keine Fluoride!

„Obwohl Fluoride in der Natur und im Körper vorkommen, gibt es keine überzeugenden Beweise dafür, dass Fluoride oder Fluorverbindungen für die menschliche Gesundheit und das Wachstum notwendig sind."
WHO 1991[1]

Es gibt zahlreiche Spurenelemente, die der menschliche Körper in kleinsten Mengen benötigt, damit biochemische Prozesse störungsfrei ablaufen. Beispiele sind Eisen, Kupfer und Zink.[2] Dies gilt jedoch *nicht* für Fluoride. Der menschliche Körper benötigt sie weder fürs Wachstum noch für die Entwicklung noch für den täglichen Bedarf – auch nicht in Spuren! Es gibt keine Fluorid-Mangelerkrankungen beim Menschen.[3] Auch die Europäische Behörde für Lebensmittelsicherheit *(EFSA, European Food Safety Authority)* stellt klar: Fluor – egal in welcher Verbindung – ist kein essenzieller Nährstoff.[4]

Vorsicht Falle! Fluoride sind kumulative Gifte, sprich sie reichern sich mit der Zeit im Körper an, selbst wenn nur sehr niedrige Dosen zugeführt werden.[5]

Fluor ist das elektronegative Element schlechthin. Es ist sehr reaktionsfreudig und tritt so gut wie immer in Verbindungen auf. Doch diese sind meist *in*stabil, denn das Fluor-Ion wechselt gern den Partner. Bei diesem Bäumchen-wechsel-dich-Spiel hinterlässt es viele Wunden: Manche davon sind oberflächlich, andere gehen in die Tiefe und können sogar tödlich sein.

F⁻ Halogen 98

Wie Fluoride die menschliche Zelle schädigen

Zum besseren Verständnis finden Sie zuerst eine kurze Darstellung, wie eine gesunde Zelle aufgebaut ist. Dann folgen historische und aktuelle Informationen zu freien Radikalen und oxidativem Stress, der auch der Hauptmechanismus ist, wie Fluoride die Zelle schädigen.[6]

Ein kurzer Blick auf die Zelle (siehe Abbildung Seite 138)

Aus einer einzelnen befruchteten Eizelle bildet sich ein ganzer Organismus. Dieser besteht bei einem erwachsenen Menschen aus etwa 10 Billionen ortsständigen Zellen. Hinzu kommen mobile Zellen, wie beispielsweise 25 bis 30 Billionen rote Blutzellen (Erythrozyten) und 2 bis 3 Billionen weiße Blutzellen (Leukozyten).[7]

Eine Zelle wird von der Zellmembran umgeben, so wie früher die Städte inmitten einer Mauer lagen. Diese äußere Hülle gibt Stabilität, verhindert den Eintritt unerwünschter Stoffe und ermöglicht den Zugang für willkommene Besucher. Sie hilft auch bei der Entsorgung von Müll, den die Zelle loswerden will. Außen auf den Zellwänden befinden sich zudem Andockstellen für Hormone und andere Botenstoffe.

Innerhalb der Zelle unterscheidet man die Grundsubstanz, das Zytosol[8] in dem sich unterschiedliche Strukturen befinden, die ganz spezielle Aufgaben erledigen. Bis auf reife rote Blutkörperchen und Blutplättchen, haben alle Zellen einen Zellkern, der den Zellstoffwechsel steuert und das Erbmaterial, die DNA, beherbergt.[9] Ausgestreckt ist sie so lang, dass sie den Zellkern 1000-mal umspannen kann. Damit dieses Speichersystem gut in den Zellkern passt, wird es durch spezielle Proteine, die Histone, kompakt verpackt.[10]

F-
DNA 153
Erythrozyten 180
Hormone 198
Leukozyten 178

Die Boten-RNS (englisch: *messenger RNA, mRNA*) übernimmt Botendienste: Sie liest gewünschte Informationen aus dem Erbgut ab. Diese Kopie bringt sie zu abgeplatteten Schläuchen und Säckchen, dem endoplasmatischen Retikulum. Das glatte endoplasmatische Retikulum bildet nach diesen Vorgaben Lipide (Fette), das raue stellt Proteine (Eiweiße) her.[11]

Die Energiekraftwerke der Zelle sind die Mitochondrien. Sie produzieren im Zitratzyklus mithilfe von Sauerstoff und Nährstoffen Energie in Form von ATP. In diesen Zellorganellen finden zudem zahlreiche hochkomplexe Stoffwechselprozesse statt. Wie in einer Chemiefabrik kommt es dabei mitunter zu Betriebsunfällen. Mittlerweile haben Forscher erkannt, wer für die meisten dieser Zwischenfälle verantwortlich ist: die sogenannten freien Radikale.[12]

Freie Radikale und oxidativer Stress

„Mit zunehmenden Alter ‚rosten' wir wie ungeschütztes Metall. Schuld daran sind die freien Radikale, die unsere Körperbausteine auf verschiedene Art und Weise schädigen und nicht nur unsere Haut als äußere Hülle, sondern auch unser gesamtes ‚Innenleben' alt machen."
Dr. Michaela Döll[13]

Der Begriff „freie Radikale" stammt aus dem Jahr 1956 und geht auf Denham Harman (1916–2014) zurück. Dieser war Biogerontologe (Gerontologie ist die Lehre vom Altern) und ihn beschäftigte besonders die Frage: Wieso altern Menschen, obgleich sich Zellen immer wieder vollständig nachbilden?[14] Den Störenfrieden dieses Prozesses gab er den Namen „freie Radikale".

Heute weiß man, dass diese nicht nur stören, sondern auch nützlich sind. Beispielsweise setzt das Immunsystem solche reaktiven Verbindungen ein, um unkontrolliert wachsende Zellen und Krankheitserreger abzutöten.

Während der Energiegewinnung in den Kraftwerken der Zelle, den Mitochondrien, entstehen ebenfalls freie Radikale in Form von reaktivem Sauerstoff. Um die Gefahr zu mindern, die von diesen Verbindungen ausgeht, setzt der Körper Gegenmittel ein, die sogenannten Antioxidantien. Fehlen diese, kann es zu einer zerstörerischen Kettenreaktion kommen, wobei Zellstrukturen beschädigt oder vernichtet werden.[15]

Hierzu eine Geschichte: Stellen Sie sich Menschen in ihrer Sturm-und-Drang-Zeit vor. Manche davon sind das erste Mal so richtig heiß verliebt. Sie geben eine Party. Einige Gäste kommen in Begleitung, andere allein. Handelt es sich bei dem Großteil der Singles um Menschen, die sehr triebgesteuert sind, ist die Wahrscheinlichkeit für Konflikte groß.

Diese Singles sind in unserem Vergleich die freien Radikale, die auch nicht davor zurückschrecken, ein Paar zu trennen, wenn sie dadurch ihre Bedürfnisse stillen können. Der Stress auf der Party ist vorprogrammiert, denn das Eroberungsverhalten löst eine Kettenreaktion aus: Nun ist der bestohlene Partner allein und auf der Suche nach einem Ersatz. Und möglicherweise hat der Auslöser nach einer kurzen Triebbefriedigung bereits den nächsten Vergnügungspartner im Auge. Dieses rücksichtslose Treiben kostet alle Beteiligten Energie und hinterlässt Wunden.

Anders sieht dies aus, wenn zwei Partner optimal zueinander passen und ein stressfreies Leben mit vielen Helfern um sich herum führen dürfen. Eine solche Verbindung kann selbst durch die „schärfsten", „attraktivsten" Bindungspartner nicht getrennt werden. Um eine solche optimale Partnerschaft zu finden, braucht es bestimmte Voraussetzungen, zum Beispiel sollten radikale und egoistische Verhaltensweisen überwunden sein. Hierbei können Freunde, die Familie oder auch Therapeuten hilfreich sein. Diese entsprechen im Beispiel der Zelle den Antioxidantien, die fähig sind, solch energieraubenden und zerstörerischen Kettenreaktionen zu beenden. Je mehr von diesen Helfern da sind und je größer ihr Einfluss ist, desto höher ist die Chance, dass stabile Partnerschaften entstehen.

Auf *Zellebene* reißen freie Radikale ein Elektron aus einer bestehenden Verbindung und machen damit das zurückbleibende Molekül zum Single in Form eines freien Radikals. Dieses wiederum

Magnesium 168

fällt über andere potenzielle Bindungspartner her, um selbst wieder mehr oder minder vollständig zu sein: Eine destruktive Kettenreaktion setzt ein. Dies sind gerade in den Mitochondrien ganz normale Prozesse.

Antioxidantien stoppen zerstörerische Kettenreaktionen

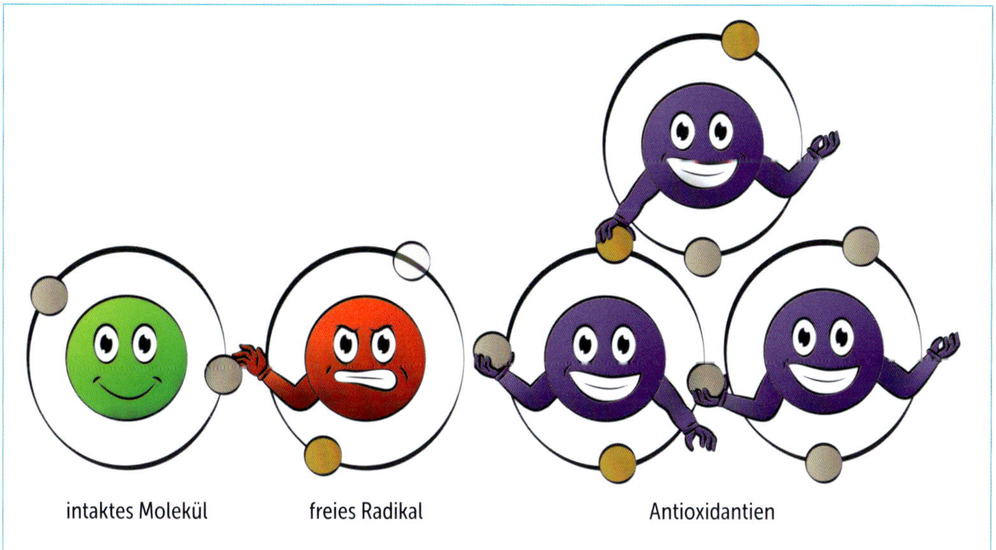

In der Zelle stoppen Antioxidantien solche Kettenreaktionen. Besonders im Team zeigen sie ihre Stärke: Beispielsweise kann Vitamin E Radikale abfangen. Coenzym Q10 hilft, Vitamin E zu regenerieren, damit dieses wieder auf Radikalfang gehen kann. Ein Helfer für Coenzym Q10 ist wiederum Vitamin C, das Unterstützung von Selen-Enzymen erhält.[16]

Zur Liste der Antioxidantien gehören: essenzielle Fettsäuren (Omega-3-Fettsäuren, EPA, DHA),[17] Aminosäuren (L-Carnitin, L-Glutathion, Taurin), Vitamine (B, C, D und E), Mineralstoffe, Spurenelemente (Kupfer, Mangan, Selen, Zink)[18] und sekundäre Pflanzenstoffe.[19] Viele der genannten Stoffe entsprechen den mitotropen Mikronährstoffen von Seite 158, die die Mitochondrien in ihrer Funktion unterstützen.

Coenzym Q10 160
GSH 158
Kalzium 77
Vitamin C 161

Beeren 221
Coenzym Q10 48
Kalzium 86
Kurkuma 223
Magnesium 168
Tamarindenfrucht 136
Vitamin D 88

Radikale Angriffe von außen: Der Körper befindet sich im Krieg

In Kriegszeiten, die die Menschen auszehren, sehen es Eroberer als ihr Recht an, die Besiegten, zu demütigen, zu vergewaltigen und ihr Hab und Gut zu zerstören. Die körperlichen und seelischen Schäden, die dabei entstehen, sind unermesslich und auch auf lange Sicht schwer zu heilen.

Auf nie gekannte Weise ist der menschliche Körper heute vielen feindlichen Einflüssen ausgesetzt: Dazu gehören Strahlung, Elektrosmog, Ozon, Feinstaub, Aluminium, Herbizide, Pestizide, Lösungsmittel, aber auch Medikamente sowie Genussmittel wie Alkohol, Tabak und andere Drogen. Gifte befinden sich in der Luft, dem Boden, den Gewässern und sammeln sich in der Ernte, in Fischen, in Schlachttieren und gelangen so zurück zum Menschen. Die Folgen: Einerseits erhält der Körper über die Nahrung weniger Antioxidantien und andererseits vermehrt Toxine. So entstehen die gefährlichen freien Radikale nicht mehr allein durch körpereigene Prozesse, sondern auch durch unsere Lebensumstände.

Viele der genannten Verursacher enthalten – wie im dritten Kapitel dargestellt – Fluorverbindungen und damit den reaktivsten Bindungspartner unter allen chemischen Elementen. Oxidativer Stress ist einer der Hauptmechanismen der Fluoridvergiftung.[20] Er raubt dem Körper die wichtigen Antioxidantien,[21] wodurch sich die Schäden durch freie Radikale verstärken[22] – ein Teufelskreis.

Oxidativer Stress kann für die Zelle tödlich sein

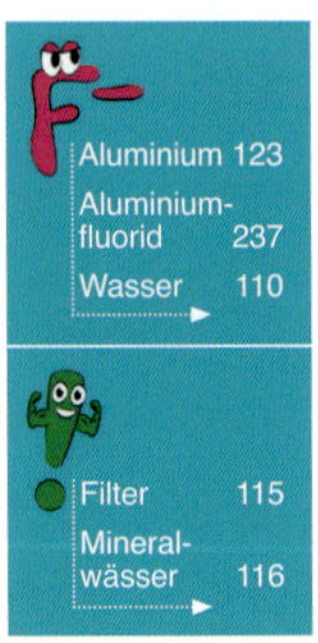

Freie Radikale schwimmen wie weiße Haie im biochemischen Meer unserer organischen Kleinbetriebe, den Zellen, und gehen dabei blitzschnell irreversible Verbindungen ein, attackieren empfindliche Fette, Zellmembranen, Aminosäuren und machen auch vor der Erbsubstanz nicht halt.

Frei nach Dr. Kuklinski[23]

Freie Radikale sind wie radikale Terroristen, die die Zelle angreifen. Folgende Auswirkungen können ihre Attacken haben:
An der Zellhülle:

- Beschädigte Rezeptoren führen dazu, dass Hormone nur schlecht oder gar nicht mehr andocken können, um ihre Informationen zu überbringen.
- Zerstörte Umschlagsplätze bewirken, dass Substanzen weder hinein- noch hinaustransportiert werden können.
- Löcher in der Zellmembran ermöglichen es Stoffen, unkontrolliert in und aus der Zelle zu gelangen.

In der Zelle:

- Schäden an den Energiekraftwerken[24] führen dazu, dass die Zelle quasi von der Stromversorgung abgeschnitten wird und wichtige Biokatalysatoren nicht mehr oder fehlerhaft gebaut werden. Dies stört u. a. den kontrollierten Zelltod und bereitet damit den Boden für unkontrolliertes Wachstum in Form von Tumoren.
- Durch Defekte in der Erbsubstanz[25] funktionieren Stoffwechselprozesse nicht mehr zuverlässig. Auch kommt es vor, dass falsche Genabschnitte abgelesen werden.
- Enzyme, die Katalysatoren unseres Stoffwechsels, werden inaktiv, wodurch der Stoffwechsel gestört wird.
- Vitamine, die über die Nahrung zugeführt werden und für Wachstum und den Erhalt des Körpers essenziell sind, werden außer Gefecht gesetzt.
- Eiweiße werden einerseits direkt attackiert und oxidieren.[26] Andererseits können Proteine gar nicht mehr oder nicht mehr korrekt aufgebaut werden. Eine Folge: Anhäufung von Müll in Form von oxidierten Proteinen.

DNA 153
Enzyme 151
Hormone 198
Mitochondrien 155

Ebenso kommt es durch die genannten Vorgänge zur Oxidation von Fetten:[27] Die Folgen sind:

- ✓ Die Funktion der fetthaltigen Zellmembran wird geschwächt.
- ✓ Ranzige Blutfette lagern sich an der Zellmembran ab. Der Fachbegriff dafür ist *Arteriosklerose*.
- ✓ Auch Nerven und Gehirnzellen haben oft eine Fettmembran. Hier begünstigen die freien Radikale *Alzheimer* und *Demenz*.[28]

Der Fachbegriff für die beschriebenen Wirkungen der freien Radikale ist *oxidativer Stress*, der tödlich für die Zelle enden kann.

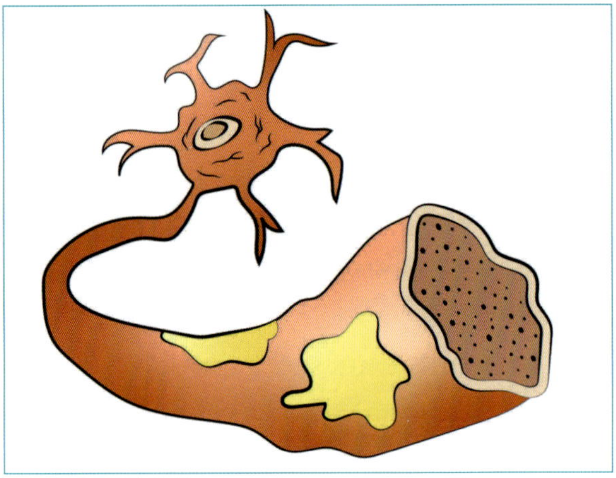

Es folgen einige ganz spezielle Untersuchungsergebnisse zu Fluoridverbindungen und ihrer Wirkung auf Zellebene.

Fluoride fördern das „Rosten" der Zellmembranen

Die chronische Belastung mit Fluoriden erhöht den oxidativen Stress und damit auch die Oxidation von Fetten, die sich in den Membranen finden.[29]

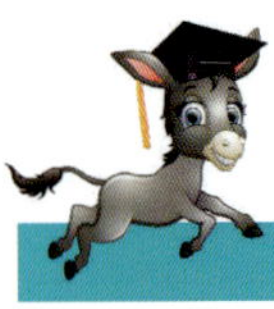

Für wissenschaftlich Interessierte

Labormedizinisch ist dies durch eine Erhöhung des MDA-Spiegels feststellbar. MDA ist die Abkürzung für Malondialdehyd.[30] Es ist ein wichtiges Produkt der Membran-Lipid-Peroxidation und dient als Marker für oxidativen Stress im Gewebe.[31] Der MDA-Spiegel steigt nach

Arteriosklerose 187
Alzheimer 193
Gehirn 192
Nerven 195

einer Fluoridbelastung abhängig von der Dosis. Man vermutet, dass Fluoride antioxidativ wirkende Enzyme hemmen und sich in der Folge das MDA erhöht.[32] Über eine Blutentnahme (für Therapeuten: EDTA-Röhrchen) lässt sich der Wert im Labor bestimmen. MDA ist nicht sehr stabil und hat eine kurze Halbwertszeit, sprich es baut sich rasch ab. MDA-LDL hingegen ist stabiler und besser im Labor zu bestimmen (Bezugsquellen siehe Seite 266.). Darüber hinaus ist seine Aussagekraft in Bezug auf die *Arteriosklerose* in Sensitivität und Spezifität wesentlich höher als die des LDL.[33] Durch diesen Marker erhält man also sowohl einen Nachweis der Lipid- und Proteinschädigung durch oxidativen Stress als auch einen Risikomarker für die *Arteriosklerose*.[34]

FAKE? Fette wie das „böse" LDL-Cholesterin bereiten den Boden für die Arteriosklerose.

FACTS! Nur die oxidierten Lipoproteinpartikel erhöhen das Risiko der Arterienverkalkung. Sprich: Hier geht die Gefahr wieder vom oxidativem Stress durch die freien Radikale aus. LDL ist ungefährlich für die Zelle.[35] Tatsächlich ist es sogar für die Gesundheit essenziell.

Info

Das „schlechte" Cholesterin LDL: Ein Irrglaube mit fatalen Folgen

Cholesterin ist eines der wichtigsten Fette. Der Körper stellt es überwiegend selbst her. Es kann jedoch auch über tierische Lebensmittel, nicht jedoch über pflanzliche aufgenommen werden. Es ist essenziell mit dem Leben verknüpft, da es

- ✓ antioxidativ wirkt,
- ✓ Bestandteil der Zellmembranen,
- ✓ Nährstoff der Nervenzellen.

Arteriosklerose 187
Enzyme 151

- ✓ Vorläufer der Gallensäure
- ✓ und Vorläufer der Steroidhormone ist.[36]

Cholesterin ist ein Fett und nicht wasserlöslich. Als Transportmittel im Blut dienen Lipoproteine. Zu den bekanntesten Lipoproteinen gehören das LDL und das HDL. Die Abkürzungen stehen für *Low Density Lipoprotein* (LDL) und *High Density Lipoprotein* (HDL). Die Benennung verweist somit auf die Moleküldichte.[37] Die Aufgabe des LDL ist es, das lebenswichtige Cholesterin einzufangen und es im Körper zu verteilen und zum Beispiel zu den Neuronen zu bringen, wo es grundlegende Aufgaben erfüllt: Cholesterin nährt die Nervenzellen,[38] ermöglicht die Kommunikation zwischen den Zellen und regt das Wachstum neuer Hirnzellen an.[39]

Das HDL bringt das Cholesterin zurück zur Leber, wo es abgebaut wird.

FAKE? Offiziell gilt das HDL als „gutes" und LDL als „schlechtes" Cholesterin.[40]

FACTS! HDL und LDL sind weder gut noch schlecht, es sind einfach Transportmoleküle.

Oxidation verletzt auch das LDL

Problematisch wird es, wenn das LDL oxidiert. Dies passiert, wenn es durch freie Radikale angegriffen wird. Als Folge kann das Gehirn nicht mehr mit Cholesterin beliefert werden.[41] Ein Brandbeschleuniger für diese Oxidation sind neben Fluorverbindungen Zuckermoleküle: Diese können sich an das LDL heften. Verzuckerte Proteine haben ein 50-fach erhöhtes Risiko, dass sie durch freie Radikale verändert werden. Weil sie buchstäblich zu dick geworden sind, können besagte Proteine nicht mehr in die Astrozyten eintreten und stehen diesen wichtigen Nervenzellen des Gehirns nicht mehr als Nahrung zur Verfügung.[42] Weiteres zum Thema Cholesterin und (Gehirn-)Gesundheit können Sie ab Seite 190 lesen.

F
Gehirn 192
Hormone 198
Leber 208
Nerven 195
Steroidhormone 163

Kurkuma 223
Magnesium 168
Traubenkernextrakt 247
Vitamin D 88

Fluoride beeinflussen unsere Biokatalysatoren, die Enzyme

„Da Fluoride zu den stärksten Enzymhemmern gehören, müssen sie selbstverständlich vermieden werden, wo immer es möglich ist."
Max Gerson[43]

Enzyme sind Biokatalysatoren. Diese beschleunigen Stoffwechselprozesse, ohne dabei selbst verbraucht zu werden.[44] Wie Enzyme agieren, verdeutlicht eine schöne **Geschichte**, die auch eine Denksportaufgabe ist:

Ein König hatte drei Söhne. Als er starb, hinterließ er ihnen 17 Pferde. Er vermachte dem ältesten Sohn die Hälfte, dem mittleren ein Drittel und dem jüngsten ein Neuntel dieser Tiere. Bereits beim ersten Schritt, die 17 Pferde zu halbieren, gab es Probleme.

Gott sei Dank griff ein guter Freund der Familie ein. Er stellte sein Pferd Enzymatikus zu den 17 Tieren, sodass es 18 Pferde waren. Somit lösten Sie den ersten Wunsch des Testamentes rasch. Die Hälfte von 18 ergab 9 Pferde, die der Erstgeborene bekam. Ein Drittel von 18 ist bekanntlich 6. Also erhielt der Zweitgeborene als sein Erbe 6 Tiere. Der Jüngste sollte ein Neuntel bekommen. 18 geteilt durch 9 ergibt 2. Somit erhielt er 2 Pferde.

Als Resümee: Der erste Sohn empfing 9, der zweite 6 und der dritte 2 Pferde. In der Summe sind dies 17 Tiere. Danach konnte Enzymatikus wieder zu seinem Besitzer zurück.[45]

In einer einzigen Zelle befinden sich etwa 20 000 Biokatalysatoren. Es gibt rund 700 unterschiedliche Enzyme im menschlichen Körper.[46] Es ist bekannt, dass Fluoride mindestens 100 Enzyme vergiften.[47]

Hier eine kleine Auswahl an Enzymen, die Fluoride beeinträchtigen:

Die *Natrium-Kalium-ATPase* (*Natrium-Kalium-Pumpe*) transportiert Natrium aus der Zelle und Kalium in die Zelle, wodurch sie das wichtige Membranpotenzial aufrechterhält.[48] Fluoride hemmen die Enzymaktivität der Natrium-Kalium-ATPasen.[49] Das wirkt sich besonders dramatisch aus, denn dadurch entstehen mehr freie Radikale.[50] Im Auge führt dies beispielsweise zu der Bildung eines Katarakts[51] und einer Degeneration von Fotorezeptoren, was beides eine Erblindung zur Folge haben kann.[52] Im Herz-Kreislauf-System begünstigt die Hemmung dieses Enzyms Bluthochdruck.[53]

Fluoride beeinflussen die *Enolase*-Tätigkeit,[54] die für den Zucker-(Glukose-)Stoffwechsel wichtig ist.[55] Dadurch bilden sich vermehrt AGE (engl. *advanced glycation endproducts*: glykierte Proteine bzw. Lipide). Von diesen ist bekannt, dass sie mit (diabetischen) Problemen wie *Arteriosklerose*, Durchblutungsstörungen[56] und Augenerkrankungen (Netzhautschäden und *Katarakt*) in Zusammenhang stehen.[57]

Fluoride hemmen *Phosphatasen*:[58] Diese sind wichtig für den Zuckerstoffwechsel (Glukose-6-Phosphatase, Fruktose-1,6-Bisphosphatase) und für das Erbgut (Nukleotidasen). Die sauren Phosphatasen finden sich in Blutzellen (Erythro- und Thrombozyten), Leber, Pankreas, Nieren, Milz und Prostata.[59] Wissenschaftliche Untersuchungen bestätigen, dass all die genannten Gewebe durch Fluoride geschädigt werden.

Arteriosklerose 187
Augen 215
Diabetes 203
DNA 153
Erythrozyten 180
freie Radikale 143
Herz 197
Leber 208
Leukozyten 178
Milz 186
Nieren 212

Beeren 224
Kurkuma
Magnesium 168
Traubenkernextrakt 247
Vitamin D 88
Vitamin K_2 86

Fluoride beeinträchtigen die Synthese der *Immunglobulin A Protease*. Offiziell wird dies als etwas Positives verkauft, denn so reduzieren sich die Produktion von Polysacchariden und damit die bakterielle Anhaftung im Mund.[60] Übersehen wird dabei jedoch, dass Immunglobulin A unsere Abwehrfront im Mund bildet. Die Fluoride schalten also die Verteidigungsarmee in unserem Mund aus, sodass Tür und Tor für die unterschiedlichen Schädlinge offenstehen.

Noch in Konzentrationen von 1 zu 15 Millionen hemmen Fluoride die Aktivität des Enzyms *Lipase*, das für die Verdauung von Fett erforderlich ist.[61]

Darüber hinaus binden Fluoride Co-Faktoren, die für die Funktion der Enzyme nötig sind. Dazu gehören Mineralstoffe wie Magnesium und Spurenelemente wie Zink, Selen, Mangan, Kobalt, Kupfer, Eisen und Chrom.[62]

Vorsicht Falle! *„Fluoride bilden stärksten Breitspektren-Enzymgifte, die uns bekannt sind."*
Professor Douw G. Steyn, Toxikologe[63]

Fluoride stören unser Erbmaterial

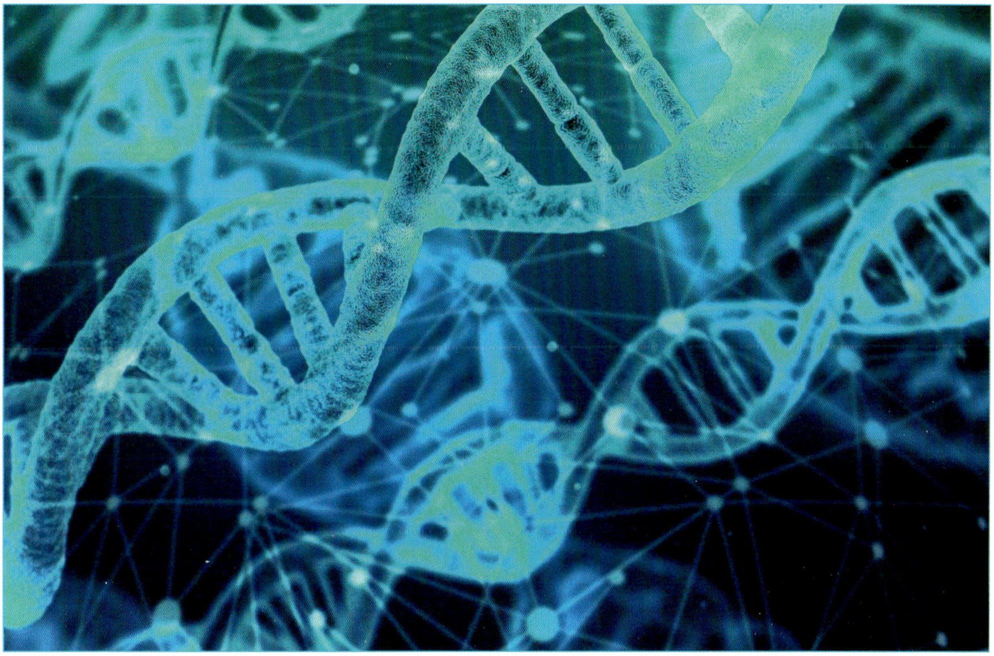

„Setzt man Zellkulturen von Menschen und Nagetieren Fluorid aus, ergeben sich erhöhte Chromosomenabweichungen sowie daraus wiederum Geburtsfehler und Mutationen gesunder Zellen zu Krebszellen."
National Institutes of Environmental Health Sciences, „Environmental and Molecular Mutagenesis"[64]

Fluoride schädigen im Zellkern das Erbmaterial, die DNA (deutsch: Desoxyribonukleinsäure, DNS). Nicht nur bei mäßigen,[65] sondern auch bei niedrigen Fluoridbelastungen sind Erbgutschäden beim Menschen dokumentiert.[66] Im Jahr 1976 zeigte ein Forscherteam mit Dr. Wolfgang Klein, dass bereits eine Fluoridkonzentration von 1 Milligramm pro Kilogramm die Reparaturenzyme der DNA um die Hälfte verringert.[67]

Vorsicht Falle! Fluoride begünstigen Schäden am Back-up-System des Menschen: dem Genmaterial.

Fluoride erhöhen NF-κB, der mit vielen Erkrankungen zusammenhängt

Fluoride hemmen in der mRNA den Vitamin-D-Rezeptor.[68] Eine Folge davon ist, dass vermehrt ein Stoff gebildet wird, der mit zahlreichen Krankheiten verbunden ist. Dieser Faktor heißt **NF-κB**.[*69]

Eine Erhöhung des **NF-κB** ist bei zahlreichen Erkrankungen nachgewiesen, etwa bei entzündlichen Augenerkrankungen, Arteriosklerose, rheumatoider Arthritis, Asthma, COPD[**], bei entzündlichen Darmerkrankungen, Diabetes , Osteoporose und Krebs.[72] Darüber hinaus steht dieser Faktor in Zusammenhang mit *Autismus*,[73] *Alzheimer*,[74] *Parkinson*,[75] sowie *multipler Sklerose*.[76] Im zahnmedizinischen Bereich ist eine Erhöhung von NF-κB verbunden mit einer Erkrankung des Zahnhalteapparats und dem Verlust an Kieferknochen.[77] In der zahnmedizinischen Fachpresse finden sich Hinweise, dass aggressive Erreger,[78] die oft bei einer zerstörerischen Form der Parodontitis gefunden werden, wie *Porphyromonas gingivalis* und *Fusobacterium nucleatum,* diesen Faktor aktivieren.[79]
Das Coenzym Q10 kann die Bildung dieses gefährlichen Entzündungsfaktors hemmen. Doch gerade dieses reduzieren Fluoride ebenfalls.[80]

F-
Arteriosklerose 187
Augen 215
Alzheimer 193
Autismus 235
Coenzym Q10 160
Diabetes 203
DNA 153
Krebs 204
Magen-Darm-Trakt 209
multiple Sklerose 193
Osteoporose 76
Parodontitis 46
Vitamin-D-Rezeptor 154

Coenzym Q10 48
Kalzium 86
Kurkuma 223
Magnesium 168
Ölziehen 70
Tamarindenfrucht 136
Traubenkernextrakt 247
Vitamin D 88
Vitamin K_2 86
Zahncreme 68

* Englisch: ***n**uclear **f**actor of **k**appa-light-chain-enhancer of activated **B** cells*[70]
** Englisch: ***c**hronic **o**bstructive **p**ulmonary **d**isease* (chronisch-obstruktive Lungenerkrankung), die weltweit vierthäufigste Todesursache[71]

Fluoride begünstigen Hitzeschockproteine, die mit Erblindung und zahlreichen Tumoren assoziiert sind

Fluoride bewirken eine verstärkte Bildung von Hsp (Hitzeschockprotein). Ein Teil dieser Proteine (Hsp40) ist verantwortlich für die drei Augenerkrankungen, die weltweit für die meisten Erblindungsfälle sorgen.[81] Ein anderer Teil dieser Proteine (Hsp70) steht im Zusammenhang mit diversen Tumoren wie akuter kindlicher lymphoblastischer Leukämie,[82] Brusttumor,[83] Speiseröhren-,[84] Darm-,[85] Leber-,[86] Lungen-,[87] Prostata-,[88] Blasen-,[89] Eierstock-[90] und Gebärmutterkrebs.[91] Manche dieser Proteine (Hsp27) sind mit daran beteiligt, dass ein Teil der Tumore quasi resistent gegen Chemo- und Bestrahlungstherapie sind und kaum auf Therapien ansprechen.[92]

Fluoride hemmen die Energiekraftwerke

Da Fluoride Bereiche lieben, in denen viel los ist, attackieren sie besonders gern die Energiekraftwerke in der Zelle, die Mitochondrien.[93]

Historisches und Aktuelles zu Mitochondrien

Die Benennung *Mitochondrium* leitet sich aus dem Griechischen ab: *mitos* bedeutet „Faden" und *chondros* „Korn". Ursächlich ist, dass sie im Lichtmikroskop als kleine Körnchen erscheinen. Erstmals wurden sie im Jahr 1865 in der quer gestreiften Muskulatur beschrieben.[94]

Diese Kraftwerke der Zelle sind in allen menschlichen Zellen – außer den reifen roten Blutkörperchen. Durch körperliches Training kann ihre Zahl beispielsweise in der Muskulatur zunehmen.

Je mehr Mitochondrien eine Zelle enthält, desto mehr Energie kann diese bilden. Bei den meisten Organen machen sie etwa 15 bis 20 Prozent des Zellvolumens aus. Bei den Herzmuskelzellen beträgt ihr Anteil etwa 35 bis 40 Prozent, bei Augenmuskelzellen 60 Prozent und bei Nerven- und Sinneszellen

F-
Augen 215
Herz 197
Krebs 204
Muskeln 211

Magnesium 168
Kurkuma 223
Traubenkernextrakt 247
Vitamin D 88

(z. B. Farbrezeptoren in der Retina) 80 Prozent.[95] Ihre Anzahl kann nach Art der Zelle stark variieren: Blutplättchen enthalten zwischen 2 und 6, Nervenzellen etwa 10 000 und 1 Eizelle mehrere 100 000 Mitochondrien.[96]

Info

Die Energiegewinnung im menschlichen Körper

Der Energiestoffwechsel fängt mit der Aufnahme von Nahrung an. Über die Lebensmittel werden Eiweiße, Kohlenhydrate und Fette zugeführt. Im Mund beginnt die Zerkleinerung und Aufschlüsselung dieser Nährstoffe, was sich im Magen-Darm-Trakt fortsetzt. Die assimilierten Stoffe gelangen in die Zelle.[97] Dies sind Aminosäuren aus den Proteinen, Glukose und Glykogen aus den Kohlenhydraten und Fettsäuren aus den Lipiden. Das gemeinsame Abbauprodukt dieser drei großen Nährstoffgruppen ist Acetyl-CoA, das in den Mitochondrien ent-

Makro- und Mikronährstoffe zur Energiegewinnung

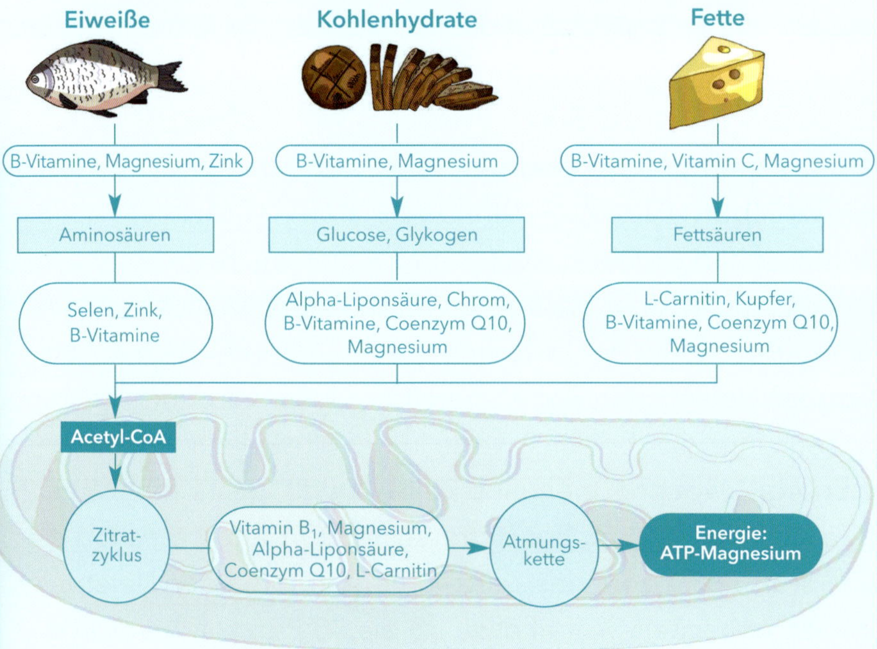

Augen 215
Coenzym Q10 160
Fortpflanzung 231
Magen-Darm-Trakt 209
Nerven 195
Vitamin C 161

Beeren 221
Coenzym Q10 48
Kurkuma 223
Magnesium 168
Tamarindenfrucht 136
Traubenkernextrakt 247

steht.[98] Dieses zentrale Molekül des Energiestoffwechsels gelangt dann in den Zitronensäurezyklus. Bei der ersten Reaktion des Moleküls entsteht Zitrat, was diesem Teil des Stoffwechselprozesses (siehe Seite 162) den Namen gegeben hat. Eine Aufgabe des Zitratzyklus und der sich anschließenden Atmungskette besteht in der Bildung von Energie in Form von ATP (Adenosintriphosphat).[99]

Um die Leistung der Energiekraftwerke besser einschätzen zu können, vergegenwärtigen Sie sich bitte: Frauen bilden pro Tag etwa 67 Kilogramm und Männer 87 Kilogramm ATP. Das ist manchmal mehr, als der einzelne Mensch insgesamt wiegt. Hochleistungssportler können in einer einzigen Minute sogar über 1 Kilogramm ATP produzieren.[100]

Magnesium: Essenziell für die Energiegewinnung

Um die Nahrung in kleinere Bestandteile zu zerlegen, braucht es Magnesium. Auch für die Bildung des Schlüsselbausteins Acetyl-CoA ist das Mineral erforderlich.[101] Im Citratzyklus sind sechs von acht Schritten von Magnesium abhängig.[102] Die fertig gebildete Energiewährung ATP ist darüber hinaus in einem Komplex mit Magnesium-Ionen gebunden.[103]

Wie Fluoride den oxidativen Stress der Mitochondrien verschärfen

„Fluoride blockieren viele biochemische Systeme und stören die Lebensfunktionen schwerwiegend."
George Waldbott[104]

Die Energiegewinnung in unserem Körper erfolgt durch Verbrennung, Oxidation. Während dieses Prozesses wird Energie in Form von Wärme frei,[105] was die Körpertemperatur auf etwa 37 °C hält. Der größte Teil der Energie wird an Phosphatbindungen übertragen, wobei schließlich ATP entsteht.[106] Dabei werden auch hochreaktive Sauerstoffverbindungen wie Singulettsauerstoff ($^1O_2$), Stickstoffmonoxid (NO), Stickstoffdioxid (NO_2) und Wasserstoffperoxid (H_2O_2) gebildet. Darüber hinaus werden freie Radikale wie Superoxidanion ($O_2^{-\cdot}$), Hydroxylradikal ($HO^\cdot$) und das Peroxylradikal ($HO_2^\cdot$) produziert.[107] Alle genannten Stoffe fallen bei der Energiegewinnung in den Mitochondrien an.[108]

Fluoride begünstigen zum einen die Produktion von Superoxid ($O_2^{-\cdot}$) und weiteren reaktiven Sauerstoffspezies.[109] Zum anderen hemmen die „falschen Freunde" **SOD**, **GSH** und **Katalase**.[110] Dabei handelt es sich um antioxidative Enzyme, die als Kontrolleure den Körper vor Schäden durch freie Radikale schützen sollen.

Für wissenschaftlich Interessierte

SOD steht für **S**uper**o**xid**d**ismutase: Es handelt sich um Metalloproteine mit Kupfer-, Mangan- oder Zink-Ionen. Diese können toxische Superoxidanion in Sauerstoff und Wasserstoffperoxid umwandeln: $2\ O^-_2 + 2H^+ \rightarrow O_2 + H_2O_2$.[111] Fluoride binden sich einerseits an dieses wichtige Enzym und hemmen es so.[112] Andererseits stimulieren sie durch die Bildung von freien Radikalen die Enzymaktivität dieses Biokatalysators.[113] Diese Ausgleichsfunktion ist ein möglicher Grund, warum sich eine Fluoridvergiftung nicht in einer Änderung der SOD-Aktivität zeigt.[114]

F⁻
Enzyme 151
freie Radikale 143
Stickstoffmonoxid 187
Vitamin C 161

Beeren 221
Kurkuma 223
Tamarindenfrucht 136
Traubenkernextrakt 247

Katalase spaltet das toxische Wasserstoffperoxid in Wasser und Sauerstoff: $2H_2O_2 \rightarrow 2H_2O + O_2$.[115]

GSH (reduziertes Glutathion): Es wirkt als Antioxidans, indem es manche Biokatalysatoren vor einer Oxidation schützt.[116] Zahlreiche Enzyme benötigen GSH. Dies ist die reduzierte Form von Glutathion. Beispielsweise kann Wasserstoffperoxid durch das Enzym Gluthationperoxidase entgiftet werden, wozu es als Co-Faktoren neben Glutathion auch Selen braucht (siehe Abbildung Seite 161).[117]

Fluorhaltige Medikamente und ihre Wirkung

Von einigen fluorhaltigen Medikamenten ist bekannt, welche Enzyme sie blockieren: Fluoracetat (Rodentizid) hemmt die Aconitase[118] des Zitratzyklus. Dieses Enzym ist gerade für die ersten Schritte dieses Stoffwechselprozesses wichtig. Fehlt es, wird die Energiegewinnung gestoppt und es kann zum Zelltod kommen.[119]

Auch von anderen fluorhaltigen Medikamenten (Fluoxetin und Trovafloxacin) ist bekannt, dass sie diesen wichtigen Zyklus stören.[120]

Vorsicht Falle! Durch die Beeinträchtigung antioxidativ wirkender Enzyme durch Fluoride steigt die Zahl der reaktiven Sauerstoffverbindungen in den Mitochondrien. In der Folge kommt es zu einer Zerstörung mitochondrialer Komponenten, wie der Phospholipid-Membran und schließlich zur Apoptose, dem gezielten Zelltod.[121]

Raus aus der Falle! Untersuchungen ergaben, dass die Behandlung mit Tamarinden-Saat-Extrakt, Brombeeren und Antioxidantien wie Vitamin C oder Quercetin* vor oxidativen Änderungen durch Fluoride schützen.[123]

Zudem kann man Mitochondrien mit *mitotropen Mikronährstoffen* unterstützen. Dies sind Verbindungen, die für das Funktionieren der Energiekraftwerke wichtig sind:

- ✓ Aminosäuren: L-Carnitin, L-Glutathion, Kreatin, Taurin;
- ✓ Vitaminoide: α-Liponsäure, Coenzym Q10 als Ubichinon; und Ubichinol;

Coenzym Q10 160
Enzyme 151
Zitratzyklus 162
Brombeere 221
Coenzym Q_{10} 48
Tamarindenfrucht 136

* Ein Polyphenol, also ein gelber Pflanzenfarbstoff. Viel davon ist enthalten in manchen Apfelsorten, Zwiebeln, Petersilie, Salbei, *Ginkgo biloba*, Trauben, dunklen Kirschen und Beeren, vor allem in der Fruchtschale[122]

- ✓ Vitamine: Vitamin A, Vitamin-B-Komplex: Vitamin B_1 (Thiamin), Vitamin B_2 (Riboflavin), Vitamin B_3 (Niacin), Vitamin B_5 (Pantotensäure), Vitamin B_9 (Folsäure) und Vitamin B_{12} (Cobalamin), Vitamin C, Vitamin D, Vitamin E, Vitamin K;
- ✓ Spurenelemente: z. B. Eisen, Kupfer, Mangan, Selen, Zink;
- ✓ Mineralstoff: Magnesium
- ✓ und Omega-3-Fettsäuren: EPA, DHA.[124]

Von manchen dieser Nährstoffe ist bereits bekannt, dass sie durch Fluorverbindungen aufgebraucht werden:

Coenzym Q10: Fluoride hemmen den mitochondrialen Schrittmacher

Aus Tierstudien weiß man, dass Fluoride das Coenzym Q10 im Gehirn reduzieren.[125] Coenzym Q10 ist ein Vitaminoid. Es kommt in allen Zellen vor, daher wird es auch Ubichinon (oxidierte Form) bzw. Ubichinol (reduzierte Form) genannt, abgeleitet vom lateinischen *ubiquitär* für „überall vorkommend". Es ist im Stoffwechsel unserer Mitochondrien als wichtiges Antioxidationsmittel essenziell.

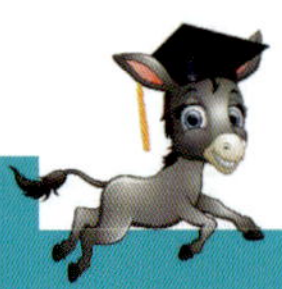

Gehirn 192
Vitamin C 161
Beeren 221
Cholesterin 190
Coenzym Q10 48
Kurkuma 223
Magnesium 168
Tamarindenfrucht 136
Traubenkernextrakt 247
Vitamin D 88

Für wissenschaftlich Interessierte

Die oxidierte Form, das Ubichinon$_{ox}$, kann Elektronen aufnehmen. Durch die Aufnahme von einem Elektron bildet sich das Semiquinon-Radikal ($^{\cdot}$QH), das viele Stoffwechselprozesse reguliert. Durch ein weiteres Elektron entsteht die reduzierte Form, das Ubichonol$_{red}$. Dieses ist ein starkes fettlösliches Antioxidans. Allein oder zusammen mit Vitamin E schützt es Mitochondrien vor oxidativen Schäden. Bei diesem Elektronentransfer sind Selen und Zink beteiligt.[126]

Redoxabhängige Wirkung von Coenzym Q10

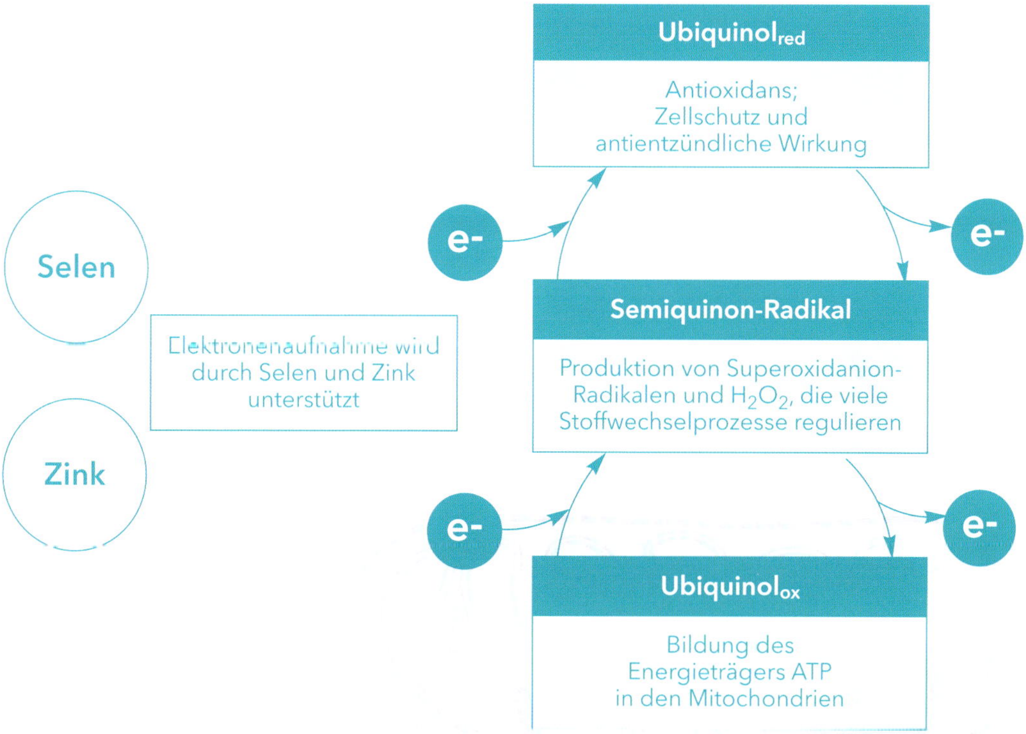

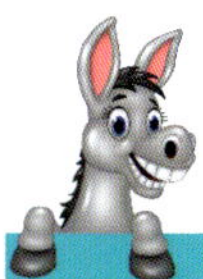

Fazit

Coenzym Q10, und Vitamin C helfen dabei, Vitamin E – ebenfalls ein Antioxidans – wieder einsatzbereit zu machen, nachdem dieses Radikale abgefangen hat.[127]

Vitamin C und Fluoride

Fluoride im Blutserum und in den weißen Blutkörperchen reduzieren Vitamin C.[128] Bei einer Fluorose ist Vitamin C zudem im Gewebe verringert.[129]

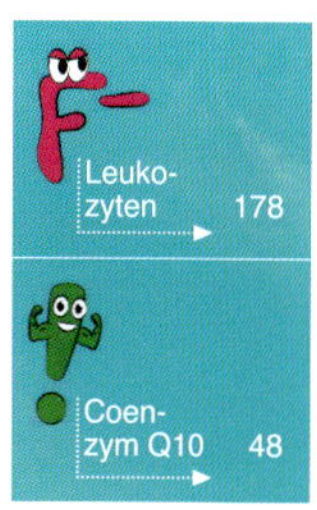

Drehscheibe des Stoffwechsels: Der Zitratzyklus

Neben der Energiegewinnung werden im Zitonensäurezyklus Biosynthesevorstufen beispielsweise für Amino- und Fettsäuren, Steroide sowie Häm gebildet.[130]

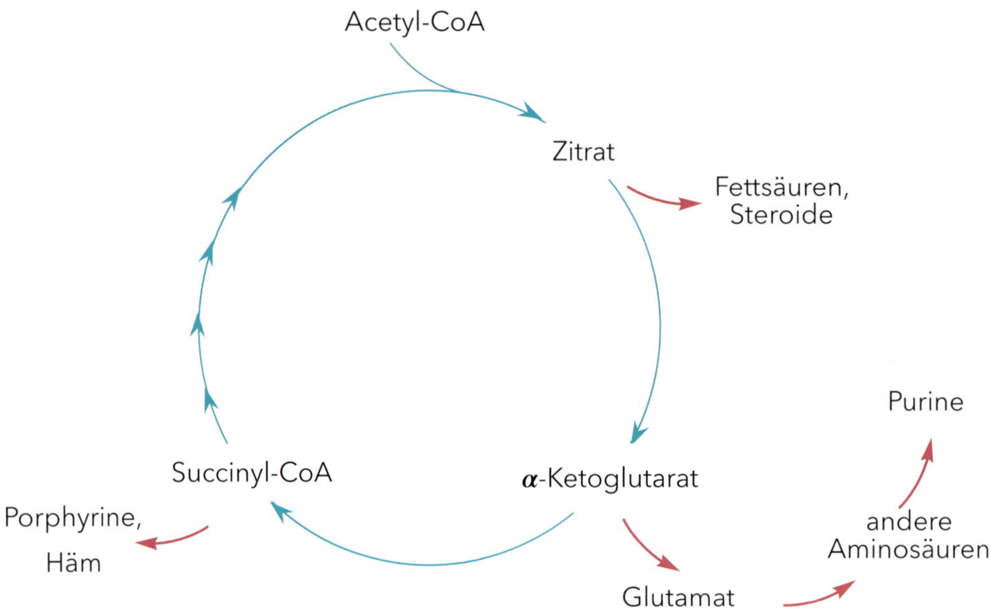

Das *Häm*-Molekül befindet sich als Baustein im Hämoglobin (roter Blutfarbstoff), im Myoglobin (Muskelfarbstoff) und in zahlreichen Enzymen.[131]

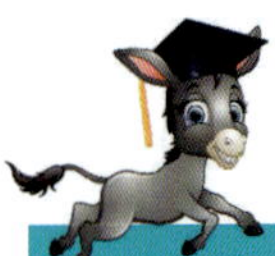

Für wissenschaftlich Interessierte

Eine In-vitro-Studie konnte zeigen, dass Natriumfluorid die Freisetzung von Zytochrom C (ein Häm-Molekül)[132] aus den Mitochondrien ins Zellplasma hemmt. Zytochrom C ist ein Bestandteil der Atmungskette und sitzt locker in der inneren Mitochondrien-Membran. Wird die äußere Membran der Zellorganellen zerstört, dann gelangt es in das Zellplasma und hat dort die

Enzyme 151
Erythrozyten 180
Hormone 198
Muskeln 211

Aufgabe, den programmierten Zelltod einzuleiten. Das bedeutet, die Zelle baut sich nach einem festgelegten Programm ab. Dies erfolgt so, dass die Nachbarzellen nicht beeinträchtigt werden. Voraussetzungen für diesen Prozess sind, dass ATP (Energie) vorhanden ist und der pH-Wert im sauren Bereich liegt.[133]

Natriumfluorid stört darüber hinaus einige andere Verbindungen, sodass weniger ATP gebildet wird. Die anhaltende Hemmung dieser Faktoren führt zu einer Aufnahme von Stickstoffmonoxid, was die mitochondriale Atmung reduziert, da es die Bindungskapazität von Zytochrom C für Sauerstoff verringert.[134]

Durch den Zitronensäurezyklus entstehen auch Steroide, die zur Produktion von *Steroidhormonen* wichtig sind. Die Bildungsorte, die Hormon-Namen und deren Aufgabe können Sie der Tabelle entnehmen. Daraus wird auch ersichtlich, welche Bereiche betroffen sein können, wenn der Aufbau der Hormone gestört ist.

Steroidhormone: Abkömmlinge des Cholesterins[135]

Wird gebildet in …	Hormon	Funktion
Haut, Niere, Leber	**Vitamin D**	1. Aktivierung Tausender Gene 2. Steigerung der Aufnahme von Kalzium, Magnesium und Phosphor
Nebenniere	**Aldosteron**	Regulation von Elektrolyt- und Wasserhaushalt, Blutvolumen und Blutdruck
Nebenniere	**Cortisol**	1. Dient der Energieversorgung: stellt Energie in Form von Glukose, Fettsäuren und Eiweiß zur Verfügung 2. Knochenabbau 3. Antientzündliche Eigenschaften 4. Antiallergische Effekte 5. Immunsuppressive Wirkung
Hoden	**Testosteron**	Männliches Sexualhormon 1. Härtung des Zahnschmelzes 2. Geschlechtsdifferenzierung und -entwicklung: Wachstum von Hoden und Penis in der Pubertät, Ausbildung der sekundären Geschlechtsmerkmale (Stimmbruch, Bartwuchs, Behaarung), Auslösung und Stimulierung des Geschlechtstriebs (Libido) 3. Spermienbildung

Natriumfluorid 131
Stickstoffmonoxid 187
Traubenkernextrakt 247

Wird gebildet in ...	Hormon	Funktion
Hoden	**Testosteron**	4. Anabole Wirkung: Erhöhung der Eiweißbildung und damit Steigerung des Muskel- und Knochenwachstums 5. Förderung der Blutbildung (Hämoglobin) 6. Aggressivität, Tatkräftigkeit 7. Bei erblicher Belastung: Glatzenbildung
Ovarien, Nebennierenrinde	**Östrogene**	Weibliches Sexualhormon 1. Geschlechtsdifferenzierung: Wachstum der Brüste 2. Stimulierende Wirkung auf Haut, Schleimhaut und Knochenstoffwechsel 3. In der ersten Zyklushälfte Stimulierung der Gebärmutterschleimhaut allein, in der zweiten Zyklushälfte zusammen mit Progesteron
Gelbkörper (bei Schwangeren wird Progesteron auch von der Plazenta gebildet)	**Progesteron**	Weibliches Sexualhormon 1. Bereitet die Gebärmutter auf die Einnistung einer befruchteten Eizelle vor 2. Wirkt in der Niere dem Aldosteron (s.o.) entgegen 3. Erhöhung der Körperkerntemperatur 4. Hemmung der glatten Muskulatur in der Gebärmutter und im Verdauungstrakt[134]

Info

Mitochondrien: Wiege der Gesundheit

Bei der Befruchtung stammt fast die gesamte mitochondriale DNA von der Mutter, da so gut wie alle Mitochondrien von ihr beigesteuert werden. Somit wird das mitochondriale Erbmaterial maternal vererbt.[136] Anders ausgedrückt: Sollte die Mutter mitochondriale Störungen aufweisen, werden sie mit hoher Wahrscheinlichkeit ans Kind weitergegeben. Da Fluoride nachweislich die Wirkungsweise dieser Energiekraftwerke stören, ist es gerade vor und während der Schwangerschaft ratsam, die Aufnahme möglichst aller Fluorverbindungen zu vermeiden, denn diese können die Gesundheit des Kindes massiv schädigen. Genaueres dazu erfahren Sie im Kapitel: *Fluoride gefährden die Menschheit* (siehe Seite 231).

F-
DNA 153
Fortpflanzung 231
Hoden 204
Muskeln 211
Schwangerschaft 232

Traubenkernextrakt 247

Wieso Mitochondrien besonders empfindlich auf Antibiotika reagieren

Nach der Endosymbionten-Theorie waren Mitochondrien ursprünglich Bakterien. Vor etwa einer Milliarde Jahren haben Archebakterien diese Einzeller in sich aufgenommen. Sie erlangten damit einen Evolutionsvorteil, nämlich eine effektivere Energiebildung. Diese Verwandtschaft mit Bakterien erklärt, wieso Mitochondrien empfindlich auf Antibiotika reagieren: Antibiotika agieren gegen das Leben*, insbesondere von Bakterien.[137]

Mitochondrien enthalten eine eigene ringförmige DNA und haben damit die Fähigkeit zur Reproduktion.[138] Mittels der mitochondrialen DNA kann das Zellorganell zudem etwa 15 Prozent der von ihm benötigten Proteine selbst herstellen. Die Mutationsrate dieses Erbguts ist jedoch um den Faktor 10 bis 20 höher als die der DNA im Zellkern. Mitursächlich sind, dass dieses Erbmaterial nicht durch Histone geschützt wird und es keine Reparaturmechanismen gibt, wie dies im Zellkern der Fall ist. Darüber hinaus fallen in den Mitochondrien höhere reaktive Sauerstoffnebenprodukte und damit mehr freie Radikale an.[139]

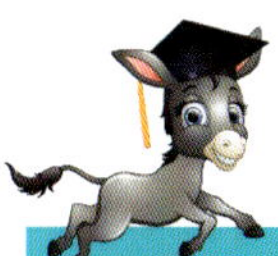

Für wissenschaftlich Interessierte

Fluoride und die mitochondriale DNA

Wissenschaftler konnten nachweisen, dass der Antibiotika-Wirkstoff Fluorchinolon Ciprofloxacin das Erbgut der Mitochondrien schädigt. Verantwortlich dafür ist die Hemmung des Enzyms Topoisomerase II, das mit ATP (Energiewährung des Körpers) und Magnesium zusammen die DNA kontrolliert.[140] Durch diese Störung verringern sich die Reproduktion der Mitochondrien und deren Energieproduktion.[141]

F⁻
DNA 153
freie Radikale 143

Beeren 221
Kurkuma 223
Magnesium 168
Traubenkernextrakt 247

* *Anti-*: gegen, *bios*: Leben

Störungen der Mitochondrien und ihre Auswirkungen auf den Organismus[142]

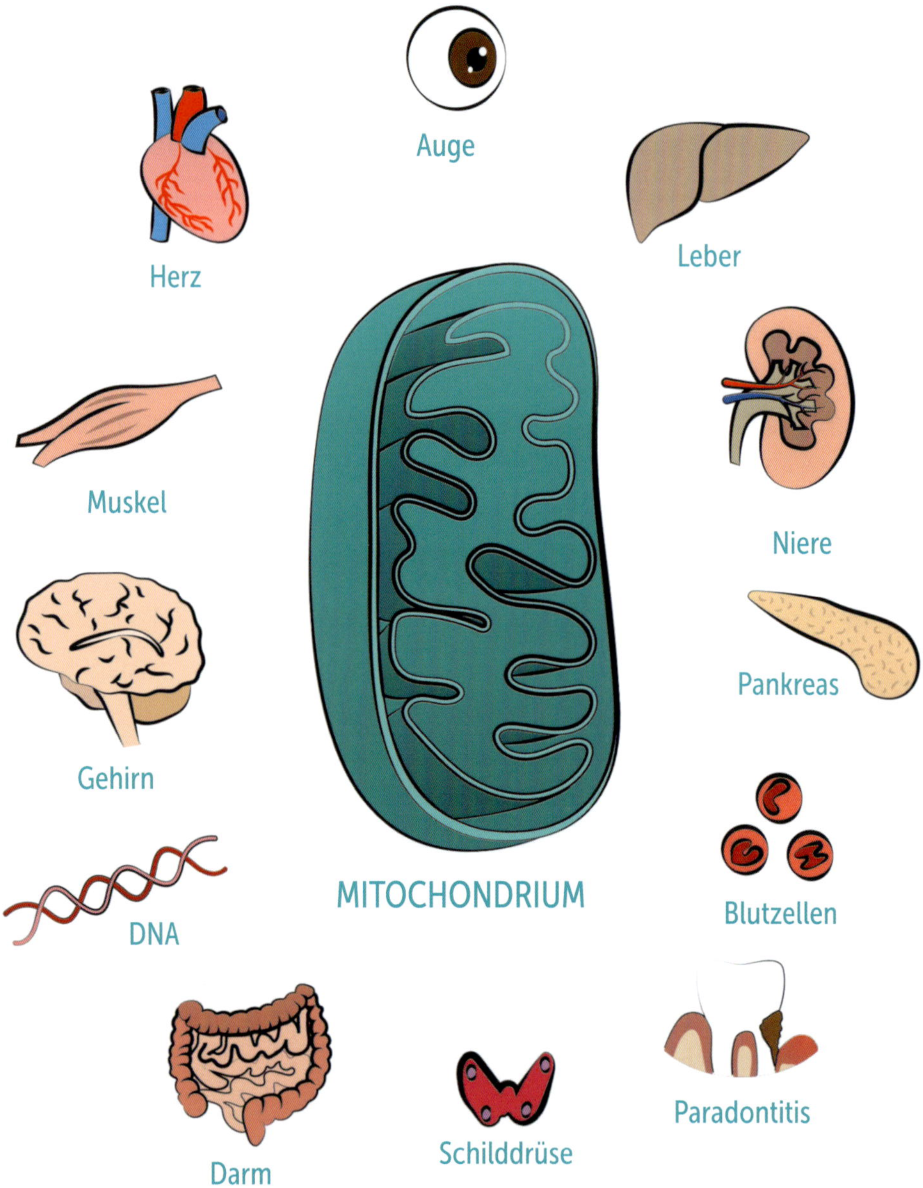

Mitochondriale Erkrankungen

Bereits diese Einblicke in die Wirkungsweise der Mitochondrien legen nahe, dass sich eine Störung der Energiekraftwerke vielfältig auswirken kann.

Folgende Erkrankungen stehen mit einer Funktionsstörung der Mitochondrien im Zusammenhang:

- ✓ Augenerkrankungen
- ✓ chronisch-entzündliche Erkrankungen des zentralen Nervensystems (z. B. *multiple Sklerose*)
- ✓ neurodegenerative Erkrankungen (*Alzheimer*, *Parkinson*)
- ✓ neurologische Erkrankungen (z. B. *amyotrophe Lateralsklerose*), chronisches Erschöpfungssyndrom, Restless-Legs-Syndrom
- ✓ neuropsychiatrische Erkrankungen (z. B. ADHS, Autismus, Depression)
- ✓ hormonelle Erkrankungen (z. B. *Diabetes mellitus*, Schilddrüsenunterfunktion)
- ✓ Parodontopathien: Erkrankungen des Zahnhalteapparates
- ✓ Herz-Kreislauf-Erkrankungen (z. B. Herzinsuffizienz, *Kardiomyopathie*, Herzrhythmusstörungen)
- ✓ Lebererkrankungen
- ✓ Nierenerkrankungen
- ✓ Tumore[143]

Möchten Sie gern nähere Informationen zu den Erkrankungen haben, die mit den mitochondrialen Störungen in Zusammenhang stehen, und welche Rolle Fluoride dabei spielen, helfen Ihnen die Angaben im nebenstehenden Kasten weiter.

Augen 215
ALS 195
Alzheimer 193
Autismus 235
Diabetes 203
DNA 153
Gehirn 192
Herz 197
Hormone 198
Krebs 204
Leber 208
Magen-Darm-Trakt 209
multiple Sklerose 193
Muskeln 211
Nieren 212
Parodontitis 46
Restless-Legs-Syndrom 213
Schilddrüse 200

Raus aus der Fluorid-Falle!

Viele Menschen leiden an einem Magnesiummangel, der durch die Zufuhr von Fluorverbindungen verstärkt wird. Da Magnesium sowohl an der Produktion als auch am Transport der Energiewährung ATP und darüber hinaus an den meisten Vorgängen in der Zelle beteiligt ist, verwundert es nicht, dass ein Mangel massive Folgen hat. Andererseits kann man mittels Magnesiumgaben vielen Symptomen und Erkrankungen, die durch Fluoride begünstigt werden, entgegenwirken. Zum Glück gibt es einfache Wege, den Körper gut mit diesem Tausendsassa des Stoffwechsels zu versorgen.

Magnesium: Tausendsassa des Stoffwechsels

Zu 95 Prozent befindet sich Magnesium innerhalb der Zelle. Hier koordiniert es Kalzium, Kalium und Natrium. Es stabilisiert die Zellen,[1] beeinflusst die Zellvermehrung und -differenzierung.[2] Fehlt das Mineral, stockt die Synthese des Erbguts.[3]

Aluminium 123
Aluminiumfluorid 237
ATP 156
DNA 153
Enzyme 151
Kalzium 77
Leber 208
Mitochondrien 155
Quecksilber 43
Schwermetalle 43
Zitratzyklus 162

Kurkuma 223
Traubenkernextrakt 247
Vitamin D 88

Zur Energieproduktion in den Mitochondrien wird Magnesium gebraucht, damit der Körper Kohlenhydrate, Fette und Aminosäuren zu Acetyl-CoA (siehe Seite 156) umwandeln kann.[4] Daraus wird im Zitronensäurezyklus die Energiewährung ATP gebildet. Dieser Prozess umfasst 8 Schritte, bis auf 2 sind alle von Magnesium abhängig.[5] ATP ist zudem in einem Komplex mit Magnesium-Ionen gebunden.[6] 700 bis 800 unterschiedliche Biokatalylysatoren, die ATP brauchen, sind von Magnesium abhängig.[7] Das bedeutet, dass das Mineral an etwa 80 Prozent der metabolischen Funktionen beteiligt ist.[8] Magnesium hilft, wichtige Entgiftungsenzyme bspw. in der Leber zu aktivieren, und leitet so toxische Stoffe und Metalle wie Aluminium, Blei und Quecksilber aus dem Körper aus.[9]

Darüber hinaus hat Magnesium einen positiven Einfluss auf den Fettstoffwechsel. Neben dem Schutz vor Gefäßverkalkungen verringert es auch Kalzium-Ablagerungen in Organen und Zähnen (Zahnstein).

Zudem ist Magnesium an der Freisetzung von Hormonen beteiligt und gleicht Hormonwirkungen sowie Nervenimpulse aus.[10] Beispielsweise unterstützen sich Magnesium und Vitamin D gegenseitig.

Magnesiummmangel

Ein chronischer Magnesiummangel führt zu einem schnelleren Altern, zu Herz-, Gefäß- und Stoffwechselerkrankungen. Folgen können sein: Magen-Darm-Beschwerden, Nierensteine, Diabetes, Herzinfarkt, Schlaganfall, *Osteoporose*, Muskelbeschwerden (Krämpfe, Nacken- und Rückenschmerzen, Verspannungen, Zuckungen sowie Knirschen und Pressen mit den Zähnen), neuromuskuläre sowie neurologische Probleme (Alzheimer, Depression, Geräuschempfindlichkeit, Kopfschmerzen, Kraftlosigkeit, Reizbarkeit, Schwäche, Stressanfälligkeit, Tremor, Verwirrtheit), Schwangerschaftskomplikationen (Bluthochdruck, Erbrechen, Früh- und Fehlgeburten, *Eklampsie* [Krampfanfälle], Ödeme, Schwangerschaftsdiabetes, vorzeitige Wehen). Bei Säuglingen kann sich ein Magnesiummangel zeigen durch eine erhöhte Infektanfälligkeit, eine verstärkte Krampfbereitschaft und durch Fieber beim Zahnen.[11]

F–
Alzheimer 193
Arteriosklerose 187
Diabetes 203
Fehlgeburt 232
Herz 197
Hormone 198
Immunsystem 186
Kalzium 77
Magen-Darm-Trakt 209
Muskeln 211
Nieren 212
Osteoporose 76
Schlaganfall 187
Schwangerschaft 232
Zähne 28
Zähne: Knirschen + Pressen 44

Den Magnesiumstatus bestimmen

Magnesium ist das Mineral, das am häufigsten im Defizit ist, was leider oft unerkannt bleibt.[12] Ein Grund liegt darin, dass der Magnesiumspiegel im Blut so gut wie keine Aussage zur Versorgung des Körpers und der Organe und Gewebe mit dem Mineral erlaubt. Im Gegenteil: Oft ist das Blutbild in Ordnung, in den Zellen herrscht jedoch ein Defizit an Magnesium.[13]

Coenzym Q10 48
Kalzium 86
Kurkuma 223
Ölziehen 70
Tamarindenfrucht 136
Traubenkernextrakt 247
Vitamin D 88
Vitamin K_2 86

Eine gewisse Aussagekraft hat der **Erythrozytentest:** Die roten Blutkörperchen (Erythrozyten) haben eine Lebenszeit von 120 Tagen. Somit gibt die Messung des Magnesiumspiegels in den Erythrozyten eine Auskunft über die Versorgung der letzten 4 Monate.[14]

Vor 1963 galten Werte von 5,0 bis 7,0 Milligramm pro Deziliter als normal. Heute spricht man von einem Mangel, wenn der Wert unter 5,5 Milligramm pro Deziliterliegt.[15] Im Erythrozytentest beträgt der optimale Magnesiumspiegel 6,0 bis 6,5 Milligramm pro Deziliter.[16] Die Referenzwerte scheinen die Labore allerdings eher willkürlich festzulegen. Die Entwicklung der letzten Jahre hat immer wieder gezeigt, dass diese Werte weniger den wissenschaftlichen Erkenntnissen entsprechen, sondern sich eher am Durchschnitt in der Bevölkerung orientieren.

Labore, die diese Untersuchung anbieten, finden Sie im Anhang (siehe Seite 268).

Wie lang dauert es, einen Magnesiummangel auszugleichen?

Wie schnell ein Magnesiummangel behoben ist, hängt von der Art der Supplementierung ab. Am effektivsten geht es über eine intravenöse Gabe. Das dauert etwa 2 Wochen. Über die Haut braucht es etwa 4 bis 6 Wochen. Bei einer oralen Substitution (Tabletten) benötigt es 4 bis 12 Monate.

Gerade die Aufnahme über die Haut ist einfach und geht vergleichsweise schnell und Sie können diese Anwendung eigenständig durchführen. Meine persönliche Präferenz bei der Magnesiumzufuhr: Fußbäder mit Zechsteiner Magnesium.

Magnesium zuführen – Einfach und günstig

Zechsteiner Magnesium

Das Zechsteiner Meer ist ein Urmeer, das vor etwa 250 Millionen Jahren eingetrocknet ist. Es reicht von Nordengland über die Niederlande, Deutschland und Polen bis nach Russland. Im Jahr 1982 gelang es erstmals, die Magnesiumchlorid-Schicht, die sich in etwa 1600 bis

F– Erythrozyten 180

2000 Metern Tiefe befindet, zu erreichen.[17] Das Wasser im offenen Meer hat einen Magnesiumgehalt von 1300 Milligramm pro Liter. In reinem Magnesium-Öl, wie es aus dem Zechsteiner Urmeer gewonnen wird, liegt die Magnesiumkonzentration bei 80 000 Milligramm pro Liter.[18]

Magnesium-Öl

Magnesium-Öl stammt aus dem Zechsteiner Meer. Es ist kein Öl, sondern eine Salzlösung, die sich jedoch ölig anfühlt. Ursächlich ist, dass Magnesiumchlorid extrem stark Wasser bindet. Somit bleibt Magnesiumchlorid fast immer feucht, was die Resorption über die Haut erleichtert.[19]

Um das Magnesium-Öl direkt auf die Haut aufzutragen, sind Sprüh- oder Roll-On-Deo-Flaschen hilfreich. Manche Anwender empfinden es als unangenehm, wenn das Öl auf der Haut abtrocknet, da es anfangen kann zu jucken oder zu brennen. Ist das zu störend, können Sie das Magnesium auch 1 zu 1 mit destilliertem Wasser verdünnen. Vertragen Sie diese Lösung, steigern Sie allmählich die Konzentration. Optimal ist es, wenn Sie das Magnesium-Öl zumindest ½ Stunde auf der Haut belassen. Danach können Sie es einfach mit einem Waschlappen oder unter der Dusche abwaschen.

Probieren Sie aus, auf welchen Hautstellen es sich am angenehmsten anfühlt. An diesen Stellen sollten Sie keine Bodylotion oder sonstige Pflege- oder Kosmetikprodukte verwenden. Besonders gut geeignet sind die Achselhöhlen, da sich hier Schweißdrüsen befinden, die die Aufnahme verbessern. Dabei wirkt das Magnesium-Öl auch als Deodorant: Es hemmt das Wachstum von Erregern, die für die Bildung von schlechten Gerüchen verantwortlich sind.[20]

Beim Knirschen und Pressen empfiehlt es sich, das Öl auf Wangen und Schläfen einzumassieren. Achten Sie darauf, dass es nicht in die Augen oder auf offene Hautstellen (z. B. Pickel) gelangt. Bei starken Verspannungen ist es möglicherweise zunächst etwas schmerzhaft, wenn sich der Muskel endlich lockert.

Muskeln 211
Zähne: Knirschen + Pressen 44

Magnesium 168
Ölziehen 70
Vitamin D 88

Es kann auch ein leichter Juckreiz auftreten, der sich meist rasch legt. Ansonsten waschen Sie das Öl einfach wieder ab.

Bei schmerzenden Stellen können Sie die Anwendung öfter wiederholen, etwa 4- bis 5-mal täglich.[21] Gerade bei Muskelkrämpfen empfiehlt sich das Einmassieren in die betroffenen Areale. Beim Sport hilft diese Massage den Muskeln, schneller zu regenerieren und ausdauernder zu werden.[22]

Fußbäder mit Magnesium-Chips oder -Flakes

Durch Erhitzen des aus der Tiefe gewonnenen Magnesium-Öls auf über 165 °C verdampft das Wasser. Es bildet sich festes Magnesiumchlorid, das in Form kleiner Chips erhältlich ist. In 1 Gramm dieser Chips sind 120 Milligramm Magnesium enthalten. **Zechsteiner-Magnesiumchlorid eignet sich gut für Fußbäder.[23]**

Konzentrationen für das Magnesiumfußbad

Auf 5 Liter Wasser (mehr als 37 °C)	
300 g Magnesiumchlorid-Flakes	3-prozentige Lösung
400 g Magnesiumchlorid-Flakes	4-prozentige Lösung
500 g Magnesiumchlorid-Flakes	5-prozentige Lösung

Ein Fußbad ist eine einfache naturheilkundliche Methode, um die Blutgefäße zu erweitern und die Durchblutung anzuregen. Mit seiner wohligen Wärme ist ein Fußbad ein Balsam für gestresste Füße, stärkt das Immunsystem, beugt Erkältungen und Harnwegsinfektionen vor, hilft bei Menstruationsbeschwerden, Ein- und Durchschlafstörungen.[24]

Fußbäder mit Magnesium führen zu einem Ausgleich dieses wichtigen Minerals im Körper, sind einfach, effektiv und erschwinglich.

Immunsystem 186
Muskeln 211
Schlaf/Epiphyse 200

Kurkuma 223
Magnesium 168
Melatonin 199
Traubenkernextrakt 247

Untersuchungen konnten belegen, dass ein tägliches Fußbad von 15 Minuten einen Magnesiummangel innerhalb von wenigen Wochen beheben kann.[25]

Je höher die Konzentration (siehe Tabelle) und die Temperatur, desto besser nimmt die Haut das Magnesium auf. Daher genießen Sie das Fußbad so heiß, wie Sie es gut aushalten können. Das Wasser sollte eine Temperatur von mindestens 37 °C haben. Für viele ist eine Temperatur von 42 °C angenehm.

Wenn Sie das Bad mit sauberen Füßen durchführen, können Sie es auch mehrfach verwenden, indem sie das Wasser wieder aufwärmen.

Ansteigendes Fußbad

Mit einem ansteigenden Fußbad verstärken Sie die genannten Wirkungen. Dies ist jedoch bei Krampfadern und Herz-Kreislauf-Erkrankungen kontraindiziert.

Folgende Dinge sollten Sie für ein ansteigendes Fußbad vorbereiten:

- ✓ Fußbadwanne mit etwa 4 Litern Wasser, von etwa 35 °C Temperatur;
- ✓ 150 bis 500 Gramm Magnesiumchlorid-Flakes;
- ✓ Handtuch;
- ✓ 1 Liter heißes Wasser im Wasserkocher oder in Thermoskanne;
- ✓ ein Thermometer.

Vorgehensweise beim ansteigenden Fußbad

Befüllen Sie die Wanne mit dem warmen Wasser und lösen darin die Magnesiumchlorid-Flakes auf. Geben Sie Ihre Füße in das Bad und gießen Sie alle 2 bis 3 Minuten etwas heißes Wasser nach, sodass es sich auf 39 bis 42 °C erwärmt. Das sollten Sie mit dem Thermometer überprüfen. Nach 15 bis maximal 20 Minuten trocknen Sie Ihre Füße mit dem bereitgelegten Handtuch. Ruhen Sie sich danach aus und lassen Sie das Bad nach Möglichkeit eine halbe Stunde nachwirken.[26]

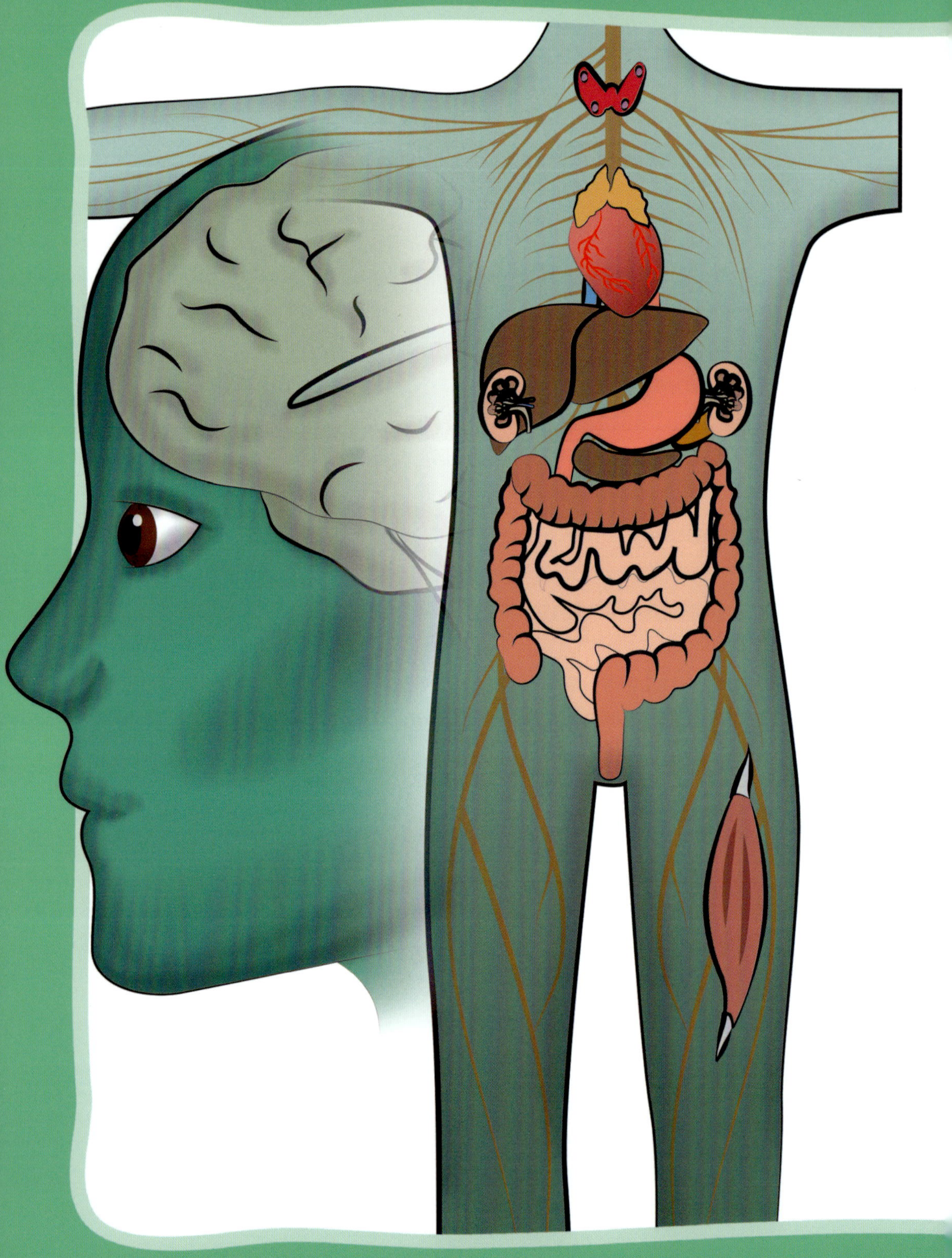

Die Wirkung von Fluoriden auf mobile Zellen, Organe und Gewebe

Fluorverbindungen stören die Bildung von Hormonen, Blut- und Abwehrzellen. Sie beeinträchtigen viele Organe und fördern die Entstehung zahlreicher Tumorerkrankungen. Betroffene zahlen für das, was Fluoride anrichten, nicht nur mit Geld, sondern auch mit Zeit, Lebensqualität und manchmal sogar mit ihrem Leben.

Die Wirkung von Fluoriden auf mobile Zellen, Organe und Gewebe

Was passiert, wenn Fluoride in den menschlichen Körper gelangen?

Fluoride können über die Atemwege, die Haut[1] und natürlich den Mund in den Körper eindringen. Von den aufgenommenen Fluoriden werden etwa 10 Prozent über den Stuhl ausgeschieden. Die übrigen etwa 90 Prozent, werden im Magen-Darm-Trakt resorbiert (etwa 25 Prozent davon im Magen und 75 Prozent im mittleren Dünndarmabschnitt)[2] und gelangen von dort in den Blutstrom.[3] 10 Minuten nach der Aufnahme steigt der Fluoridwert im Blutplasma über einen Zeitraum von 60 Minuten an. Es dauert 11 bis 15 Stunden, bis wieder der Wert vor der Fluoridaufnahme erreicht ist.[4]

Unterschiedliche Faktoren können die Fluoridverarbeitung im Körper beeinflussen. Dazu zählen Säure-Basen-Störungen, physische Aktivität, der Biorhythmus, Hämatokrit-Wert*, Hormone, Nierenfunktion, genetische Veranlagung sowie Essen und Trinken.[5]

Kinder speichern etwa 50 Prozent der Fluoride und Erwachsene um die 36 Prozent. Die Ausscheidung der restlichen Fluoride erfolgt zum Großteil über die Nieren und den Urin, während Speichel und Schweiß nur eine unbedeutende Rolle spielen.[6] 99 Prozent der im Körper verbliebenen Fluoride werden im mineralisierten Gewebe wie Knochen und Zähnen abgelagert und etwa 1 Prozent im weichen Gewebe.[7] Es ist bekannt, dass der Gehalt in Knochen durch eine andauernde Exposition mit den Jahren stetig zunimmt.[8]

F⁻
DNA 153
Erythrozyten 180
Hämatokrit 178
Hormone 198
Knochen 73
Leukozyten 178
Magen-Darm-Trakt 209
Nieren 212
Tee 117
Wasser 110
Zähne 28

Kalzium 86
Kurkuma 223
Magnesium 168
Tamarindenfrucht 136
Vitamin D 88
Vitamin K2 86

* Das Verhältnis der zellulären Anteile wie rote und weiße Blutkörperchen sowie den Thrombozyten zum flüssigen Bereich, dem Blutplasma (s. Abb. Seite 178)

Vorsicht Falle! Fluoride sind eine im Untergrund lauernde Gefahr, die stetig zunimmt.

Fluoride und ihre Wirkung auf unseren Lebenssaft, das Blut

„Blut ist ein sensitiver Indikator für zahllose Stoffwechselstörungen."
Abbas[9]

Blut besteht aus festen Bestandteilen wie den Blutplättchen (Thrombozyten), den roten (Erythrozyten) und weißen (Leukozyten) Blutkörperchen sowie dem flüssigen Plasma.[10]

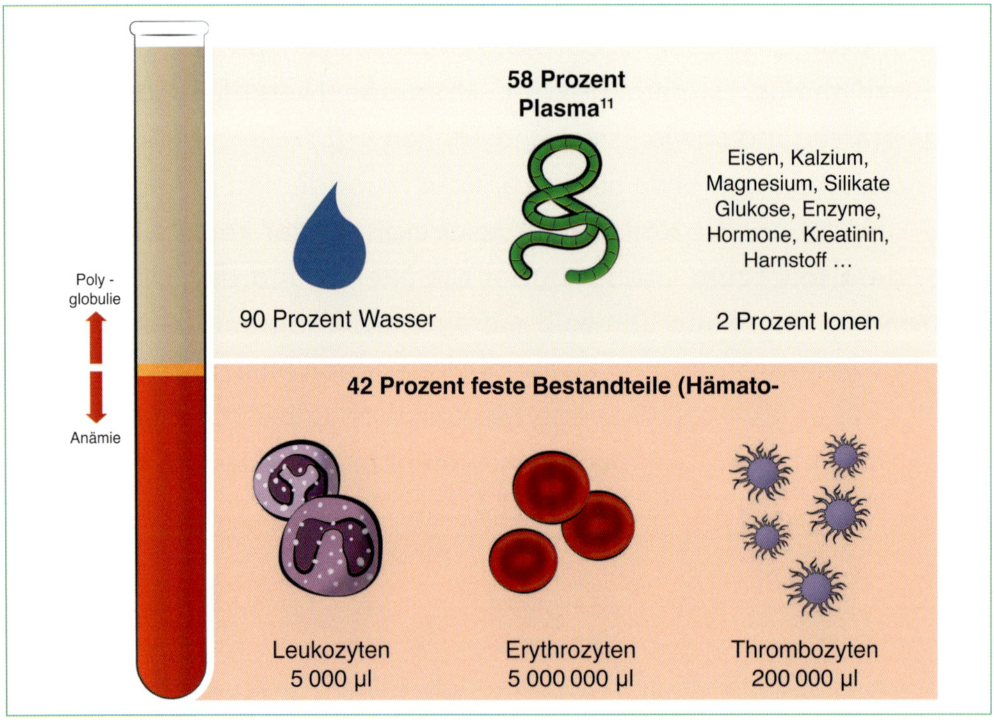

Die Zusammensetzung des Blutes

Im Blut befinden sich Fluoride zu etwa 75 Prozent im Plasma und zu 25 Prozent auf den roten Blutkörperchen. Im Blutplasma binden sich die Fluoride an Plasmaproteine.[12] Nach einer Fluoridexposition liegt die Plasma-Fluoridkonzentration bei 0,05 bis 0,2 Milligramm pro Liter. Nimmt man 10 Milligramm Fluorid am Tag zu sich über unterschiedliche Quellen wie Mundpflegeprodukte, Tee, fluoridiertes Trinkwasser, dann kann der Plasmawert auf 0,4 Milligramm pro Liter steigen.[13]

Fluoride bilden im Blut gern Fluorkomplexe mit Eisen, Kalzium, Magnesium oder Silikaten.[14] Somit rauben die „falschen Freunde" dem Körper diese wichtigen Stoffe.

Vorsicht Falle! Fluoride reagieren mit wichtigen Mineralstoffen und Spurenelementen, wodurch sie die Körperfunktionen schwächen.

Info

Eine einzige Zelle – Unterschiedliche Blut- und Abwehrzellen

„Im Knochen beeinflussen Fluoride die blutbildenden Zellen." Abbas[15]

Im roten Knochenmark findet die Blutbildung statt. Die hier ansässigen pluripotenten (viele Entwicklungsmöglichkeiten in sich tragenden) Knochenmarkstammzellen sind in der Lage, sich in fast alle Zelltypen des Bluts auszudifferenzieren. Dazu gehören:

- ✓ **Erythrozyten**, die roten Blutkörperchen, die den Sauerstoff transportieren
- ✓ **Thrombozyten**, die Blutplättchen, die beispielsweise für den Wundverschluss wichtig sind

Kalzium 77
Tee 117
Wasser 110

Filter 115
Magnesium 168
Mineralwässer 116
Ölziehen 70
Zahncreme 68

✓ **Unterschiedliche Abwehrzellen:**

- spezifische Abwehr: **B- und T-Lymphozyten**
- unspezifische Abwehr: **natürliche Killerzellen**, **Monozyten/ Makrophagen/Fresszellen, neutrophile Granulozyten**
- Zellen, die die Abwehr unterstützen: **eosinophile Granulozyten** und **basophile Granulozyten/Mastzellen**

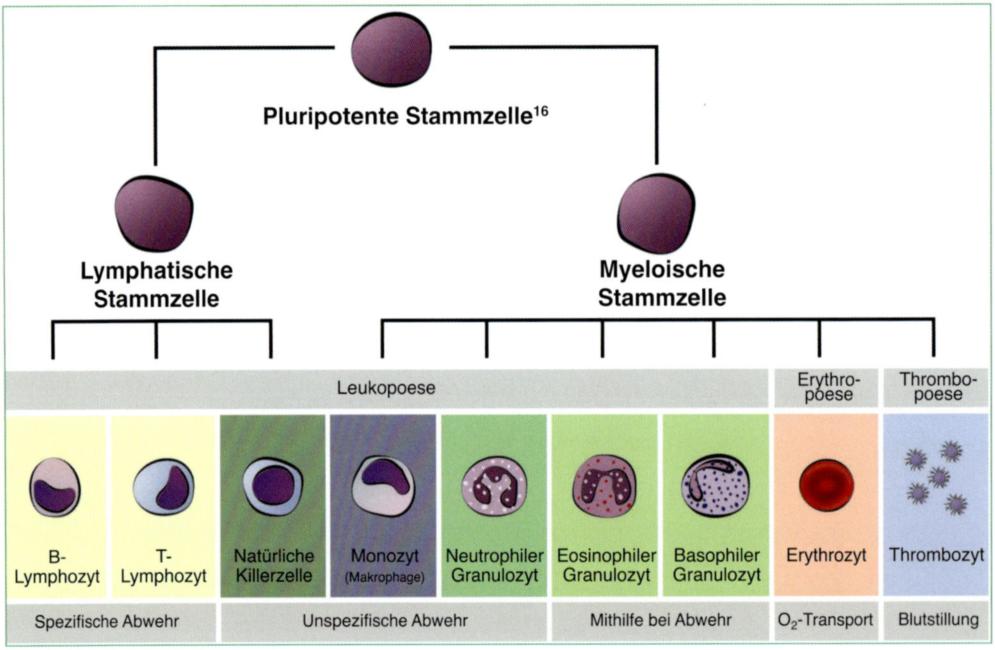

Die unterschiedlichen Blut- und Abwehrzellen, die aus einer Stammzelle entstehen

Rote Blutkörperchen werden lebenslang durch Fluoride geschwächt

Jede Sekunde entwickeln sich im roten blutbildenden Knochenmark 2,5 Millionen neue Erythrozyten. Zeitgleich wird die gleiche Menge hauptsächlich in der Milz abgebaut.[17] Im Verlauf seines Lebens legt ein Erythrozyt, der nur einen Durchmesser von 7,5 Mikrometern hat, 400 Kilometer zurück.[18] Durch die Fluoridbelastung des Kno-

F– Milz 186

chens werden zu wenige und fehlerhafte Erythrozyten produziert. Ein Grund ist, dass sich die „falschen Freunde" mit dem Eisen vergnügen, das dann nicht mehr für die Bildung des Hämoglobins in den roten Blutkörperchen verfügbar ist.[19] Darüber hinaus reagiert das negative Fluorid-Ion mit den Kalzium-Ionen der Erythrozytenmembran. Dadurch verkürzt sich die Lebenszeit der roten Blutkörperchen, sie sterben früher.[20] Die Folge ist Blutarmut, eine Anämie.[21] Bekanntermaßen transportieren die roten Blutkörperchen Sauerstoff im Körper. Bei einer Anämie ist dieser Prozess gestört, was sich beispielsweise in Müdigkeit und Energiemangel bemerkbar macht.

Für wissenschaftlich Interessierte

Mikroskopisch zeigen sich weitere Auffälligkeiten bei den Erythrozyten: Sie haben unterschiedliche Größen und Formen, einen erhöhten Anteil an Methämoglobin (oxidiertes Hämoglobin)[22], eine Veränderung des Hämatokrits (Anteil der festen Bestandteile des Blutes am Blutvolumen,[23] siehe Abbildung Seite 178) und weisen Heinz-Körperchen auf.[24]

Vorsicht Falle! Fluoride sind ein Grund für weniger Energie im Alltag, da sie die sauerstofftransportierenden roten Blutkörperchen, die Erythrozyten, in vielerlei Hinsicht schädigen.

Fluoride stören die weißen Blutkörperchen und damit die Abwehr

Im zentrifugierten Blut bildet sich oberhalb von den roten Blutkörperchen eine weiße Schicht (siehe Abbildung Seite 178). Diese besteht aus Leukozyten. Zu ihnen gehören Lymphozyten (B- und T-Lymphozyten), Monozyten (Vorläufer der großen Fresszellen) und Granulozyten (neutrophile, eosinophile und basophile). Alle dienen der Abwehr von Fremdstoffen und Krankheitserregern.[25]

Die verschiedenen Formen der weißen Blutkörperchen[26]

Lymphozyten		Monozyten	Granulozyten		
B-Lymphozyten	T-Lymphozyten	→ Fresszellen, Makrophagen	Neutrophile	Eosionophile	Basophile (→ Mastzelle)
Spezifische Abwehr		Unspezifische Abwehr		Mithilfe bei der Abwehr	

Durch die Fluoridbelastung der Knochen werden weniger dieser Zellen gebildet. So führt eine höhere Zufuhr an Fluoriden zu einer Verringerung der Leukozyten, einer Leukopenie, und der Lymphozyten, einer Lymphopenie[27] (siehe Seite 185) und damit zu einer schwächeren Immunabwehr. Wenn der Fluoridspiegel im Blut erhöht ist, büßen weiße Blutkörperchen auch an Bewegungsgeschwindigkeit ein.[28] Besonders schlimm trifft es die Monozyten und die neutrophilen Granulozyten, die die erste Abwehrfront bilden.[29] Dabei zeigen die neutrophilen Zellen eine verminderte Fressaktivität.[30]

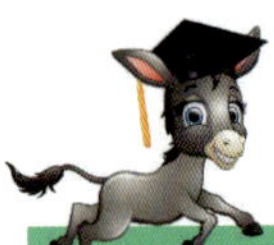

Für wissenschaftlich Interessierte

Zu den Monozyten, die sich in Makrophagen oder Fresszellen umwandeln können, gehören zirkulierende sowie einige ortsgebundene Zellen:

1. Blut: zirkulierende Monozyten
2. Blutgefäße: phagozytierende Endothelzellen
3. Lymphatisches Gewebe: Retikulumzellen
4. Lymphknoten: Lymphknotensinusmakrophagen
5. Haut (Epidermis): Langerhans-Zellen
6. Bindegewebe: Histiozyten

7. Knochen: Osteoklasten
8. Gehirn: Mikroglia
9. Leber: Kupffer-Zellen
10. Lunge: Lungemakrophagen
11. Milz: Milzsinusmakrophagen
12. Niere: intraglomeruläre Mesangiumzellen[31]

Von den meisten Geweben ist bereits bekannt, dass dort Erkrankungen auftreten, die durch Fluorverbindungen hervorgerufen werden.

Vorsicht Falle! Fluoride schwächen die Immunabwehr, da sie die weißen Blutkörperchen vielfältig schädigen.

Fluoride und behandlungsresistente Allergien

Zu den weißen Blutkörperchen gehören auch die basophilen Granulozyten. Nach ihrer Bildung im Knochenmark nutzen sie den Blutkreislauf, um zu ihrem Einsatzgebiet zu gelangen. Haben sie ihr Ziel erreicht, siedeln sie sich als sogenannte langlebige Mastzellen an.[32] Wenn sie aktiviert werden, setzen sie Histamin frei, das eine Entzündungsreaktion auslöst: Es erweitert kleine Arterien, die das Blut zum Gewebe befördern. Gleichzeitig verengt es die kleinen Venen, die das Blut zurück zum Herzen bringen. Somit staut sich das Blut, der Druck steigt in den Gefäßen an und die Kapillaren werden durchlässig. Klinisch geht dies mit einer lokalen allergischen Reaktion einher, die sich als Rötung, Juckreiz, Schwellungen und Erwärmung zeigt.[33]

Auf eine erhöhte Fluoridbelastung reagieren Mastzellen ebenfalls mit einer verstärkten Ausschüttung von Histamin. Das kann unterschiedliche allergische Reaktionen bewirken[34] wie beispielsweise Rötungen und anhaltenden Schnupfen.[35]

Vorsicht Falle! Fluoride sind eine Ursache für (therapieresistente) allergische Reaktionen.

Info

Das lymphatische System

Das lymphatische System besteht aus lymphatischen Organen und einem Lymphgefäßsystem. Zu den lymphatischen Organen gehören: lymphatischer Rachenring, Lymphknoten, Thymus, Milz, Lymphfollikel des Darms sowie das Knochenmark. Das Lymphgefäßsystem drainiert den Zwischenzellraum. Die kleinsten Lymphgefäße beginnen hier im Bereich zwischen den Zellen. Fast um alle Organe herum befindet sich ein solches diffuses dichtes Netz. Daraus bilden sich immer größer werdende Lymphbahnen. Mehrere davon kommen in einem Lymphknoten an, von dem dann Lymphgefäße zu den Lymphstämmen führen. Schließlich gelangt die Lymphe ins venöse Blut. Das Lymphgewebe ist Teil der Körperabwehr und dient dem Transport von körpereigenen und körperfremden Stoffen wie Stoffwechselprodukten, Zelltrümmern, Fremdkörpern und Bakterien.[36]

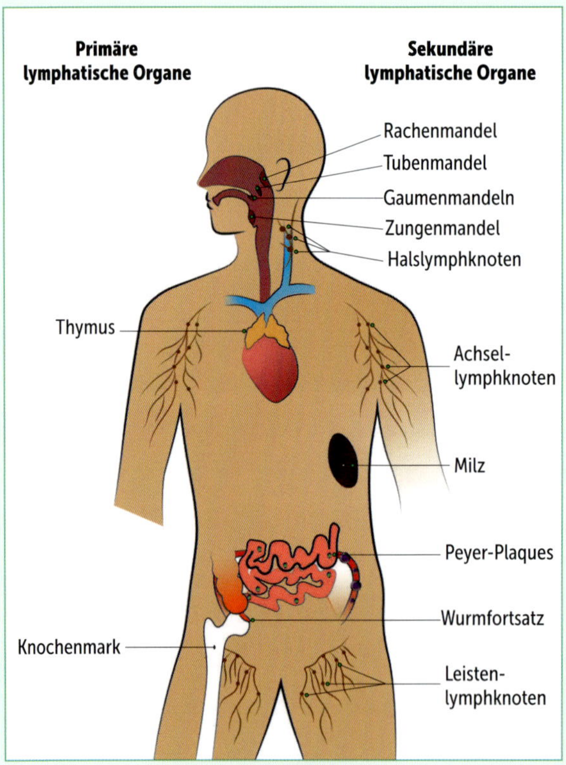

Fluorverbindungen schwächen die spezifische Abwehr

Das Knochenmark ist auch die Brutstätte für unsere Abwehrarmee. Nachdem die Lymphoblasten hier geschlüpft sind, wandern die unreifen Zellen zum Thymus.

Im Thymus findet die Ausbildung der Abwehrarmee statt. Das lymphatische Gewebe des Thymus liegt im Bereich des Brustbeins. In der Thymusschule wandeln sich die unreifen Lymphoblasten in immunkompetente, immunreaktive Zellen, die fähig sind, Antigene zu erkennen.[37] Das ermöglicht ihnen die Entscheidung, ob etwas fremd und potenziell schädlich ist und mit einer spezifischen Immunantwort, der Bildung von Antikörpern oder spezifischen T-Lymphozyten, bekämpft werden muss.[38]

Was bewirken nun Fluoride im Thymus?

Durch eine hohe Fluoridaufnahme wird zum einen der T-Zell-Zyklus, sprich die Ausbildung gestört. Zum anderen kommt es bei ihnen gehäuft zur Apoptosis, zum plötzlichen Zelltod, was die Abwehr direkt mindert. Anders ausgedrückt: Die Abwehrzellen werden bereits in der Schule durch Fluoride verwundet oder getötet.[39]

Die T-Lymphozyten, die im Thymus ihre Ausbildung fertig absolviert haben, fangen an unterschiedlichen Orten an, ihre Aufgaben zu erfüllen. Zu ihren Arbeitsplätzen zählen die sekundären lymphatischen Organe: Lymphknoten, lymphatisches Gewebe des Rachenrings, Mandeln (Tonsillen), Milz sowie die Peyer-Plaques des Dünndarms.[40]

Peyer-Plaques im Dünndarm

Das darmassoziierte lymphatische Gewebe (GALT: *gut-associated lymphatic tissue*) besitzt 75 Prozent aller antiköperproduzierenden Zellen des Körpers.[41] Diese sind zum einen in der Darmschleimhaut diffus anzutreffen, zum anderen in flachen, lymphatischen Organen, den Peyer-Plaques. Sie befinden sich im letzten Dünndarmabschnitt und enthalten

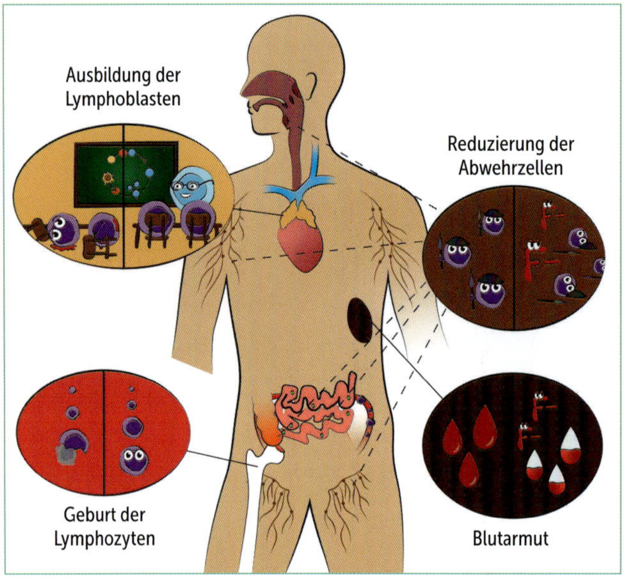

B-Lymphozyten, (bilden Antikörper: spezifische Abwehr), periphere T-Lymphozyten (aus dem Thymus stammende Zellen, die zwischen eigen und fremd unterscheiden und im Falle von fremd sich vermehren und umwandeln, um vor den Eindringlingen zu warnen) und Makrophagen (Fresszellen).[42]

Fluorverbindungen führen auch hier zu oxidativen Schäden und senken[43] die Anzahl der für die Abwehr wichtigen T-Zellen.[44]

Vorsicht Falle! Fluoride reduzieren viele Abwehrzellen und schwächen damit das Immunsystem.

Die Milz: Friedhof der Blutzellen

Aus Tierversuchen ist bekannt, dass Fluoride die Anzahl an Antioxidations-Enzymen in der Milz verringern. Dadurch kommt es zu einem Anstieg der freien Radikale und zu oxidativem Stress.[45] Makrophagen, die einer Fluoridbelastung ausgesetzt sind, mustern verstärkt Erythrozyten aus. Dies ergab der Vergleich mit Makrophagen, die nicht mit Fluoriden in Kontakt waren. Somit begünstigen Fluoride eine Blutarmut (Anämie).[46]

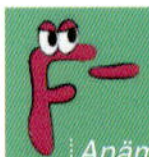

Anämie 180
Enzyme 151
Erythrozyten 180
freie Radikale 143

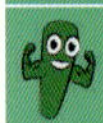

Beeren 221
Kurkuma 223
Traubenkernextrakt 247

Vorsicht Falle! Fluoride verstärken eine Blutarmut auch durch den oxidativen Stress der Makrophagen in der Milz.

Fluoride reduzieren einen wichtigen Schutzfaktor der Gefäßwand: Stickstoffmonoxid

Stickstoffmonoxid ist an vielen Stoffwechselprozessen beteiligt und sorgt dafür, dass die Immunität aufgebaut wird[47] und die roten Blutkörperchen flexibel und verformbar bleiben.[48] Es gibt einige Studien, die einen niedrigen Stickstoffmonoxid-Level mit verschiedenen kardiovaskulären Erkrankungen wie *Arteriosklerose* und Bluthochdruck in Verbindung bringen, weil der Mangel an Stickstoffmonoxid dazu führt, dass die Gefäße nicht mehr ausreichend entspannen können.[49]

Erhöhter oxidativer Stress, wie er u. a. durch Fluorverbindungen ausgelöst wird, reduziert die Bioverfügbarkeit von Stickstoffmonoxid, da es weniger gebildet wird[50] und das Molekül eine Veränderung erfährt und zu Peroxynitrate und -nitrite wird.[51]

Fluoride begünstigen Arteriosklerose und erhöhen somit das Herzinfarkt- und Schlaganfallrisiko

Der Begriff „Arteriosklerose" setzt sich aus den griechischen Worten *arteria* und *sclerosis* zusammen. *Arteria* wiederum geht auf *aeírein* zurück, was „anbinden, aufhängen" heißt.[52] Arterien verbinden die Herzpumpe mit den Geweben des Körpers. *Sclerosis* steht für die Verhärtung dieser wichtigen Blutgefäße. Die Weltgesundheitsorganisation definiert die Arteriosklerose als „eine variable Kombination von Intimaveränderungen der Arterien, die aus einer fokalen (umschriebenen) Anhäufung von Lipiden, Kohlenhydraten, Blut und Blutprodukten, fibrösem Gewebe und Kalkablagerungen besteht und mit Mediaveränderungen einhergeht."[53] Die innerste Auskleidung der Arterien bezeichnet man als Intima. Danach folgen die Media und schließlich die Adventitia. Eine Verhärtung der Arterien betrifft primär die Intima und im fortgeschrittenen Stadium auch die mittlere Schicht.

Erythrozyten 180
freie Radikale 143
Immunsystem 186
Beeren 221
Kurkuma 223
Traubenkernextrakt 247

Die Arterienverkalkung wird immer wieder mit dem sogenannten „bösen" LDL-Cholesterin in Zusammenhang gebracht. Wie bereits erwähnt (siehe Seite 149), ist LDL ein Lipoprotein, das Cholesterin und Phospholipide von der Leber zu den Geweben des Körpers transportiert. Wenn dieser Transporteur oxidiert, dann setzt der Körper autoimmune und zytotoxische Reaktionen in Gang. Dabei nehmen Makrophagen, die Fresszellen der Abwehr, das geschädigte, oxidierte LDL auf. Wenn die Fresszellen voll sind, haften sie am Endothel, der inneren Schicht der Blutgefäße. Hier verwandeln sie sich in sogenannte Schaumzellen. Sie sind als Fettstreifen erkennbar. Dieser Prozess ist ein erstes Anzeichen für arteriosklerotische Veränderungen.[54]

Durch das Verkalken dieser Lipidablagerungen verengen sich die Gefäße und sie verlieren an Elastizität. Klinisch zeigt sich die Verkalkung oftmals zuerst in größeren Arterien. Bei einer Fluoridbelastung verkalkt gerade die Aorta.[56] Mögliche Folgen, die von Menschen mit Fluorose bekannt sind: verringerte Biegsamkeit der Aortenwand,[57] erhöhter Blut-

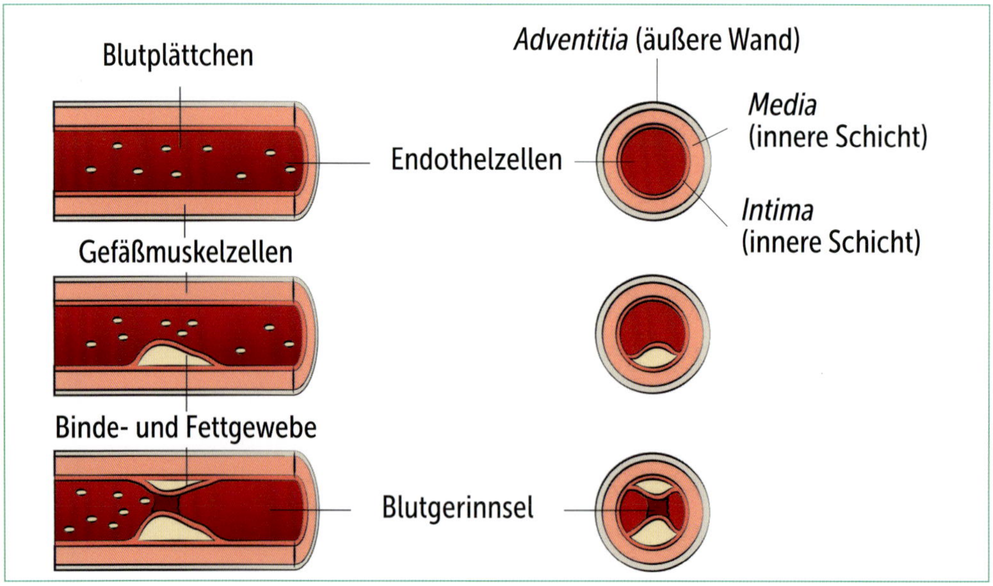

Fortschreitende arteriosklerotische Veränderung eines Gefäßes druck[58] und das Entstehen von Blutklumpen.[59] Lösen sich die Ablagerungen, können sie einen Herzinfarkt oder Schlaganfall auslösen.

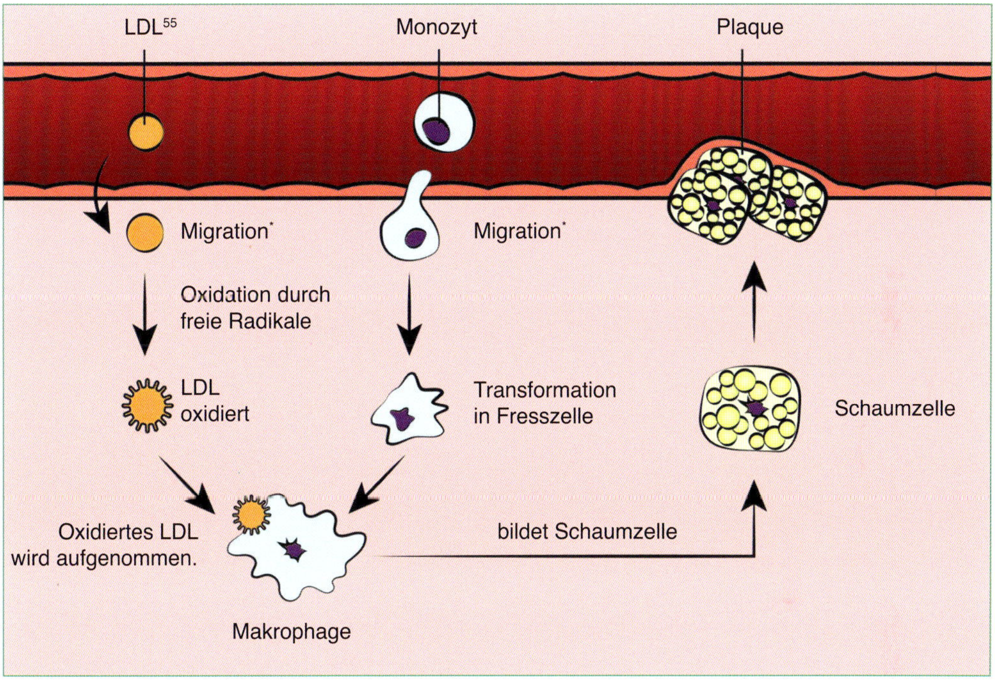

Bildung von Schaumzellen: die Basis für Arteriosklerose

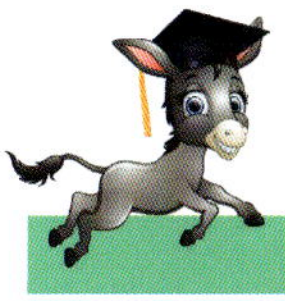

Für wissenschaftlich Interessierte

Die Affinität gewisser Fluoride zu diesen Bereichen im Körper nutzen Ärzte, um Arterienverkalkungen und *Aneurysmen* (krankhafte Erweiterungen von Gefäßen)[60] darzustellen. Mithilfe gespritztem ^{18}F-NaF, also radiaktivem Natriumfluorid, lassen sich frühe Mikroverkalkungen erkennen,[61] die infolge von nekrotischen Entzündungen[62] und Verletzungen der Herzschlagader[63] und der Herzkranzgefäße[64] entstehen.

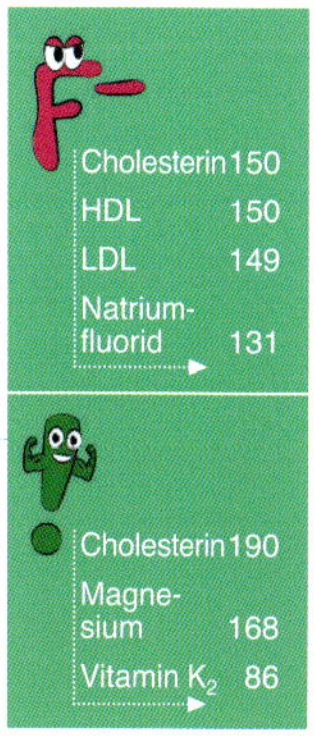

* Bewegung von Zellen oder Fremdkörpern im Organismus, z. B. Wanderung von Neuroblasten aus den Keimschichten zu ihrem Bestimmungsort im Gehirn

Vorsicht Falle! Die fluoridbedingte Arterienverkalkung erhöht das Risiko für Bluthochdruck,[65] Demenz, Schlaganfall, Herzinfarkt, Sehstörungen (Netzhautschäden) und Impotenz.[66]

Info

Cholesterin: Ein lebenswichtiger Baustoff

Der Begriff „Cholesterin" stammt aus dem Griechischen und setzt sich zusammen aus *chol* für „Galle" und *stereos* für „fest". Ursächlich ist, dass man Cholesterin das erste Mal in Gallensteinen gefunden hat. Der Körper produziert 70 bis 95 Prozent des Cholesterins selbst. Es ist ein Baustoff, der vielfältig verwendet wird. Neben der Galle ist es Bestandteil von Sexualhormonen und Vitamin D (siehe Seite 163 f.), darüber hinaus stabilisiert es Zellen[67] und das Gehirn.

Cholesterinsenker kosten Lebensqualität und erhöhen das Sterberisiko

„Die Hypothese, dass hoher Fett- oder Cholesterinverzehr Herzerkrankungen bewirkt, wurde schon mehrfach widerlegt, doch aufgrund eines komplizierten Zusammenspiels aus Stolz, Profitdenken und Vorurteilen wird sie von Wissenschaftlern, Medien, Lebensmittelkonzernen und sogar staatlichen Behörden weiterhin genutzt. Die Öffentlichkeit wird mit einer der größten gesundheitlichen Fehlinformationen des Jahrhunderts getäuscht."

Dr. George Mann[68]

Viele Menschen nehmen Cholesterinsenker, sogenannte Statine, ein. Welche Gefahren von diesen ausgehen, verdeutlicht die wissenschaftliche Datenlage. Ein Review-Artikel aus dem Jahr 2008, der sich auf 900 klinische Studien bezog, ergab: Neben Gedächtnisstörungen führt die Einnahme von Statinen zu einer Fehlfunktion von Bauchspeicheldrüse und Leber sowie zu sexuellen Störungen (siehe „Steroidhormone", Seite 163 f.).[69]

F–
Arteriosklerose 187
Aluminiumfluorid 237
Alzheimer 193
Augen 215
Cholesterin 150
Gehirn 192
Herz 197
Hoden 204
Hormone 198
Leber 208
Schlaganfall 187

Kurkuma 223
Magnesium 168
Traubenkernextrakt 247
Vitamin D 88
Vitamin K_2 86

Die amerikanische Gesundheitsbehörde FDA hat im Februar 2012 eine Warnung veröffentlicht: Statine können starke kognitive Nebenwirkungen auslösen, die sich als Gedächtnislücken und Verwirrtheit zeigen. Zudem haben Frauen, die mit den Cholesterinsenkern behandelt werden, ein 71 Prozent höheres Risiko, an Diabetes zu erkranken.[70]

Bitte bedenken Sie, dass nach wissenschaftlichen Untersuchungen Menschen, die Statine einnahmen und die niedrigsten LDL-Werte hatten, das höchste Sterberisiko aufwiesen. Andererseits hatten die **Teilnehmer mit den höheren Cholesterinwerten das niedrigste Sterberisiko**.[71] In Zahlen: Eine Untersuchung, die in der renommierten Zeitschrift *The Lancet* erschien, kam zu dem Ergebnis: Pro 39 Milligramm pro Deziliter *mehr* Cholesterin sank das Sterberisiko um 15 Prozent.[72]

Cholesterin ist gut für die Gehirngesundheit

Unser Gehirn wiegt 1,5 Kilogramm, hat 150 000 Kilometer Blutgefäße, enthält mehr Nervenzellen, als die Milchstraße Sterne zählt, und ist das fettreichste Organ im Körper. Es enthält 25 Prozent des gesamten Cholesterins, und ein Fünftel seines Gewichts geht auf das Cholesterin zurück.
Frei nach Dr. David Perlmutter[73]

Die amerikanische Gesundheitsbehörde *National Institutes of Health* (NIH) h at einen Bericht veröffentlich, der die Gedächtnisleistung älterer Menschen mit ihrem Cholesterinspiegel verglich. Das Ergebnis: Die Gedächtnisfunktion war bei den Menschen besser, die einen höheren Cholesterinspiegel hatten.[74]

Cholesterin schützt zudem vor Hirnerkrankungen. Denn höhere Werte für das Gesamtcholesterin im Serum verringern das Risiko für eine *Parkinson*-Erkrankung.[75] Andererseits hatten die Menschen mit dem niedrigsten LDL-Cholesterin-Wert ein rund 3,5-mal höheres Risiko, an Parkinson zu erkranken.[76] Auch stellt ein hoher Cholesterinspiegel einen Schutzfaktor für die gefürchtete amyotrophe Lateralsklerose (ALS) dar.[77]

F–

ALS	195
Gehirn	192
LDL	149

Kurkuma	223
Magnesium	168
Vitamin D	88
Vitamin K_2	86

Die Wirkung der Fluoride auf Organe und Gewebe

Gehirn und Nerven

„Fluoride überwinden die Blut-Hirn-Schranke und reichern sich sogar im vorgeburtlichen Gehirngewebe an. Es gibt Berichte, dass sie die Intelligenz mindern."
Gupta[78]

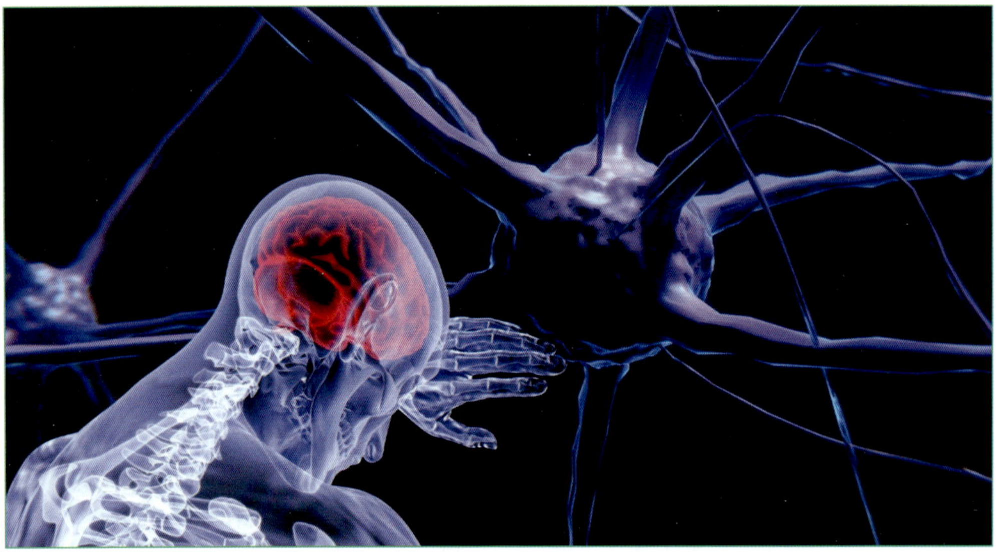

Die ersten Berichte zu endemischen (auf ein Gebiet begrenzten) neurologischen Auffälligkeiten, die durch Fluoride ausgelöst wurden, sind im Jahr 1937 veröffentlicht worden.[79] Überraschenderweise waren die Fluorid-Level des Trinkwassers hier recht niedrig. Sie betrugen 1 bis 3 ppm und selten 6 ppm.[80]

Wasser 110
Filter 115
Mineralwässer 116

Fluoride weiten die Blut-Hirn-Schranke, wodurch Gifte leichter ins Gehirn vordringen und sich ablagern können. Mit zunehmender Konzentration vermindern Fluoride im Gehirn die Phospholipide (wichtiger Bestandteil der Zellmembran)[81] um 10 bis 20 Prozent.[82]

Mögliche Folgen sind neurologische Störungen wie: ***Alzheimer, Parkinson, multiple Sklerose*, Krampfanfälle** bei Tier und Mensch sowie eine **Verringerung der Intelligenz**.

Aus Tierstudien weiß man, dass Fluoride im Gehirn zudem das Coenzym Q10 reduzieren.[83] Dies ist ein wichtiges Antioxidans, das im Stoffwechsel unserer Energiekraftwerke, den Mitochondrien, eine essenzielle Rolle spielt. Ein Mangel an Coenzym Q10 steht mit neurodegenerativen Erkrankungen wie ***Parkinson*** und ***Morbus Alzheimer*** in Zusammenhang.[84]

Alzheimer

1901 beschrieb der Neurologe Alois Alzheimer (1864–1915) als Erster die Alzheimer-Krankheit.[85] In Deutschland ist sie mit Abstand die häufigste Demenzform, ihr Anteil beträgt 50 bis 75 Prozent, nach Autopsie-Untersuchungen sind es sogar bis zu 80 Prozent. Sie beginnt meist nach dem 65. Lebensjahr.[86] Weltweit sind 24 Millionen Menschen an einer Demenz erkrankt.[87] Man schätzt, dass in Deutschland über 1,3 Millionen Menschen betroffen sind. Diese Zahl soll sich bis zum Jahr 2050 verdoppeln.[88]

Bei dieser Erkrankung kommt es zu einer zunehmenden Verschlechterung des Denkens und des Gedächtnisses. Auch Verhaltensauffälligkeiten und -änderungen sind typisch. Außerdem führen Koordinationsschwierigkeiten, Probleme bei der Sinneswahrnehmung und beim Sprechen zu einer Abnahme der täglichen Aktivitäten.[89] Substanzen und Medikamente, die eine Alzheimer-Erkrankung verschlimmern, sind:

- ✓ Aluminium (z. B. Alufolie, Kochgeschirr, Konservendosen, aluminiumhaltige Deos, Säureblocker und Leitungswasser)[90]: Im Gehirn kann Aluminium Magnesium ersetzen. Eine mögliche Folge davon ist, dass die Kalziumkanäle der Nervenzellen geöffnet bleiben. Die Zelle wird mit Kalzium geflutet und stirbt dadurch ab;[91]
- ✓ Antihistaminika;
- ✓ Barbiturate;

F
Aluminium 123
Aluminiumfluorid 237
Alzheimer 193
Coenzym Q10 160
Intelligenz 245
Mitochondrien 155
Schilddrüse 200
Wasser 110

Coenzym Q10 48
Filter 115
Mineralwässer 116

- ✓ Chlorpromazin;
- ✓ Diuretika;
- ✓ Fluoride: Sie setzen verstärkt Quecksilber, das der Körper vielfältig aus beispielsweise Amalgamfüllungen, Energiesparlampen, Impfungen, Nahrung (Fisch), Tattoos und Umweltverschmutzung aufnimmt und einlagert, frei. Zudem potenzieren sie die Giftigkeit von Aluminium;
- ✓ Psychopharmaka;
- ✓ Statine.

Viele im Handel erhältliche Geräte, die Fluoride aus Flüssigkeiten entfernen sollen, verwenden Aluminium.[92] Sowohl Fluoride wie auch Aluminium begünstigen eine Alzheimer-Demenz.[93] Aluminium selbst ist toxisch für die Nerven. In Kombination mit Fluorid erhöht sich die Giftwirkung der beiden Stoffe um ein Vielfaches.[94]

Vorsicht Falle! Fluoride erhöhen das Risiko, an der gefürchteten Alzheimer-Demenz zu erkranken, die den Betroffenen schleichend die Selbstkontrolle nimmt.

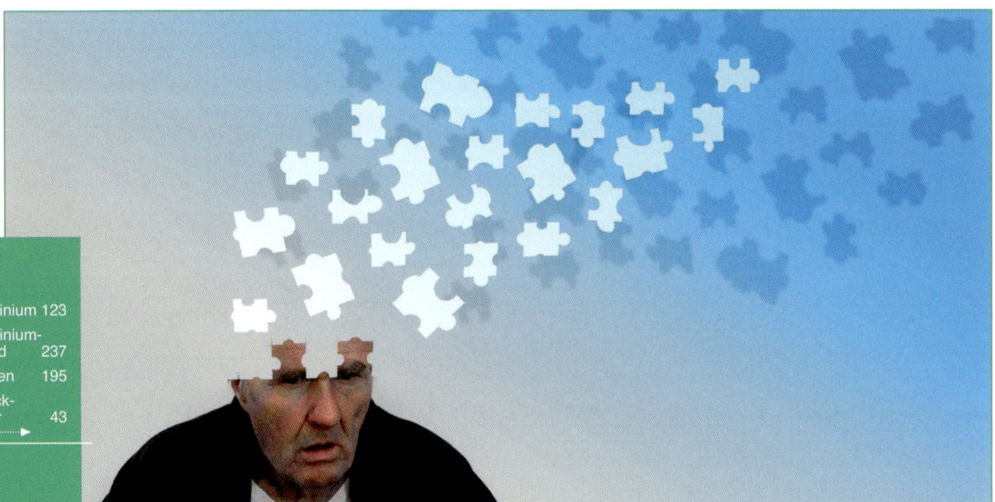

F⁻
Aluminium 123
Aluminiumfluorid 237
Nerven 195
Quecksilber 43
Magnesium 168

Amyotrophe Lateralsklerose – Eine der häufigsten und gefürchtetsten Nervenerkrankungen

Die *amyotrophe Lateralsklerose* (ALS) gilt als unheilbar. Die Krankheit setzt etwa um das 55. Lebensjahr ein. Nach Diagnosestellung beträgt die verbleibende Lebenszeit etwa 2 bis 5 Jahre. Während der Erkrankung kommt es zu fortschreitenden Lähmungen und zum Untergang der Nervenzellen, die die Skelettmuskulatur steuern.[95] Im fortgeschrittenen Krankheitsstadium ist auch die Atemmuskulatur betroffen, sodass der Tod häufig durch Atemstillstand eintritt.[96]

Mittlerweile haben Forschungen bestätigt, dass Fluoride und Aluminium gemeinsam im Gehirn Nerven zerstören, insbesondere durch die Bildung von freien Radikalen.[97]

Auch ist bekannt, dass eine Mutation des SOD-Gens die amyotrophe Lateralsklerose begünstigt.[98] SOD ist die Abkürzung von Superoxid-Dismutase: Es handelt sich um ein Enzym, mit dessen Hilfe toxische Superoxidanion in Sauerstoff und Wasserstoffperoxid umgewandelt werden: $2\,(O_2^-) + 2H^+ \rightarrow O_2 + H_2O_2$.[99] Fluoride führen, wie bereits dargestellt, zu Mutationen des Genmaterials. Inwieweit das SOD-Gen ebenfalls betroffen ist, müssten Studien genauer untersuchen. Wissenschaftlich publiziert ist bereits, dass Fluoride sowohl die Produktion von Superoxid verstärken (O_2)[100] als auch das Enzym SOD hemmen.[101]

F–
Aluminium 123
Aluminiumfluorid 237
freie Radikale 143
Muskeln 211
SOD 158

Vorsicht Falle! Gerade in Verbindung mit Aluminium erhöhen Fluoride das Risiko für ALS.

Nerven

Biopsien belegten, dass Menschen, die an einer Fluorose des Skeletts litten, auch in anderen Geweben Zeichen einer Fluoridvergiftung aufwiesen, z. B. eine verringerte Myelinisierung der Nerven.[102] Weil die Nerven schlecht isoliert waren, konnten sie Signale nicht mehr reibungslos übertragen. Als Folge er-

Beeren 221
Cholesterin 190
Kurkuma 223
Magnesium 168
Traubenkernextrakt 247
Vitamin D 88

höhte sich z. B. die Reaktionszeit eines Muskels[103], wie eine Elektromyografie* ergab.[104] Auch ein Vitamin-B_{12}-Mangel begünstigt eine Demyelinisierung. Das kann sich in Reflexabschwächungen, Parästhesien und Lähmungen zeigen.[105] Umso wichtiger ist es, auf einen guten bis sehr guten Vitamin-B_{12}-Spiegel zu achten.

Wie bereits mehrfach erwähnt, lieben es Fluoride, sich mit Mineralstoffen wie Kalzium und Magnesium zu vergnügen. Kalzium ist wichtig für die Erregung der Nerven. Leiden die Nerven unter einem Kalziummangel sind sie nicht mehr voll funktionsfähig.[106]

Magnesium ist für die Stabilisierung der Nerven,[107] die Reizübertragung und die Entspannung der Muskeln entscheidend. Ein Mangel an diesem wichtigen Mineral kann sich neuromuskulär in Form von Anfällen, einem Tremor, einer Tetanie, Kopfschmerzen, Ermüdung und einem Taubheitsgefühl bemerkbar machen.[108] Daher sollte man für einen guten Magnesiumspiegel sorgen.[109]

Wie können sich diese Veränderungen im Alltag bemerkbar machen?
Bei *Kindern* führen höhere Fluoridaufnahmen zu schlechteren Schulergebnissen, einem niedrigeren Intelligenzquotienten und einer erhöhten Reaktionszeit. Ihre verminderte visuelle Wahrnehmung beeinträchtigt das Lesen und Schreiben und die Denkkapazität. Zudem ist ihr Zinkspiegel im Vergleich zu Gleichaltrigen, die weniger Fluoride konsumieren, niedriger.[110]

Bei *Erwachsenen* gehören zu den typischen Symptomen: Konzentrationsschwäche, eingeschränktes Denken und Verstehen, Lern- und Merkschwierigkeiten, psychische Störungen, Reizbarkeit, Unaufmerksamkeit, Ungeschicklichkeit und eine Verschlechterung des Hörens.[111]

F-
Intelligenz 245
Kalzium 77
Muskeln 211
Schilddrüse 200
Magnesium 168

* Untersuchung der elektrischen Aktivität von Muskeln

Vorsicht Falle! Fluoride schädigen Nerven. Dadurch können sich Menschen schlechter konzentrieren und lernen. Diese Gifte machen zudem im wahrsten Sinne des Wortes giftig, d.h., sie fördern Reizbarkeit und aggressives Verhalten.

Herz

Unser Herz fängt bereits im Mutterleib an zu schlagen und fährt damit fort bis zu unserem letzten Atemzug. Dabei pumpt es etwa 80-mal pro Minute, das ergibt etwa 100 000 Schläge täglich. Es versorgt die Organe mit Blut und Sauerstoff. Diese extreme Aufgabe braucht viel Energie.[112] Daher finden sich zahlreiche Mitochondrien, die Energiekraftwerke der Zellen, in den Herzmuskelzellen. Und gerade diese sind ein Hauptziel der Fluoride.

In Deutschland sind Herzerkrankungen (ischämische Herzkrankheit, Herzinfarkt und Herzinsuffizienz) nach einer Veröffentlichung des Statistischen Bundesamtes aus dem Jahr 2015 mit Abstand die häufigste Todesursache.[113]

Einige Studien weisen darauf hin, dass Fluoride zu Störungen des kardiovaskulären Systems, insbesondere in Form von Rhythmusstörungen des Herzens, führen können.[114] Auch hier ist ein Hauptmechanismus, dass sich die Fluoride mit dem Kalzium vergnügen und damit den Herzrhythmus beeinflussen.[115] Zudem ist bekannt, dass solche Arrhythmien eine Herzstörung begünstigen, die einen plötzlichen Herztod auslösen kann.[116]

Wie bereits erwähnt, nutzt man radioaktives Fluorine-18-Natriumfluorid (^{18}F-NaF), um Mikroverkalkungen,[117] und größere Verkalkungen der Herzkranzgefäße[118] darzustellen. Somit ist bewiesen, dass sich Fluoride gern und schnell in diesen Bereichen anlagern.

Vorsicht Falle! Fluoride begünstigen Herzrhythmusstörungen und weitere Pathologien bis hin zum plötzlichen Herztod.

Kalzium 77
Mitochondrien 155
Natriumfluorid 131

FACTS! Interessant in diesem Zusammenhang sind Untersuchungen aus Irland: Die Iren konsumieren weltweit den meisten Schwarztee und ihr Wasser ist fluoridiert. Daher sind sie einer hohen Fluoridbelastung ausgesetzt. Sie sterben im Vergleich zu anderen Europäern wesentlich häufiger an einem ischämischen Herz.[119]

Hormone

Hormone sind Stoffe, die der Körper in kleinsten Konzentrationen braucht, um zahlreiche Prozesse zu steuern. Viele der Hormone werden in Drüsen produziert und über den Blutkreislauf zu ihrem Zielort gebracht. Daneben gibt es Gewebehormone, die durch bestimmte Zellen (z. B. im Fett) gebildet werden.[120]

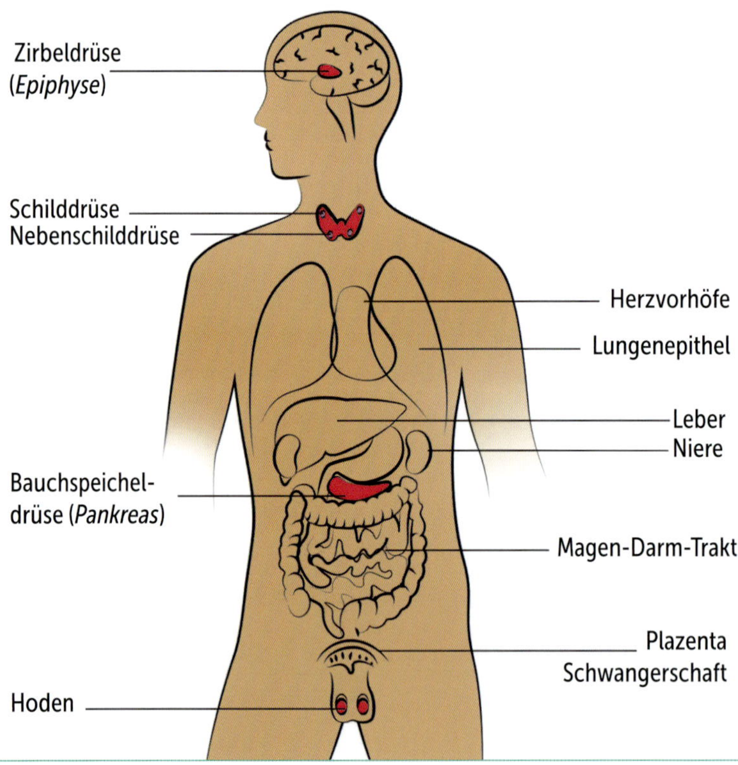

Hormondrüsen im menschlichen Körper

Epiphyse, Zirbeldrüse

Die Zirbeldrüse (Epiphyse) bildet das Schlafhormon Melatonin, das auch für die Entgiftung und insgesamt für die Krebs-Prophylaxe sehr wichtig ist, denn der Körper braucht die Schlafphasen, um zu regenerieren. Fluoride stehen im Verdacht, die Zirbeldrüse zu verkalken.[121] Damit kann eine Negativspirale einsetzen: Mehr Toxine, weniger Schlaf, Betroffene reagieren im wahrsten Sinne des Wortes giftig.

Mit Aluminium potenzieren sich die toxischen Wirkungen der Fluoride in diesem Bereich.

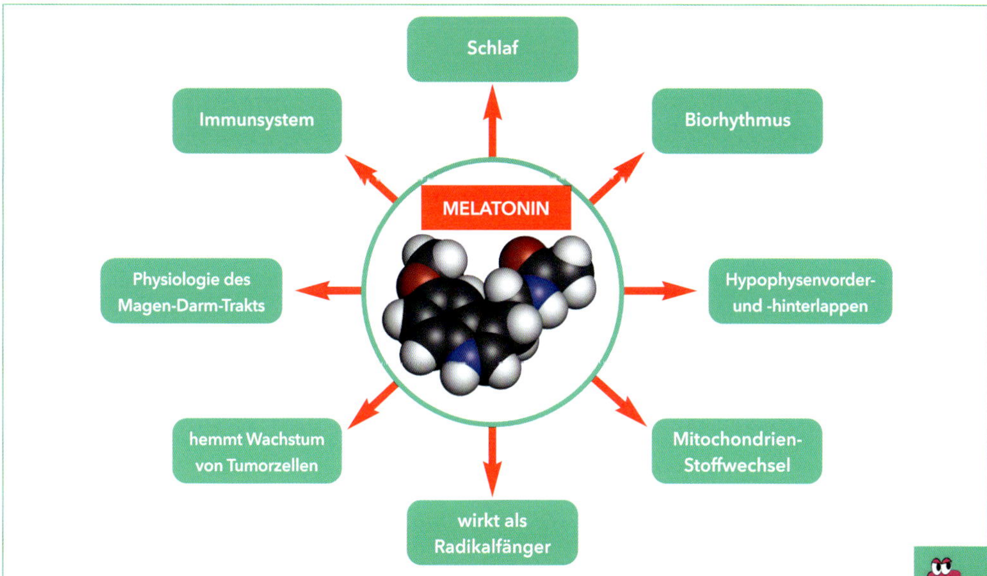

Das Zirbeldrüsenhormon Melatonin und seine Wirkungsbereiche

Vorsicht Falle! Fluoride verkalken Gehirnareale, die für gesunden Schlaf sowie die Entgiftung zuständig sind. So bereiten sie den Boden für Tumorerkrankungen.

Aluminium 123
Aluminiumfluorid 237
Krebs 204
Magen-Darm-Trakt 209
Mitochondrien 155

Magnesium 168
Kurkuma 223
Traubenkernextrakt 247
Vitamin D 88

Für Therapeuten

Von einem Arzt bekam ich den Hinweis, dass er zur Entkalkung der Epiphyse EDTA von Deltastar verwende und gute Erfolge damit habe. Andere Behandler schwören auf liposomales Melatonin. Selbst habe ich gute kinesiologischen Testergebnisse mit Zechsteiner Magnesiumchlorid gemacht. Das erscheint mir auch sehr plausibel, da Magnesium Verkalkungen auflösen kann. Jedoch braucht es für die Auflösung wohl Monate, denn es hat ja auch lange gebraucht, bis sie sich bilden. Neben der Dauer wäre es spannend zu klären, inwieweit sich unterschiedliche Therapien ergänzen. Hoffentlich gibt es hierzu bald mehr wissenschaftliche Untersuchungen.

Schilddrüse

Der erste Bericht über die Beeinträchtigung der Schilddrüse durch Fluoride geht zurück auf das Jahr 1854 und wurde in einem französischen Journal veröffentlicht.[122] Aus zahlreichen Studien an Tieren (Hühner, Kühe, Mäuse und deren Nachkommen) ist bekannt, dass die Einnahme von Natriumfluorid (das in den meisten Zahncremes verwendet wird) zu einer Kropfbildung führt.[123]

Fluoride hemmen die Jodaufnahme. In Gebieten mit hoher Fluoridkonzentration zeigen 30 Prozent der Kinder eine vergrößerte Schilddrüse.[124]

Fluoride können eine Unterfunktion der Schilddrüse und einen Mangel an Schilddrüsenhhormonen bewirken.[125] Bereits der mäßige Genuss von schwarzem und grünem Tee liefert so viele Fluoride, dass die Funktion der Schilddrüse gestört werden kann. Dieses Phänomen wurde in Saudi-Arabien dokumentiert.[126]

Gehirn 192
Natriumfluorid 131
Tee 117

Cholesterin 190
Coenzym Q10 48
Kurkuma 223
Magnesium 168
Ölziehen 70
Vitamin D 88
Zahncreme 68

Vorsicht Falle! Hier lauert eine immense Gefahr, denn bereits 1 von 5000 Neugeborenen hat eine Schilddrüsenunterfunktion. Inzwischen ist ein Test vorgeschrieben, der direkt nach der Geburt zeigen soll, ob diese Stoffwechselstörung vorliegt. Dies hat einen Grund: Wird die Erkrankung rechtzeitig erkannt und behandelt, schützt dies vor einem Kleinwuchs sowie vor Hirnschäden. Der Kleinwuchs kann möglicherweise auch später noch beeinflusst werden, entstandene Hirnschäden sind meist irreversibel. Mit anderen Worten: Wird eine Hypothyreose nur 3 Wochen zu spät erkannt, so wird der Betroffene kein Abitur mehr machen können.[127]

Bei einer Unterfunktion der Schilddrüse treten oft eines oder mehrere der folgenden Symptome auf:

- ✓ **Allgemeinbefinden**: Angst, Antriebsmangel, Desinteresse, depressive Stimmung, Gereiztheit, unregelmäßiger Herzschlag, Kälteempfinden, Konzentrationsschwäche, verringerte Leistungsfähigkeit, Müdigkeit, Aufwachen in der zweiten Nachthälfte, Schlaf ist nicht erholsam;
- ✓ **Äußeres**: angeschwollenes Gesicht (sogenanntes Eskimogesicht; beim Eindrücken der Haut bleiben keine Dellen zurück), Schwellung an der Streckseite der Unterschenkel und möglicherweise am Fußrücken, trockene Haut, struppige und brüchige Haare;
- ✓ **Bewegungsapparat**: einschlafende Hände und Füße, unwillkürliche Muskelzuckungen, Nackenverspannungen;
- ✓ **Verdauungstrakt**: geblähter Bauch, Gewichtszunahme, Verstopfung;[128]
- ✓ **Mundraum**: verdickte Lippen, Mundschleimhaut und Zunge, verspäteter Zahndurchbruch. Ursächlich ist eine höhere Einlagerung sogenannter *Mukopolysacchariden*.[129] Dieses schwierige Wort setzt sich zusammen aus dem lateinischen *mucus* für „Schleimhaut" und dem griechischen Wort für „Zucker". Wörtlich übersetzt liegen somit Einlagerungen von Zuckern im Gewebe vor.[130]

F-
Gehirn 192
Herz 197
Knochen 73
Kreidezähne 241
Intelligenz 245
Muskeln 211
Nerven 195
Schilddrüse 200
Zahndurchbruch 241
Zahnfluorose 55

Besteht über längere Zeit eine Unterfunktion der Schilddrüse, während sich die Zähne bilden, kann es zu Schmelzdefekten ähnlich wie bei Fluoriden kommen. Durch die *Hypothyreose* verzögert sich die Wundheilung, die Gewebe des Zahnhalteapparates entzünden sich und der Knochen kann an Substanz verlieren.[131]

Cholesterin 190
Coenzym Q10 48
Kalzium 86
Kurkuma 223
Magnesium 168
Tamarindenfrucht 136
Vitamin D 88
Vitamin K_2 86

Vorsicht Falle! Fluoride begünstigen eine Unterfunktion der Schilddrüse, was sich vielfältig auf unterschiedliche Körperfunktionen auswirkt (siehe oben).

Nebenschilddrüse

Nach der Aufnahme von Fluoriden kommt es im Blut zu einer Verringerung von Kalzium und Phosphat,[132] da Fluoride diese Bindungspartner lieben. Daraufhin setzt die Nebenschilddrüse innerhalb von 30 Minuten das Parathormon (PTH) frei, bis es eine 6- bis 16-mal höhere Konzentration erreicht. Das bewirkt, dass der Darm dem Körper mehr Kalzium zur Verfügung stellt und die Kalziumausscheidung über den Urin gehemmt wird. Durch eine ständige Fluoridaufnahme wird die Aktivität der Nebenschilddrüse verstärkt (sekundärer Hyperparathyreoidismus).
Ein erhöhter Parathormon-Spiegel führt zu

- ✓ einer Veränderung des Kollagens:[133] Kollagen ist ein Hauptbaumaterial des menschlichen Körpers. Es findet sich in Sehnen, Faszien, Bändern, Knorpel, Knochen und im Zahnbein (Dentin);[134]
- ✓ einem Knochenabbau mittels Knochenschwund und *Osteoporose*;[135]
- ✓ einer Verkalkung der Arterienwände und des Herzmuskels;
- ✓ mehr Kalzium in den Zellen, was den Blutdruck erhöht. Um diesen Druck auszugleichen, nimmt das Herz an Muskelmasse zu. Dies nennt man eine Hypertrophie des Herzmuskels;
- ✓ einem höheren Risiko für Herzrhythmusstörungen;[136]
- ✓ einer verstärkten Gefahr für die Alzheimer-Demenz;[137]
- ✓ einer verkürzten Lebenszeit.[138]

F–
Alzheimer 193
Arteriosklerose 187
Herz 197
Kalzium 77
Knochen 73
Kollagen 217
Magen-Darm-Trakt 209
Muskeln 211
Osteoporose 76

Beeren 221
Kalzium 86
Kurkuma 223
Magnesium 168
Tamarindenfrucht 136
Traubenkernextrakt 247
Vitamin D 88
Vitamin K_2 86

Vorsicht Falle! Fluoride führen dazu, dass die Nebenschilddrüse verstärkt Parathormon bildet – mit all seinen Folgen.

Bauchspeicheldrüse

Glukoseintoleranz ist eine Vorstufe der Stoffwechselstörung ***Diabetes***. Bei Menschen, die unter einer Fluorose leiden, verschwand die Glukoseintoleranz innerhalb von sechs Monaten, wenn sie aufhörten, Fluoride zu konsumieren.[139] Möglicherweise blockieren Fluoride Enzyme, die in der Bauchspeicheldrüse eine Vorstufe des Insulins in Insulin umwandeln.[140] Eine Einlagerung von Fluoriden in die Bauchspeicheldrüse ist erwiesen.[141] Darüber hinaus stören Fluoride die Struktur und Funktion der Mitochondrien. Auch das erhöht das Risiko für *Diabetes mellitus*.[142]

Vorsicht Falle! Fluoride sind ein Auslöser für eine Glukoseintoleranz und bereiten den Boden für Diabetes.

Info

Diabetes

Allein in Deutschland leiden 12 Prozent der Menschen im Alter von 25 bis 79 Jahren an Diabetes.[143]

Der Name *Diabetes* stammt vom griechischen Arzt Aretaios (1. Jh. n. Chr.)[144] und bedeutet wörtlich übersetzt „Durchfluss". Dr. Thomas Willis (1621–1675)[145] erweiterte den Namen durch das Wort *mellitus*. Es bedeutet „honigsüß" und bezieht sich darauf, dass der Urin von Diabetikern süß schmeckt.[146]

Heute ist bekannt, dass der Blutzuckerspiegel einen Einfluss auf den Zuckergehalt des Speichels hat.[147] Anders ausgedrückt: Bei einem schlecht eingestellten Diabetiker enthält der Speichel Zuckermoleküle, die ein Leckerbissen für gefährliche Erreger sind. So verwundert es kaum, dass gerade Diabetiker oft von Karies und Parodontitis betroffen sind.[148]

Enzyme 151
Karies 32
Mitochondrien 155
Parodontitis 46

Coenzym Q10 48
Ölziehen 70
Zahncreme 68

Besonders stark gefährdet sind Zuckerkranke, die dehydriert sind und deren Blutzucker nicht richtig eingestellt ist.[149]

Auch haben Forscher festgestellt, dass bei Zuckerkranken der Kalziumspiegel sinkt, was der Körper mit einer Erhöhung des Magnesiumspiegels ausgleicht.[150] Fluoride wiederum reduzieren nachweislich Kalzium und Magnesium.[151]

Hoden

Fluoride sammeln sich im Hoden. Dadurch kam es in Tierstudien zu einer Verringerung der **Testosteronbildung**,[152] und der **Beweglichkeit** der **Spermien**.[153] Auch **Unfruchtbarkeit** war eine Folge.[154]

Vorsicht Falle! Fluoride schädigen die männlichen Hoden und die Reproduktionsfähigkeit.

Krebs

„Jährlich müssen mehr als 40 000 Krebstodesfälle der Fluoridierung zugeschrieben werden. Keine andere chemische Substanz führt so oft und so schnell zu Krebs wie Fluoride."
Dean Burk, leitender Chemiker am US-amerikanischen *National Cancer Institute*[155]

F⁻
- Fruchtbarkeit 231
- Kalzium 77
- Steroidhormone 163

- Kalzium 86
- Magnesium 168
- Vitamin D 88
- Vitamin K_2 86

An Krebserkrankungen versterben hierzulande etwa 30 Prozent der Männer und mehr als 20 Prozent der Frauen.[156]
Wer auf Dauer Fluoriden ausgesetzt ist, wie Arbeiter in der Kryolith- und Phosphat-Industrie, hat nachweislich ein höheres Risiko, an Krebs zu erkranken.[157]
Fluoride begünstigen zahlreiche Tumoren, andererseits gibt es sogar eine Tumorart, die sie reduzieren. Lesen Sie selbst.

Gehirntumor

In Regionen mit Trinkwasserfluoridierung konnte ein Anstieg der Gehirntumorfälle festgestellt werden.[158] Diese Erkrankungen zeigen, dass Salze wie Aluminium- und Natriumfluorid die Blut-Hirn-Schranke überwinden.[159]

Blutkrebs

Unterschiedliche Blutkrebsarten wie monozytäre Leukämie, Hodgkin- wie Non-Hodgkin-Lymphome, konnten signifikant häufiger in Gebieten mit Trinkwasserfluoridierung gefunden werden.[160] Ursächlich ist wahrscheinlich, dass Fluoride das T-Zell-System stören.[161]

Brusttumore

Brustkrebs macht etwa 27 Prozent der bösartigen Tumore bei Frauen aus.[162] Beim weiblichen Geschlecht ist er die häufigste Krebsneuerkrankung. Dies gilt sowohl für die USA wie für Europa.[163] In Deutschland sind über 57 000 Frauen und 500 Männer betroffen.[164]

Im Periodensystem der Elemente stehen Fluor und Jod beide in der Gruppe der Halogene. In Form von Salzen wirken sie im Organismus oft als Antagonisten. Ein durch Fluoride bedingter Jodmangel kann die Brustdrüsen so stark belasten, dass sich Brustkrebs bildet.[165]

Melanome

In Regionen mit Trinkwasserfluoridierung konnte ein Anstieg des gefährlichsten Hauttumors, des Melanoms, festgestellt werden.[166]

Fibrosarkom

Wenn man Hamstern Fluorid unter die Haut injiziert, bilden sie einen bösartigen Bindegewebstumor, ein Fibrosarkom, aus.[167]

Osteosarkom

„Das New Jersey Department of Health fand heraus, dass das Risiko, an Knochenkrebs zu erkranken, in fluoridierten Gegenden rund dreimal höher ist als in nicht fluoridierten Gegenden. Denn Fluoride greifen den Knochen an."
Dr. Lita Lee[168]

In Gebieten mit erhöhter Fluoridkonzentration im Trinkwasser traten bei Jugendlichen – gerade bei jungen Männern – gehäuft Osteosarkome, eine bösartige Form des Knochenkrebses, auf.[169] Knochentumore sind auch ein Hinweis darauf, dass sich Fluoride in diesem Gewebe anlagern.[170]

Krebs der Fortpflanzungsorgane

In Gegenden mit Trinkwasserfluoridierung konnte ein Anstieg von Tumorfällen festgestellt werden, die die Fortpflanzungsorgane wie Prostata und Eileiter betrafen.[171]

Krebs in den Atmungsorganen

Das Lungenkarzinom ist die Krebsart, an der Männer am häufigsten sterben. In Deutschland ist es der Tumor, der am dritthäufigsten diagnostiziert wird, und die vierthäufigste Todesursache (ca. 40 000 Opfer jährlich). Als eine Ursache gilt das Einatmen von Tabakrauch,[172] der auch Fluorverbindungen enthält. Selbst Kautabak kann einen hohen Fluoridgehalt haben.[173]

In Gegenden mit Trinkwasserfluoridierung konnte ein Anstieg der Tumore in Bronchien und Lunge festgestellt werden.[174]

Fortpflanzung 231
Wasser 110
Filter 115
Mineralwässer 116

Vorsicht Falle! Bei der möglicherweise tödlichen Wirkung von Fluorverbindungen auf den Atmungstrakt ist es erschreckend, dass Fluorverbindungen in Asthma-Aerosole enthalten sind (siehe Anhang Seite 260).

Krebs in den Verdauungsorganen

Wer ein Leben lang fluoridiertes Trinkwasser zu sich nimmt, steigert sein Risiko, an Mundkrebs zu erkranken, um 30 bis 50 Prozent.[175] Diese gefährliche Erkrankung ist ein Hinweis darauf, dass Fluoride in diesem Gewebe ihre zerstörerische Wirkung entfalten.[176]

Doch auch im Gewebe des übrigen Verdauungstraktes können sich bösartige Veränderungen durch Fluoride im Trinkwasser ausbilden. Dazu zählen: Rachen, Speiseröhre, Darm, Enddarm, Leber, Gallenblase und Pankreas (Bauchspeicheldrüse).[177]

Krebs in den Ausscheidungsorganen

In Gegenden mit Trinkwasserfluoridierung stellten Forscher einen Anstieg der Tumore der Ausscheidungsorgane wie Niere und Blase fest.[178]

Verringertes Auftreten von Schilddrüsentumoren

In Regionen mit Trinkwasserfluoridierung finden sich seltener Tumore der Schilddrüse. Wissenschaftler gehen davon aus, dass dies auf einer durch Fluoride ausgelösten Unterfunktion der Schilddrüse beruht.[179]

Vorsicht Falle! Fluoride sind ein Grund für Tumore in Atmungsorganen (Lunge), Ausscheidungsorganen (Niere und Blase), Bindegewebe, Blut, Brust, Fortpflanzungsorganen (Eileiter, Prostata), Gehirn, Haut (Melanom), Knochen sowie Verdauungsorganen (Mund, Rachen, Speiseröhre, Leber, Gallenblase, Bauchspeicheldrüse, Darm und Enddarm).

F⁻
Fortpflanzung 231
Hormone 198
Krebs 204
Leber 208
Magen-Darm-Trakt 209
Nieren 212
Schilddrüse 200
Wasser 110

Filter 115
Kurkuma 223
Magnesium 168
Mineralwässer 116
Kurkuma 223
Traubekernextrakt 247
Vitamin D 88

Leber

Die größte Drüse des Menschen ist die Leber. Sie hat ein Gewicht von etwa 1,5 Kilogramm. Diese „chemische Fabrik“ ist im Dauerbetrieb und erledigt vielfältige Aufgaben:

- ✓ **Drüse**: Täglich produziert die Leber etwa 600 Milliliter Gallenflüssigkeit. Die Galle ist für die Verdauung von Fetten wichtig.
- ✓ **Entgiftung**: Die Leber baut Alkohol und Abbauprodukte von Eiweißen, Hormonen, Medikamenten etc. ab.
- ✓ **Häm-Stoffwechsel**: Zytochrom P_{450} ist ein Häm-haltiges wichtiges Leber-Entgiftungsenzym. Da Fluoride die Häm-Bildung in den Mitochondrien stören, kann auch dieses wichtige Enzym beeinträchtigt werden. Fehlt es, so steigt das Risiko einer Schwermetallbelastung.[180] Darüber hinaus ist es wichtig für die Speicherung von Vitamin D_3.[181]

  Bilirubin ist ein Abbauprodukt des Hämoglobins in den roten Blutkörperchen. Die Leber wandelt Bilirubin in eine wasserlösliche Form um.
- ✓ **Produktion:** Die Leber bildet Blutgerinnungsfaktoren (Vitamin K_1), Plasmaproteine, Speicherzucker (Glykogen), Cholesterin (für die Hormonsynthese und Zellneubildung) und Lecithin (für die Zellmembranen).
- ✓ **Speicherorgan:** Die Leber speichert Glykogen, Spurenelemente (Eisen, Kupfer), Vitamine (Folsäure, Vitamin A, Vitamin B_{12}).
- ✓ **Stoffwechsel**: Bei der Verstoffwechselung von Nahrungsmitteln sorgt die Leber für den Abbau, Umbau und Aufbau von Proteinen, Kohlenhydraten und Fetten.[182]

F⁻

Cholesterin 150
Enzyme 151
Epiphyse/Schlaf 199
Erythrozyten 180
Häm 162
Hormone 198
Medikamente 260
Mitochondrien 155
Schwermetalle 43

Cholesterin 190
Magnesium 168
Melatonin 199
Vitamin D 88

Der Schmerz der Leber ist die Müdigkeit. Darüber hinaus kann sich eine Leberüberlastung in Appetitlosigkeit, Depression und einem hohen Schlafbedürfnis äußern.[183] Ist der Fettstoffwechsel gestört, nehmen Erkrankungen wie: *Adipositas* (Fettsucht), *Arteriosklerose*, *Diabetes mellitus* und Fettleber zu.[184]

Gerade die Zunahme von Umweltgiften und unregelmäßiger Schlaf machen der Leber zu schaffen. Zwischen 2 und 3 Uhr in der Nacht ist die Leber besonders aktiv. Voraussetzung ist ein natürlicher Schlaf.[185]

Fluoride schädigen das Lebergewebe:[186] Eine Vielzahl von Tierstudien hat ergeben, dass hohe Fluorideinnahmen die Stoffwechsel- und Entgiftungsfähigkeiten der Leber vermindern.[187] Dass dies auch Menschen betrifft, belegen Untersuchungen von Gegenden, die eine Fluoridkonzentration von über 2 Milligramm pro Liter im Trinkwasser haben. Dort fanden Forscher Leberschäden bei Kindern.[188]

Vorsicht Falle! Fluoride greifen die Leber auf mannigfache Art an.

Magen-Darm-Trakt

„Fluoride schädigen die Magen- und Darmschleimhäute: Erkrankungen der Verdauungsorgane sind oft die ersten Anzeichen einer Fluoridvergiftung."
Susheela[189]

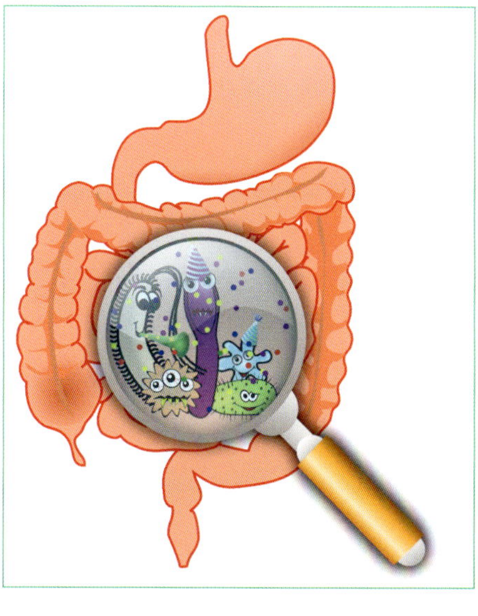

Fluoride sind Kontaktgifte, die Haut und Schleimhäute angreifen.[190] Darüber hinaus ist bekannt, dass Fluoride gute und nützliche Bakterien, sogenannte Probiotika, zerstören. Eine Folge ist eine Verringerung von Vitamin B_{12}. Dieses Vitamin ist wichtig zur Blutbildung. Sein Fehlen kann eine Anämie (Blutarmut) verstärken,[191] was sich u. a. in Müdigkeit äußert.

Anämie 180
Arteriosklerose 187
Diabetes 203
Schlaf/Epiphyse 199
Wasser 110

Cholesterin 190
Filter 115
Magnesium 168
Mineralwässer 116
Vitamin K_2 86

Fluoride sind ein Grund für Magersucht, Appetitlosigkeit, Aufstoßen, Blähungen, Durchfall, Erbrechen, Magen-Darm-Schmerzen und Übelkeit.[192] Werden Fluoridgele verschluckt, treten in 90 Prozent der Fälle Gewebeveränderungen in der Magenschleimhaut auf. Dies ist für unterschiedliche Konzentrationen belegt.[193]

Die Wirkungen von Fluoriden auf Magen und Darm sind vielfältig:[194] Sie zerstören die Schleimhaut des Gastrointestinaltrakts, es kommt zu einem Verlust der Mikrovilli, die für die Oberflächenvergrößerung des Darms verantwortlich sind. Eine Folge ist, dass Medikamente, Nahrungsergänzungs- und Nahrungsmittel schlecht resorbiert werden können. Selbst bei einer höheren Dosierung können lebenswichtige Stoffe in einem solchen Fall nur unzureichend aufgenommen werden.[195] Gott sei Dank regeneriert sich die Darmschleimhaut rasch, wenn die Giftexposition aufhört.[196]

Vorsicht Falle! Fluoride sind ein Grund für Magen-Darm-Beschwerden und eine verminderte Aufnahme von Nährstoffen.

Raus aus der Falle! In meiner Praxis empfehle ich Patienten, die trotz optimaler Mundhygiene noch immer Zahnfleischbluten haben, eine Stuhluntersuchung. Die Probe schickt der Patient ganz einfach selbst ein. Einige Tage später liegen dann die detaillierten Laborergebnisse vor: Wie ist das Milieu im Darm? Sind Verdauungsenzyme vorhanden oder im Defizit? Ist die Darmschleimhaut dicht oder löchrig, sind Entzündungs- und/oder Tumormarker erhöht? Welche Mitbewohner leben im Darm: Solche, die ihr Umfeld sauber und heil erhalten, oder solche, die randalieren und Schadstoffe produzieren? Eine Sanierung in diesem Bereich ist in meinen Augen sehr wichtig, damit beispielsweise auch Nahrungsergänzungsmittel dem Körper zugutekommen und nicht nur für die Toilette gekauft werden.

Enzyme 151

Muskeln

Fluoride beeinflussen den Eiweißstoffwechsel durch die Hemmung von Enzymen.[197] Eine mögliche Folge ist die Atrophie von Muskeln, was den Körper schwächt und somit selbst Routinearbeiten unmöglich werden lässt.[198]

Darüber hinaus binden sich Fluoride an Magnesium und inaktivieren dieses wichtige Mineral, das sowohl die Kontraktion wie auch die Entspannung der Muskeln regelt.

Für wissenschaftlich Interessierte

Damit sich der Muskel bewegt, laufen einige Prozesse ab. Nerven leiten Impulse zu den Muskeln. An der Muskelfaser befindet sich die „motorische Endplatte", wo die Reize die Übertragungssubstanz Acetylcholin freisetzen. Diese aktiviert den Muskel.[199] Damit die Substanz nicht ununterbrochen wirkt, wird sie schnell in die beiden Bausteine Cholin und Acetyl getrennt.

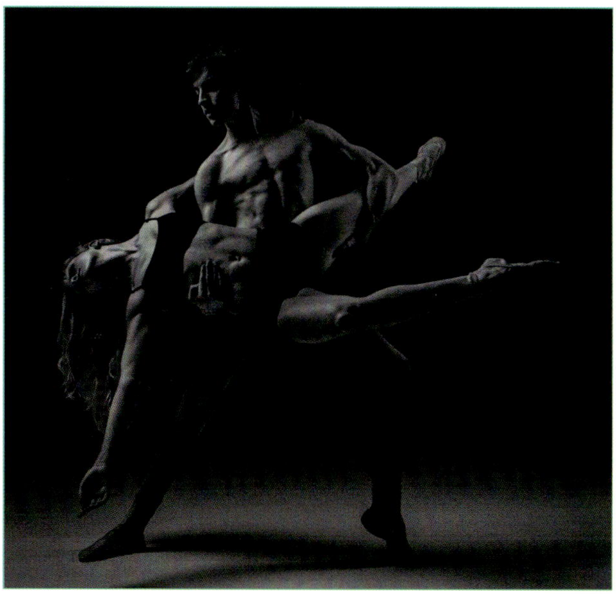

Dazu braucht es einen Biokatalysator, ein Enzym. Es heißt Acetylcholinesterase.[200] Genau dieses Enzym hemmen Fluoride.

Eine weitere Substanz, die am Muskel wirkt, ist Curare, das manch einer als südamerikanisches Pfeilgift kennt. Curare

Enzyme 151
Nerven 195
Magnesium 168
Vitamin D 88

hemmt Acetylcholin an seiner Andockstelle.[201] Aus neurophysiologischen Experimenten weiß man, dass Natriumfluorid sowohl anticholinesterase- und anticurare-ähnliche Effekte an Muskeln entfaltet, die dazu führen, dass Acetylcholin länger wirken kann.[202]

Vorsicht Falle! Fluoride begünstigen eine Muskelschwäche.

Nieren

„Die Nieren des Menschen konzentrieren Fluoride bis zum Fünfzigfachen gegenüber dem Blutplasma. Die Nieren werden durch Fluoride schneller geschädigt als die meisten anderen weichen Gewebe."
National Research Council[203]

50 bis 80 Prozent der Fluoride werden über den Urin ausgeschieden.[204] In Tierversuchen konnte gezeigt werden, dass dieser Vorgang oxidativen

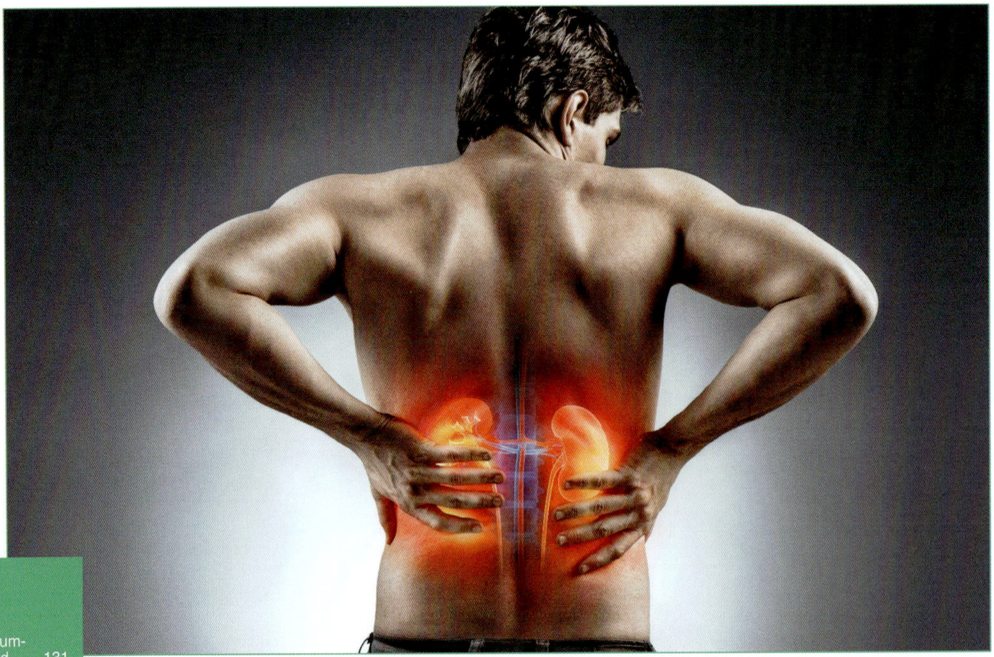

Natriumfluorid 131
Nerven 195

Stress auslöst, der die Nieren schädigt.[205] Dass dies auch Menschen betrifft, belegen Untersuchungen in Gegenden, die eine Fluoridkonzentration von über 2 Milligramm pro Liter im Wasser aufweisen. Kinder, die in diesen Regionen leben, haben gehäuft Schäden an den Nieren.[206] Eine andere wissenschaftliche Veröffentlichung weist darauf hin, dass Konzentrationen von 8 ppm im Trinkwasser das Risiko für Nierenerkrankungen erhöht und zu strukturellen und funktionalen Störungen der Nieren führt.[207]

Menschen, die eine erhöhte Belastung an Fluoriden haben, leiden auch vermehrt an Nierensteinen. In Indien war die Wahrscheinlichkeit für Nierensteine in Gebieten mit Fluorose 4,6-mal höher als in Gebieten ohne Fluorose.[208]

Umgekehrt haben Menschen mit Nierenschäden schneller klinische Zeichen einer Fluoridvergiftung.[209] Die Nierenfunktion ist gerade bei Diabetikern eingeschränkt. Daher scheiden sie Fluoride schlechter aus und lagern diese vermehrt im Körper ab.[210]

Vorsicht Falle! Fluoride begünstigen Nierensteine und schädigen die Nieren.

Restless-Legs-Syndrom

Fluoride haben einen Einfluss auf den Kalzium- und Magnesiumstoffwechsel. Dies kann zu Störungen der Muskeln führen, die sich zum einen als Verkrampfungen, Zittern und Zuckungen zeigen, aber auch als unwillkürliche Beinbewegungen,[211] die besonders vor dem Schlafen auftreten, wenn sich der Körper in einem Kalziumsparmodus befindet. Dieses Symptom hat immer etwas mit einer Störung der Mitochondrien zu tun.[212] Oft fehlen die Vitamine B_1 und B_6.

Vorsicht Falle! Fluoride sind eine Ursache für unruhig schlagende Beine.

F
freie Radikale 143
Diabetes 203
Epiphyse/Schlaf 199
Mitochondrien 155
Muskeln 211
Wasser 110

Beeren 221
Filter 115
Kalzium 86
Kurkuma 223
Magnesium 168
Melatonin 199
Mineralwässer 116
Traubenkernextrakt 247

Repetitive-Strain-Injury-Syndrom (Schaden durch wiederholte Beanspruchung)

Bei diesem Krankheitsbild kommt es zu Bewegungseinschränkungen, weil Finger, Hände, Handgelenke oder Unterarme überbeansprucht sind. Ein Beispiel: Bei der Arbeit an einer Tastatur treten Schmerzen auf.[213] Betroffene haben meist zu wenig Magnesium. Eine verstärkte Zufuhr an Fluoriden steht im Zusammenhang mit einem Mangel an Magnesium und mit einer Speicherung der „falschen Freunde" in Form von Magnesiumfluorid im Knochen.[214]

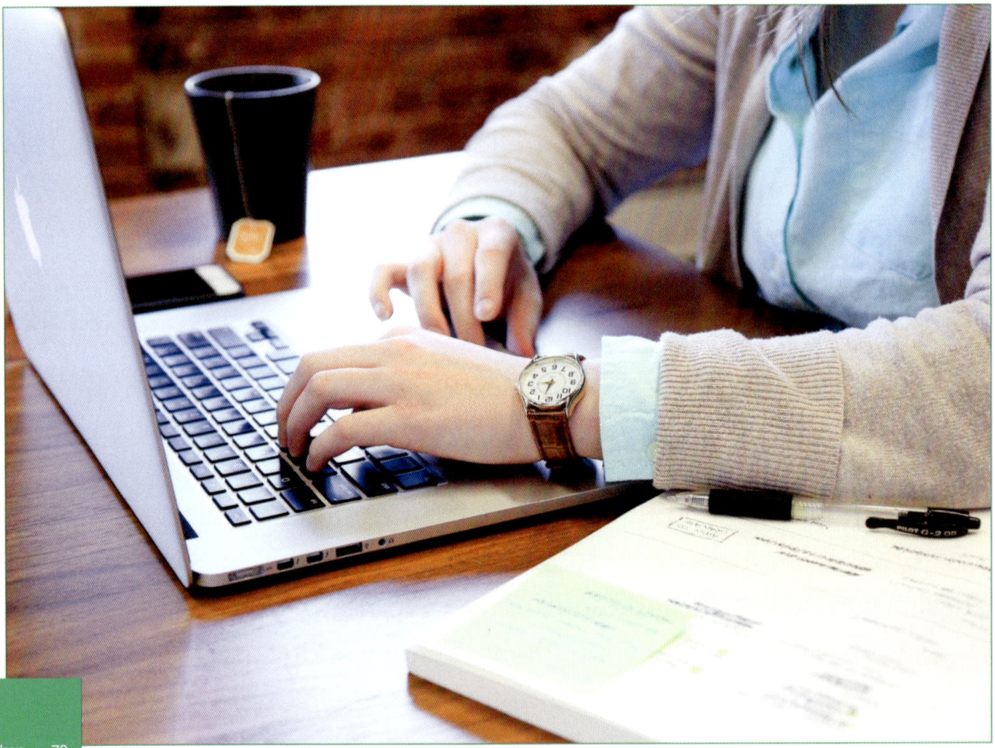

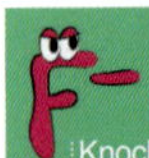

Knochen 73

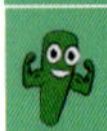

Kalzium 86
Kurkuma 223
Magnesium 168
Tamarindenfrucht 136
Vitamin D 88
Vitamin K_2 86

Vorsicht Falle! Fluoride begünstigen Schmerzen bei Bewegungen von Fingern, Händen, Handgelenken und Unterarmen.

Augen

Fluoride beeinflussen die Funktion der Augen auf vielfältige Weise. Sie stehen mit drei der häufigsten Augenerkrankungen in Zusammenhang, die oftmals zu Blindheit führen. Dazu gehören:

1. **Altersbedingte Makuladegeneration*:**[215] Weltweit ist sie die Hauptursache für Blindheit. Von Fluoriden ist bekannt, dass sie sich im Auge ablagern und toxisch auf die Netzhaut wirken.[216]
2. **Katarakt:** Hierbei kommt es zu einer Ablagerung von veränderten Proteinen auf der Augenlinse. In der Folge trübt sich die Linse, es kommt zur Lichtstreuung und damit zu einer Einschränkung des Sehvermögens.[217] Diese Erkrankung ist weltweit die zweithäufigste Ursache für eine Erblindung. Ein Drittel aller Blinden leidet an einem Katarakt.[218]
   Zwischen einer chronischen Fluoridbelastung und dem Auftreten dieser Erkrankung gibt es eine eindeutige Korrelation.[219] Untersuchungen zeigten, dass es durch Fluoride zu einer Beeinflussung von Zuckern[220] und des Zuckerstoffwechsels, der Glykolyse, im Auge kommt.[221] Auch hemmen Fluoride einige Enzyme des Augengewebes.[222]
3. **Glaukom:** Dabei handelt es sich um eine neurodegenerative Erkrankung, die mit einem progressiven Verlust an Netzhautzellen durch einen erhöhten Augeninnendruck einhergeht. In der Folge tritt ein Gesichtsfeldverlust auf.[223] Eine chronische Fluoridbelastung steht in Zusammenhang mit einem Offenwinkelglaukom.[224]

Fluoride zieht es in Bereiche, wo viel los ist und sich viele Mitochondrien befinden.[225] Wie im vorherigen Kapitel dargestellt, beeinflussen die „fal-

Enzyme 151
Hsp 155
Mitochondrien 155

* Aus dem Englischen; *age-related macular degeneration,* fortschreitender Sehverlust bei Erhalt des peripheren Gesichtsfeldes

schen Freunde" diese wichtigen Zellorganellen. Für das Auge ist dies besonders dramatisch, denn Sinneszellen wie beispielsweise die Farbrezeptoren in der Retina bestehen bis zu 80 Prozent ihres Zellvolumens aus den Energiekraftwerken.[226]

Vorsicht Falle! Fluoride begünstigen gerade die Augenerkrankungen, die am häufigsten zu einer Blindheit führen. Umso erschreckender ist es, dass zahlreiche Augenmedikamente Fluorverbindungen enthalten (siehe Anhang Seite 262).

Haut

„Fluoride vergiften über 100 Enzyme im Körper. Sie zersetzen Kollagen, den Hauptbestandteil des Bindegewebes, und lösen so eine vorzeitige Hautalterung aus."
Dr. Lita Lee[227]

Die Haut altert durch Fluoride schneller und es kann zu Ausschlägen kommen. Bei Hautausschlägen im Mundbereich, die durch Fluorid ausgelöst werden, spricht man von *perioraler Dermatitis*.[228]

Fluor-Akne kann auftreten, wenn Menschen beispielsweise mit Fluoriden arbeiten.

Patientenbericht

Fluor-Akne: In der Literatur ist der Fall eines Mannes beschrieben, der in einer Glasfabrik mit Hydrogen-Fluoriden arbeitete. Als er für einige Zeit in einer fluoridfreien Umgebung beschäftigt war, heilte seine Haut. Als er wieder in der Glasfabrik anfing, ließ die Fluor-Akne nicht lange auf sich warten.[229]

Vorsicht Falle! Fluoride begünstigen Hautentzündungen, Pickel und ein schnelleres Altern der Haut.

Fluoride als Alterungsturbo

„Der Konsum von Fluoriden führt beim Menschen zu einem Zusammenbruch von Kollagen in Knochen, Sehnen, Muskeln, Haut, Knorpel, Lungen, Nieren und der Luftröhre."
Gupta[230]

Kollagen bildet die Hauptstruktur von Haut, Bändern, Sehnen, Muskeln, Knorpeln, Knochen und Zähnen.[231] Das am häufigsten im menschlichen Körper vorkommende Kollagen vom Typ 1 ist ein Lieblingsziel der Fluoride in Organen und Geweben.[232] Mehrere Studien haben ergeben, dass Fluoride den Stoffwechselprozess des Kollagens stören, was einen Zusammenbruch von Geweben begünstigt.[233] Eine Folge ist, dass die Körperstrukturen außer Form geraten. Dies macht sich äußerlich durch Alterungserscheinungen bemerkbar wie beispielsweise: eingeschränkte Beweglichkeit, erhöhte Bruchanfälligkeit der Knochen, runzelige Haut.[234]

Das Zahnbein, das Dentin, besteht zu 30 Prozent aus Kollagen. (Dentin besteht aus ungefähr 50 Prozent Mineralstoffen, 30 Prozent Kollagen und 20 Prozent Wasser.) Die Kollagenschwächung trägt signifikant dazu bei, dass Karies sich rascher ausbreitet.[235]

Karies 32
Knochen 73
Muskeln 211
Zähne 28

Kalzium 86
Kurkuma 223
Magnesium 168
Ölziehen 70
Tamarindenfrucht 136
Vitamin D 88
Vitamin K_2 86
Zahncreme 68

Für wissenschaftlich Interessierte

Labortechnisch kann man Urin auf die Aminosäure Hydroxyprolin untersuchen. Dies ist ein Biomarker, der auf eine erhöhte Degeneration von Kollagen und die Zerstörung der Querverbindungen hinweist. Bei

Untersuchungen von Tieren, die an Fluorose litten, war dieser Wert typischerweise erhöht.[236]

Vorsicht Falle! Fluoride zerstören Kollagen und bewirken damit eine schnellere Alterung mit eingeschränkter Beweglichkeit, runzeliger Haut, Knochenbrüchen, Schmelzrissen in Zähnen bis hin zu rascherer Kariesausbreitung. ■

Fluoride beschleunigen die Alterung auch dadurch, dass sie die Erbsubstanz schädigen,[237] Enzyme hemmen,[238] das Immunsystem[239] und insbesondere die weißen Blutkörperchen stören. Zudem greifen sie Mund, Zahnfleisch, Speiseröhre, Magen-Darm-Trakt, Nierenkörperchen und Mitochondrien sowie die innere Auskleidung von Blutgefäßen (u. a. Öffnung der Blut-Hirn-Schranke) an. Fluoride produzieren freie Radikale.[240] All dies sind Turbos für den Alterungsprozess.[241] Optisch kann man die Belastung mit freien Radikalen an Altersflecken (rostender Haut) erkennen. Diese finden sich oft am Handrücken und im Gesicht. Hierbei handelt es sich um geschädigte Fett- und Eiweißbausteine, die durch die freien Radikale oxidiert sind und in der Haut abgelagert wurden.[242]

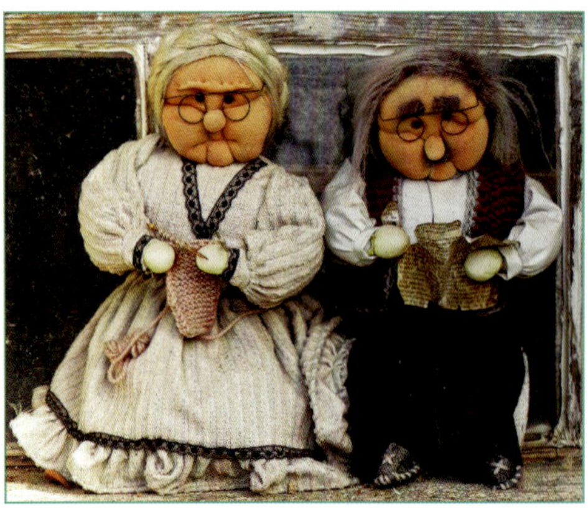

Vorsicht Falle! Fluoride sind ein Turbo für den Alterungsprozess. ■

Für wissenschaftlich Interessierte

Während einer solchen Belastung sind wichtige Biomarker oft reduziert. Dazu zählen Retinol, Vitamin C und Vitamin D.[243]

Raus aus der Falle! Ein Schutz vor diesen Reaktionen bieten Antioxidantien wie Adenosin, Astaxanthin, Coenzym Q10, Cystein, Flavonoide, reduziertes Glutathion (GSH), Glutathion-Peroxidase, Homocystein, Melatonin, Metallothionin, Methionin, Nicotinamid, OPC, eosinophile Peroxidase, Phytoöstrogene, Polyphenole, S-Adenosylmethonin, Superoxid-Dismutase, Reservatol, Taurin, Ubichinol (siehe Coenzym Q10), Retinol, Betacarotin, Vitamin A, Vitamin C und Vitamin D.[244]

Fluoride begünstigen Autoimmunerkrankungen

Wie bereits im Vorhergehenden gezeigt, sind Fluoride auch an Krankheiten beteiligt, die üblicherweise als Autoimmunerkrankungen bezeichnet werden. Wenn man sich die verheerenden Wirkungen der Fluoride vergegenwärtigt, wird das Entstehen „angeblicher" Autoimmunerkrankungen in ein neues Licht gerückt.

Dazu zählen:

- ✓ *Diabetes Typ 1,*
- ✓ *Hashimoto-Thyreose* (Schilddrüsenerkrankung),[245]
- ✓ *multiple Sklerose,*
- ✓ *Psoriasis,*
- ✓ *Rheuma.*[246]

Vorsicht Falle! Durch die Einnahme von Fluoriden und deren Giftwirkung steigt das Risiko für Autoimmunerkrankungen.[247]

F

- Coenzym Q10 160
- GSH 158
- *Diabetes* 203
- Knochen 73
- Melatonin 238
- *multiple Sklerose* 193
- Schilddrüse 200
- Vitamin C 161

- Beeren 221
- Coenzym Q10 48
- Kalzium 86
- Kurkuma 223
- Magnesium 168
- Melatonin 199
- Tamarindenfrucht 136
- Traubenkernextrakt 247
- Vitamin D 88
- Vitamin K_2 86

Die Wirkung von Fluoriden auf den Organismus aus zahnärztlicher Sicht

In der Zahnmedizin ist bekannt, dass Erkrankungen im Mund sich auf den ganzen Organismus auswirken können und umgekehrt. So weiß man, dass Zahnfleischentzündungen mit Frühgeburten, Schlaganfall, Herzinfarkt, *Diabetes* und *Osteoporose* im Zusammenhang stehen[248] (siehe Abbildung Seite 51).

Nun, wenn man sich die Wirkungen der Fluoride genau anschaut, ist dieses Gift mit ursächlich für all diese Erkrankungen. Es führt zu Entzündungen im Mundbereich, wodurch die Eintrittspforte in den Organismus weit geöffnet wird. Um das Toxin im Körper unschädlich zu machen, wird es in Kalk eingepackt. Dadurch setzen sich die Blutgefäße zu. Die möglichen Folgen: Herzinfarkt und Schlaganfall. Auch Entgiftungsorgane und Hormonbildungsstätten verkalken – ein Teufelskreis hat begonnen. Durch die Öffnung der Blut-Hirn-Schranke erreicht das Gift das Gehirn und stört Nervenfunktionen. Muss man sich dann über verstärktes Knirschen und Pressen wundern?

Menschen, die beruflich diesen „Radikalisten" ausgesetzt sind, horten dieses Toxin im Körper. Ein Mundschutz reicht kaum aus, um eine Aufnahme zu verhindern. Zahnärzte gehören zu einer Berufsgruppe mit sehr hoher Suizidrate.[249] Bei den Giften, denen sie ständig ausgesetzt sind, ist dies kaum verwunderlich. Bitte bedenken Sie: Die Gefahr ist nicht auf jene beschränkt, die bei der Arbeit mit Fluoridverbindungen in Kontakt kommen. So gut wie jeder ist mehr oder minder chronisch mit Fluoriden vergiftet (siehe Seite 249 ff.). Die Ausbreitung dieser „Radikalisten" gefährdet sogar das Fortbestehen der Menschheit (siehe Seite 229 ff.).

Raus aus der Fluorid-Falle!

Sekundäre Pflanzenstoffe: Ein Arsenal gegen oxidativen Stress

Pflanzen können vor Angreifern wie Mikroorganismen und Insekten nicht fliehen. Um sich trotzdem vor ihnen zu schützen, haben sie ein ausgeklügeltes Arsenal an Stoffen entwickelt. Zum einen dient es der Abwehr von Bakterien, Pilzen und Insekten, zum anderen ermöglicht es ihnen, durch Angreifer verursachte Schäden zu reparieren.

Im Team besonders stark

Wie effektiv die verschiedenen Pflanzeninhaltsstoffe sich gegenseitig unter gesunden Bedingungen ergänzen, kann man am Beispiel eines Apfels erkennen. Das antioxidative Rüstzeug seiner Inhaltsstoffe bewirkt, dass die nur 10 Milligramm Vitamin C, die er enthält, eine antioxidative Wirkung aufweisen, die 2250 Milligramm Vitamin C entsprechen. Anders: Die antioxidativen Eigenschaften von Obst und Gemüse beruhen auf einem Zusammenspiel von sekundären Pflanzenstoffen wie den Polyphenolen, Vitaminen[1] und Mineralstoffen.. Hier die Top 10 der Früchte und Gemüse in Bezug auf ihr antioxidatives Potenzial pro Portion. Die Werte beziehen sich auf ein Vitamin-E-Homolog als Standardbezugsgröße:

Antioxidativ wirkende Früchte und Gemüse

	Frucht/Gemüse[2]	antioxidative Wirkung pro Portion		Frucht/Gemüse	
1	rote Bohne	13 727	6058	Himbeere	6
2	Waldheidelbeere	13 427	5938	Erdbeere	7
3	Cranberry	8983	5900	Apfel (Delicious)	8
4	Artischockenherz	7904	4873	Kirsche	9
5	Brombeere	7701	4649	Kartoffel	10

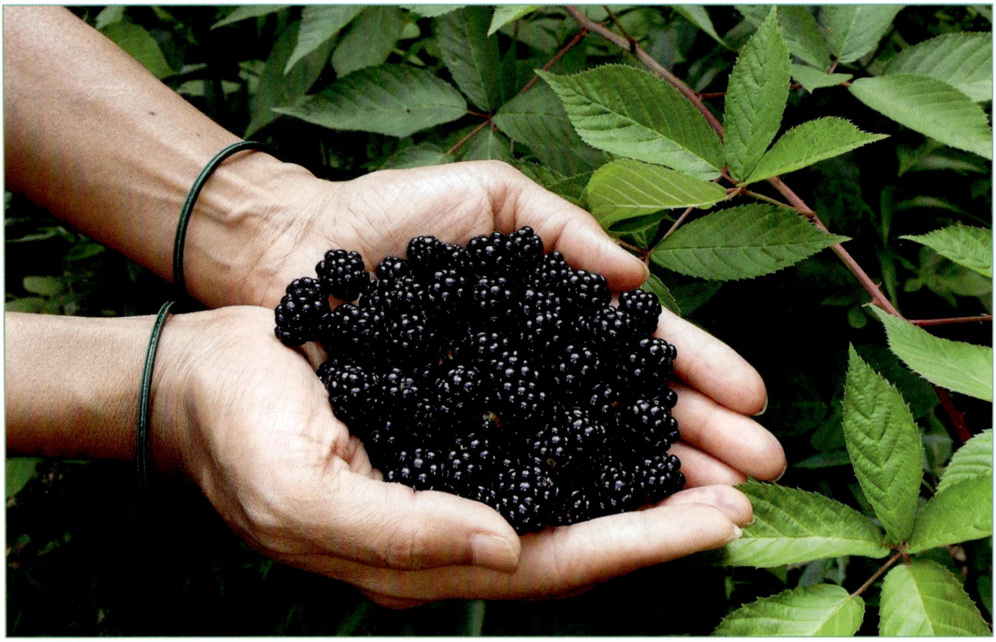

Beeren als Schatzkammer der Gesundheit

Reife Beeren sind nicht nur köstlich, ihre phytochemischen Wirkstoffe sind zudem eine Schatzkammer an Antioxidantien. Sie enthalten einige krebshemmende Stoffe.[3] Beispielsweise wirkt Ellagsäure krebshemmend. Mit einer Tasse (150 Gramm) Himbeeren oder Brombeeren nehmen Sie etwa 22 Milligramm von diesem Molekül auf.

Interessantes aus der Wissenschaft: In einem Versuch mit Ratten zeigte sich, dass die durch Natriumfluorid ausgelöste Vergiftung der Leber und der oxidative Stress mit der Zuführung von Brombeersaft reduziert werden konnte.[4]

freie Radikale 143
Krebs 204
Leber 208
Natriumfluorid 131

Fazit

Beeren 221
Magnesium 168
Traubenkernextrakt 247
Vitamin D 88

Obst und Gemüse enthalten Mineralstoffe, mehrere Tausend sekundäre Pflanzenstoffe und Vitamine, die im Zusammenspiel für den

Erhalt der Pflanzengesundheit sorgen. Dem Menschen liefern sie hocheffektive Antioxidantien und Mineralstoffen, die unter anderem vor Tumorerkrankungen schützen.[5]

Raus aus der Falle! Genießen Sie Obst und Gemüse mit antioxidativem Potenzial. Viele Beeren können Sie als Muttersaft, getrocknet oder auch tiefgefroren erwerben und vielfältig genießen.

Kurkuma

Kurkuma *(Curcuma longa)* ist eine mehrjährige tropische Pflanze aus der Familie der Ingwergewächse (*Zingiberaceae*).[6] Es werden die unterirdisch wachsenden Wurzeln verwendet – entweder frisch oder getrocknet und zu Pulver vermahlen. Viele kennen das Pulver als Hauptbestandteil der Curry-Gewürzmischung, der es die intensive gelbe Farbe gibt.[7] Das frisch aufgeschnittene Rhizom ist hingegen fast orangefarben.[8]

Durchschnittlich konsumieren Inder täglich 1,5 bis 2 Gramm Kurkuma. Dies ist wahrscheinlich ein Grund, weshalb sie trotz der hohen Fluoridbelastung vergleichsweise wenig Tumore und weltweit gesehen die niedrigste Rate an Alzheimer aufweisen.[9]

Heute belegen zahlreiche Untersuchungen, dass Kurkuma und speziell der darin enthalten Wirkstoff Curcumin folgende Wirkungen haben: antiarteriosklerotisch, antioxidativ, antidiabetisch, antientzündlich, antimikrobiell, antiarthritisch, antirheumatisch, antitumorös, blutzuckersenkend, immunmodulierend, herz-, nieren- und leberschützend.[10]

Curcumin agiert sowohl vorbeugend wie auch bei der Behandlung von: Allergien, *Arteriosklerose*, *Asthma*, *Diabetes*, Tumoren, Lungeninfektionen, Autoimmunerkrankungen, chronisch-entzündlichen Gallenblasen-, Darm-, Nieren-, Herz-, rheumatoiden und neurodegenerativen Leiden wie *Alzheimer* und *Parkinson*.[11]

Alzheimer 193
Arteriosklerose 187
Autoimmunerkrankungen 219
Diabetes 203
DNA 153
Herz 197
Immunsystem 186
Knochen 73
Krebs 204
Leber 208
Magen-Darm-Trakt 209
Nieren 212

Coenzym Q10 48
Kalzium 86
Magnesium 168
Tamarindenfrucht 136
Traubenkernextrakt 247
Vitamin D 88
Vitamin K_2 86

Zellebene

Die antioxidative Wirkung[12] von Curcumin beruht unter anderem auf dem Gehalt an Vitamin C und E.[13] Curcumin kann freie Radikale abfangen und reduziert somit oxidativen Stress und die Oxidation von Fetten.[14] Es moduliert die Aktivität antioxidativ wirkender Enzyme wie GSH, SOD und Katalase, wodurch freie Radikale neutralisiert werden.[15] Entsprechend sinkt der MDA-Spiegel.[16] Auch schützt es im Tiermodell vor mitochondrialen Störungen.[17]

Curcumin hemmt zudem die Bildung des NF-κB und damit zahlreiche Erkrankungen, die mit Entzündungen einhergehen.[18]

Immunsystem

Curcumin agiert immunmodulierend: Es wirkt unter anderem auf die B- und T-Lymphozyten sowie die Makrophagen.[19]

Augen

Zahlreiche klinische und präklinische Untersuchungen ergaben, dass Curcumin als therapeutisches Mittel für diverse Augenerkrankungen eingesetzt werden kann. Dazu gehören auch die Erkrankungen, die durch Fluoride begünstigt werden wie: Glaukom, Katarakt, altersbedingte Makuladegeneration und diabetische Retinopathie.[20]

Diabetes

Bei diabetischen Ratten senkte die Behandlung mit Curcumin den oxidativen Stress, erhöhte antioxidativ wirkende Enzyme wie Katalase, Glutathionperoxidase und SOD.[21] Curcumin ist effektiv in der Regulation von Zuckern und Lipiden.[22] Diese spielen eine Schlüsselrolle in der Behandlung von Diabetes. Es gibt Untersuchungen, die die Verbesserung dieser Werte bei Menschen mit Prädiabetes[23] und auch mit Diabetes zeigen.[24]

Krebs

Aus Laboruntersuchungen ist bekannt, dass Curcumin gegen folgende Krebzelllinien agiert: Gehirn-, Brust-, Prostata-, Lungen-, Knochen-, Blut- (Leukämie)[25], Pankreas-, Leber-, Speiseröhren-, Magen- und Darmkrebs.[26]

Patienten mit einem colorektalen Tumor, die als Therapiemittel 5-Fluorouracil, ein fluorhaltiges Präparat erhielten,[27] entwickeln oftmals Resistenzen gegen zahlreiche Medikamente. Im Tierversuch zeigte sich, dass, wenn die Tiere vorab Curcumin bekamen, sich die Resistenz gegen die Medikamente auflöste.[28]

Magen

In einem Tierversuch testete man Curcumin und ein Medikament mit Ranitidin auf die Effektivität zur Behandlung von Magengeschwüren. Das Ergebnis: Beide waren in etwa gleich wirksam.[29]

Wenn Curcumin zusammen mit Zink eingenommen wird, erhöht sich seine schützende und heilende Wirkung bei Magengeschwüren.[30]

Neurologische Erkrankungen

Curcumin ist ein vielversprechendes Mittel zur Vorbeugung und Behandlung von neurologischen Erkrankungen wie Parkinson und Alzheimer.[31] Es hemmt die Produktion von reaktiven Sauerstoffspezies, erhöht antioxidativ wirkende Enzyme wie SOD und Katalase und schützt so vor oxidativen Schäden.[32] Zudem wirkt es stark antientzündlich.[33] Eine Entzündung des Gehirns, an der auch NF-κB beteiligt ist, gilt als ein signifikanter Risikofaktor für die Entwicklung von Alzheimer und Parkinson.[34] Spannend in diesem Zusammenhang ist, dass nur die oxidierte Form von Curcumin den NF-κB hemmt.[35] Dies mag ein Grund sein, wieso gesunde Menschen mit weniger oxidativem Stress geringere Verbesserungen durch die Einnahme spüren im Vergleich zu Kranken.[36] Auch

F-
Augen 215
Enzyme 151
freie Radikale 143
Hitzeschockproteine 155
Immunsystem 186
Katalase 158
Krebs 204
Lymphozyten 180
Magen-Darm-Trakt 209
NF-κB 154
SOD 158

Beeren 221
Magnesium 168
Kurkuma 223
Traubenkernextrakt 247
Vitamin D 88

die Bildung diverser Hitzeschockproteine (Hsp40, Hsp60, Hsp70 und Hsp90) beeinflusst Curcumin im Tierversuch.[37]

Bei Patienten mit Alzheimer, die 400 Milligramm Curcumin täglich über einen Monat einnahmen, verbesserten sich die Stimmung, das Gedächtnis und die Blutwerte.[38] In einer anderen Studie führte die tägliche Einnahme von 1 bis 4 Gramm Curcumin über einen Zeitraum von 6 Monaten dazu, dass sich bei Patienten mit Alzheimer die Gedächtnisleistung und die kognitiven Parameter erhöhten.

Bei der amyotrophischen Lateralsklerose zeigte die orale Einnahme von täglich 600 Milligramm für 3 bis 6 Monate eine signifikante Verbesserung der Motorik und anderer funktioneller Parameter.[39]

Nieren

Tierversuche ergaben, dass die orale Einnahme von Kurkuma zu einem Schutz vor Nierenschäden beiträgt.[40]

Hinweise zum Konsum von Kurkuma

Curcumin kann nur schlecht vom menschlichen Körper aufgenommen werden und wird rasch abgebaut, was die Behandlung weniger effektiv macht.[41] Eine Optimierung der Aufnahme erfolgt durch Piperin, einem Pfefferbestsandteil, der die Resorption von Curcumin um mehr als das 1000-Fache steigert. Kein Wunder also, dass seit Jahrhunderten beide Stoffe in der Gewürzmischung Curry enthalten sind.[42] Auch Quercetin erhöht die Bioverfügbarkeit von Curcumin.[43]

Nebenwirkung, die durch den Verzehr von Kurkuma ausgelöst werden können, sind: Übelkeit, Durchfall, Kopfweh und gelber Stuhl.[44]

Einnahmedosen in Untersuchungen lagen zwischen 80 und 4000 Milligramm pro Tag.[45] Selbst hohe Dosen von bis zu 12 000 Milligramm täglich scheinen sicher zu sein.[46]

Bei Schwangeren, Stillenden, Kindern oder Patienten mit Anä-

F-
ALS 195
Alzheimer 193
Anämie 180
Hsp 155
Leber 208
Magen-Darm-Trakt 209
Nieren 212

Cholesterin 190
Kurkuma 223
Magnesium 168
Traubenkernextrakt 247
Vitamin D 88

mie oder Lebererkrankungen gibt es bis dato nur wenige Untersuchungen. Jedoch haben Tieruntersuchungen ergeben, dass Curcumin sicher und gut verträglich ist auch bei komplexeren Situationen.[47] Einige In-vivo-Untersuchungen zeigten bei der oralen Gabe von Curcumin, dass es weder erbgutverändernd noch toxisch für das Genmaterial ist.[48]

Da Curcumin das Zytochrom P_{450} hemmt,[49] ist es möglich, dass es zu Wechselwirkungen mit antikoagulierenden Medikamenten sowie Herzmitteln, Antibiotika, Antidepressiva und Krebstherapeutika kommen kann.[50]

Daher sollten Schwangere oder Erkrankte die Einnahme mit ihrem Therapeuten abklären.

Probieren geht über Studieren!

Wenn Ihr Therapeut Kurkuma zur Einnahme empfiehlt, geben Sie pro Gramm Kurkuma 10 Milligramm Pfeffer hinzu, dies erhöht die Bioverfügbarkeit bei Menschen.[51]

Würzen Sie Ihr Essen (Suppen, Salatsaucen, Hauptgerichte usw.) täglich mit einem Teelöffel Kurkuma und ein wenig Pfeffer.[52]

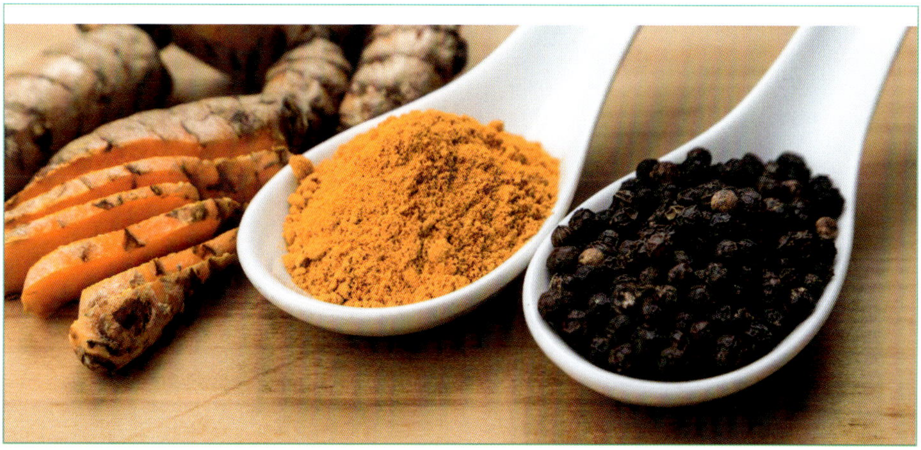

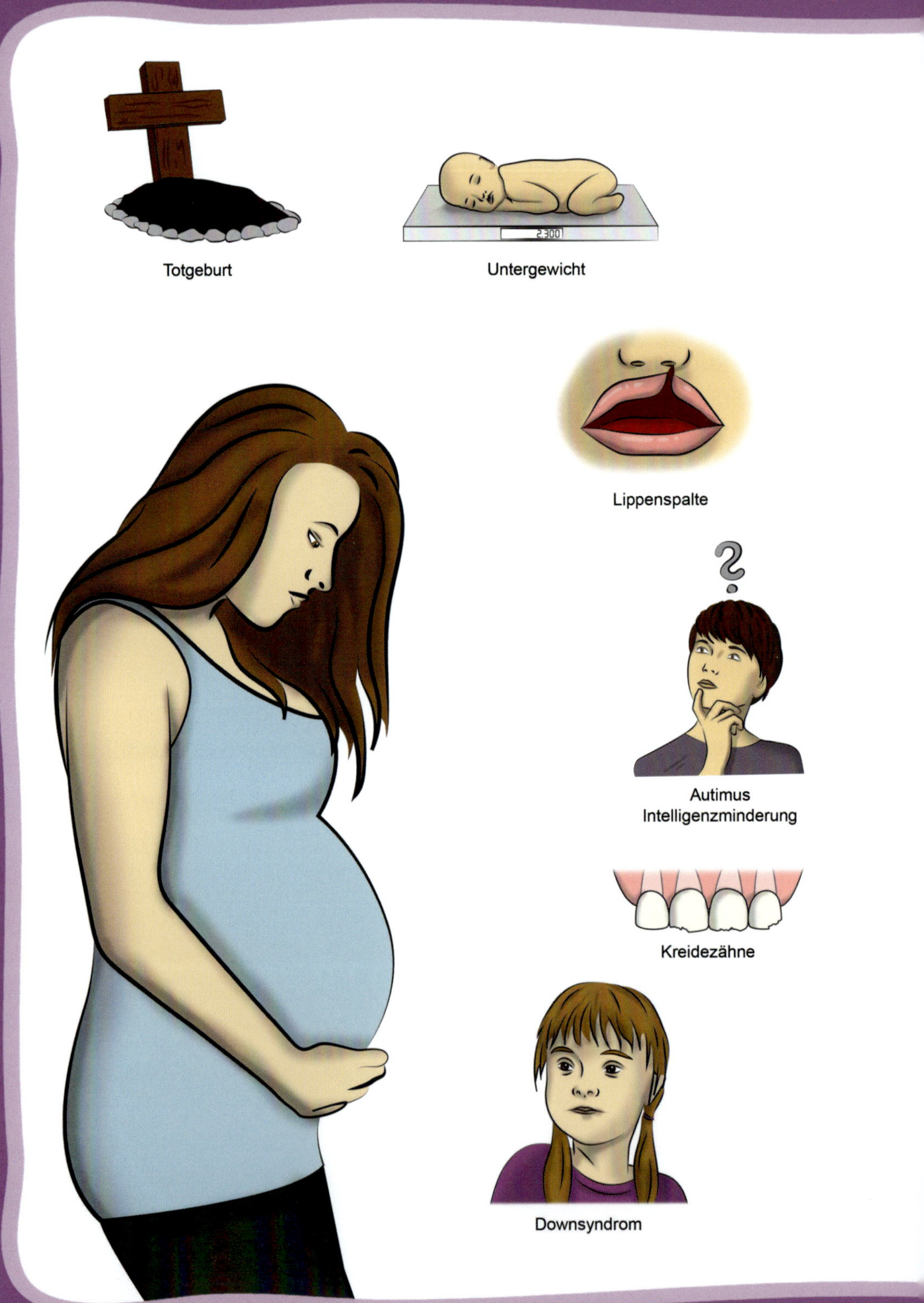
Totgeburt
Untergewicht
2.300
Lippenspalte
Autimus
Intelligenzminderung
Kreidezähne
Downsyndrom

Fluoride gefährden die Menschheit

Wie bereits dargestellt, können Fluorverbindungen dazu führen, dass die Lust auf Sex für immer verschwindet. Darüber hinaus beeinflussen sie die Fruchtbarkeit und das Erbmaterial. So begünstigen die toxischen Verbindungen Fehl- und Frühgeburten. Doch nicht nur das: Bei Kindern, die eine Fluoridbelastung während der Schwangerschaft überleben, können sichtbare körperliche Veränderungen (z. B. Knochen- und Zahnbildungsstörungen) auftreten. Unsichtbare Schäden des Gehirns äußern sich im späteren Leben als eine Minderung der Intelligenz und als Autismus.

Fluoride gefährden die Menschheit

Fluoride gefährden die menschliche Nachkommenschaft

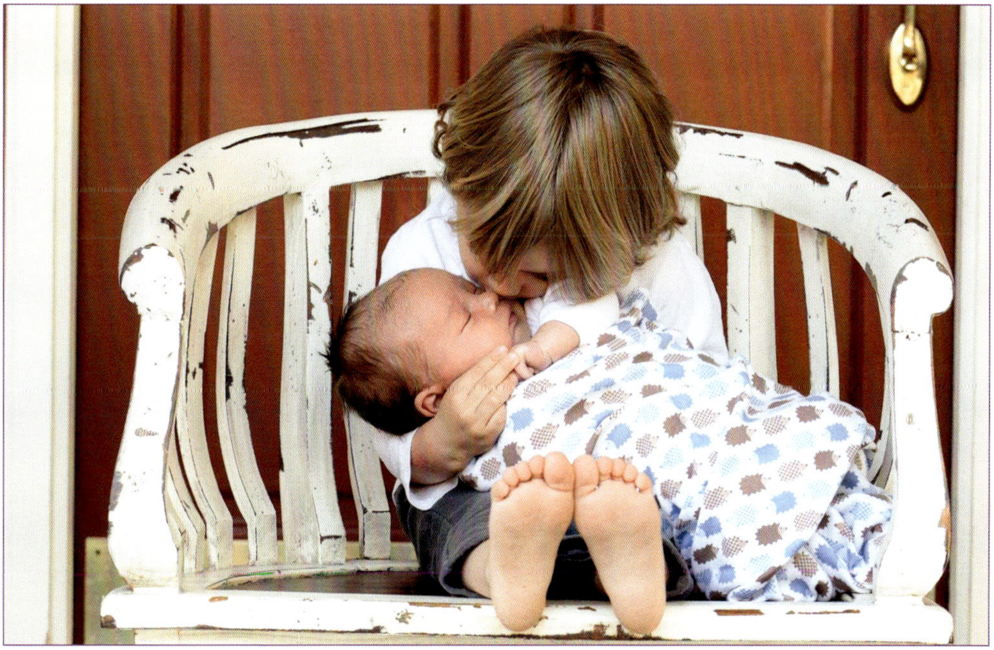

In Deutschland können etwa 15 Prozent der Paare, die einen Kinderwunsch haben, keinen Nachwuchs bekommen.[1] Als Ursache gelten in 60 Prozent der Fälle Hormonstörungen. Dass Fluoride die Hormonbildung beeinflussen, wurde bereits im vorherigen Kapitel dargestellt.

Hormone 198
Krebs 204

Magnesium 168
Kurkuma 223
Traubenkernextrakt 247
Vitamin D 88

Fluoride verringern die Fruchtbarkeit

Bereits ab einem Fluorid-Level von mehr als 3 ppm im Trinkwasser wird das reproduktive System so beeinträchtigt, dass es zu einer verringerten Geburtenrate kommt.[2]

Untersuchungen haben auch ergeben, dass Frauen, die über das Trinkwasser höhere Dosen an Fluoriden aufnehmen, deutlich weniger fruchtbar sind.[3] Bei Männern reduzieren Fluoride die Testosteronbildung, die Beweglichkeit der Spermien und sie begünstigen sogar eine Unfruchtbarkeit.

Vorsicht Falle! Fluoride senken bei Männern und Frauen die Fruchtbarkeit.

Fluoride begünstigen Fehlgeburten

Bereits die Injektion von 0,1 Milligramm Natriumfluorid reichte bei Ratten aus, um ihre Föten abzutöten.[4]

Vorsicht Falle! Fluoride begünstigen Fehlgeburten.

Schwangerschaft

Gerade während der Schwangerschaft ist eine gute Mundhygiene essenziell. Der Volksmund sagt nicht umsonst: „Jedes Kind kostet die Mutter einen Zahn." Durch die Hormonumstellungen kommt es häufig verstärkt zu Zahnfleischentzündungen. Daher ist eine regelmäßige Überwachung in dieser Zeit sehr empfehlenswert. Doch achten Sie bitte darauf, dass weder Mundspüllösungen, Zahncremes, Polierpasten, Gele oder Lacke, die Fluoride enthalten, zum Einsatz kommen. Diese Gifte sind in meinen Augen wesentlich schädlicher als die Belastung durch Strahlung, wenn ein Röntgenbild angefertigt wird. Doch in der Zahnmedizin herrscht darüber meist Unkenntnis.

FACTS! Wissenschaftlich erwiesen ist, dass Fluoride über die Plazenta zum Fötus gelangen. Die Fluoridkonzentration in der Plazenta liegt bei etwa 60 Prozent im Vergleich zu der im mütterlichen Blutstrom.[5] Das sich entwickelnde Gehirn ist wesentlich stärker gefährdet als das reife Gehirn.[6] Beim Ungeborenen reichert sich das Toxin im Gehirn und Zentralnervensystem an[7]

Hoden 204
Hormone 198
Natriumfluorid 131
Nerven 195

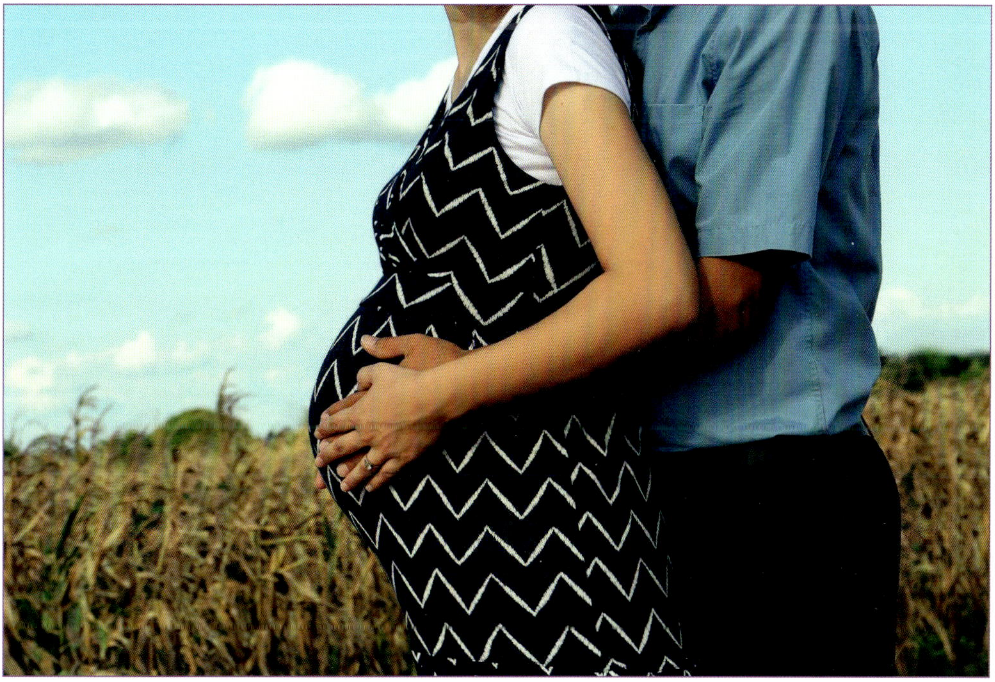

und stört die Ausformung und die Vernetzung der Nerven.[8] Selbst die Neurotransmitter und deren Rezeptoren werden durch eine Fluoridanreicherung in den Geweben beeinträchtigt.[9] Zudem wird das Gehirn gegenüber anderen Giften anfälliger. Für das heranwachsende Wesen bedeutet dies eine Hemmung der geistigen Fähigkeiten. Die Folgen für das zukünftige Leben können sein: Verhaltensstörungen, Intelligenzminderung, Antriebs- und Entschlussschwäche.[10] Besonders groß ist die Gefahr, wenn die Mutter an einem Jodmangel leidet.[11]

Darüber hinaus tragen Fluoride im Mutterleib zu Knochen- und Zahnbildungsstörungen beim Ungeborenen bei.[12]

Vorsicht Falle! Fluoride schädigen bereits in der Schwangerschaft das Ungeborene auf vielfältige Weise und bedrohen sein zukünftiges Wohlergehen massiv.

F
Gehirn 192
Intelligenz 245
Nerven 195
Schilddrüse 200

Cholesterin 190
Coenzym Q10 48
Kurkuma 223
Magnesium 168
Ölziehen 70
Vitamin D 88
Zahncreme 68

Geringes Geburtsgewicht

In Gebieten, die einen hohen Fluoridgehalt im Boden aufweisen, kommen häufiger Kinder mit einem geringen Geburtsgewicht zur Welt.[13]

Vorsicht Falle! Fluoride begünstigen Geburten mit einem niedrigem Geburtsgewicht. ■

Lippen-Kiefer-Gaumen-Spalte („Hasenscharte")

„In embryotoxischen Studien ergaben sich unter Fluorid-Behandlungen individuelle Nachwirkungen, die Schädigungen durch Fluorid mit einer Penetranz unter 10 Prozent nicht ausschließen. Im Vergleich dazu beträgt die Penetranz von Contergan® *3 bis 5 Prozent. Tierversuche ergaben unter bestimmten genetischen Situationen bei Fluorid-Behandlungen eine Erhöhung der Lippen-, Kiefer- und Gaumen-Spalten um 15 Prozent. Ich werde mich hüten zu sagen, eine Fluoridierung ist unschädlich."*
Professor Gottschewski, Max-Planck-Institut für Immunologie in Freiburg, WHO-Experte für Toxikologie[14]

Contergan® war ein Schlafmittel. Zwischen 1958 und 1963 traten zahlreiche Fehlbildungen bei Kindern auf, wenn die Mütter *Contergan®* in der Frühschwangerschaft eingenommen hatten: Fehlbildungen im Kopfbereich, vermindertes Hören bis hin zu Taubheit, Veränderung der inneren Organe und eine hohe Sterblichkeitsrate in der frühen Kindheit. In der Folge wurde das Präparat mit dem Wirkstoff Thalidomid verboten.[15]

Zwar habe ich keine weiteren Untersuchungen zu Lippen-Kiefer-Gaumen-Spalten und Fluoriden gefunden, doch die Aussagen von Professor Gottschwewski sind für mich stimmig, denn: Die Lippen- oder Lippen-Kiefer-Gaumen-Spalte ist eine recht häufige Störung der Kopfentwicklung. Dabei finden sich unterschiedliche Spalten in Lippen

(„Hasenscharte") oder sogar im gesamten Gaumen. Im Vergleich zu Menschen, die gesund sind, haben die Betroffenen oft einen unterentwickelten Zahnschmelz[16] und eine erhöhte Kariesrate.[17]

Menschen mit Lippen-(Kiefer-)Gaumen-Spalten sind öfter betroffen von Asthma,[18] erblich bedingten Herzerkrankungen[19], Übergewicht,[20] *Diabetes*,[21] ADHS und *Autismus*.[22] Ein Großteil der genannten Begleiterkrankungen wird durch Fluoride begünstigt.

Raus aus der Falle! All die genannten Leiden können meist durch eine gute Magnesium-,[23] Vitamin-B- (insbesondre Folsäure-), Vitamin-D- und Vitamin-K_2-Versorgung deutlich gebessert werden.

Down-Syndrom (Trisomie 21)

Im Jahre 1983 wies Takahashi einen signifikanten Zusammenhang von Fluorideinnahme und dem *Down-Syndrom* hin.[24] In Gebieten mit einer hohen Fluoridierung der Umwelt kommt diese Abweichung des Erbgutes etwa 30 Prozent häufiger vor als in anderen Gegenden.[25] Die Betroffenen haben eine Fehlentwicklung von sämtlichen Geweben und Organen, sie altern schneller, weisen eine geringere Intelligenz auf und erkranken häufiger an einer *Alzheimer-Demenz*.[26]

Bereits in den 1950er-Jahren wurde veröffentlicht, dass eine chronische Fluoridbelastung bei Menschen mit einem *Down-Syndrom* das Risiko erhöht, an einem Katarakt zu erkranken.[27]

Vorsicht Falle! Fluoride sind eine Mitursache für das *Down-Syndrom*.

Autismus

Eine anhaltende Fluoridaufnahme wirkt sowohl während der Schwangerschaft wie auch nach der Geburt neurotoxisch und beeinträchtigt die Entwicklung des Gehirns.

F–
Altern 217
Alzheimer 193
Augen 215
DNA 153
Diabetes 203
Gehirn 192
Intelligenz 245
Karies 32
Nerven 195
Schilddrüse 200
Schwangerschaft 232
Zahnfluorose 55

Cholesterin 190
Coenzym Q10 48
Kurkuma 223
Magnesium 168
Ölziehen 70
Vitamin D 88
Vitamin K_2 86
Zahncreme 68

Kindlicher Autismus entwickelt sich meist während des zweiten Trimesters der Schwangerschaft. Dabei kommt es zu signifikanten Veränderungen in der Gehirnentwicklung, insbesondere beim Kleinhirn, Hirnstamm und Großhirn.

Regressiver Autismus ist ein Resultat von Einflüssen, die in den ersten beiden Jahren nach der Geburt auftreten. In dieser Zeit bilden sich Synapsen und das Kleinhirn am intensivsten aus.[28] Welche Gehirnbeeinträchtigungen und Verhaltensänderungen entstehen, hängt vom genauen Zeitpunkt der Schädigung ab.[29]

Vorsicht Falle! Insbesondere während der Schwangerschaft und in der frühen Kindheit[30] agieren Fluoride als starke Neurotoxine, die die Gehirnentwicklung stören.[31]

Raus aus der Falle! Reduzieren Schwangere ihren Konsum an Fluoriden und Aluminium, schützen sie damit das sich entwickelnde Kind. Dies ist ein sehr einfacher und preiswerter Weg, um die Nachkommen besser vor Autismus zu schützen.[32]

Dramatische Zunahme von Autismus weltweit

Eine erhöhtes Auftreten von Autismus findet sich sowohl in Ländern mit Trinkwasserfluoridierung wie auch in Ländern, in denen Fluorose endemisch ist.[33]

Die USA hat von allen Industriestaaten durchschnittlich die höchste Rate an Autismus. Im Alter von 3 bis 17 Jahren war im Jahr 2018 bereits 1 Kind von 40 betroffen.[34] Andererseits tritt diese Erkrankung in der EU, wo es weniger Trinkwasserfluoridierung gibt, seltener auf.[35] Untersuchungen aus dem Zeitraum von 2015 bis 2018 ergaben, dass 1 von 82 Kindern erkrankt war.[36] Die höchste *Autismus*-Rate in Europa weist Nordirland auf. Hier ist 1 von 35 Kindern betroffen.[37] Sie erinnern sich vielleicht noch, dass dies das Land

Aluminium 123
Gehirn 192
Schwangerschaft 232
Wasser 110
Cholesterin 190
Coenzym Q10 48
Filter 115
Kurkuma 223
Magnesium 168
Mineralwässer 116
Vitamin D 88

ist, das neben Trinkwasserfluoridierung auch den höchsten Schwarzteekonsum weltweit hat. Sie wissen ja bereits, dass man über schwarzen, grünen oder weißen Tee neben Fluoriden auch das gefährliche Aluminium verstärkt aufnimmt.

Aluminiumfluorid – Selbst in geringsten Spuren extrem gefährlich für das Gehirn

Festlegen zu wollen, welche Fluoridkonzentrationen bei Menschen unbedenklich sind, ist spätestens in dem Moment hinfällig, wo Aluminium hinzukommt. Aluminiumfluorid ist bereits in geringsten Konzentrationen bedrohlich für die Gehirnentwicklung:[38] Es verstärkt den oxidativen Stress, aktiviert Mikroglia (Teil des zellulären Immunsystems) und produziert Entzündungen. Aluminiumfluorid ist wahrscheinlich ein entscheidender Faktor für Autismus.[39]

Autismus auf Zellebene

Eine Beeinträchtigung der Mitochondrien bei Autisten gilt als wissenschaftlich belegt.[40] So stellte eine Untersuchung fest, dass 62 von 76 Menschen mit Autismus eine verringerte mitochondriale Enzymaktivität aufwiesen.[41] Das betrifft beispielsweise das Glutathion-Redox-System, das die Aufgabe hat, oxidativen Stress zu minimieren. Glutathion ist wie ein Notarzt für die Zellen: Es kann andere Moleküle heilen, die unfreiwillig oxidiert wurden.[42] Ein verringerter GSH-Wert* ist die am besten dokumentierte biochemische Änderung bei Kindern mit Autismus und zeigt sich im Blutplasma, den Immunzellen und dem Gehirn.[43] Autisten haben somit eine unzureichende Notfallversorgung der Zellen. In der Folge kommt es zu einer Entzündung des Gehirns.[44] Dies konnten Wissenschaftler sowohl bei jungen wie älteren Menschen mit Autismus feststellen.[45]

F–
Aluminium 123
freie Radikale 143
Gehirn 192
GSH 158
Immunsystem 186
Mitochondrien 155
Tee 117

Beeren 221
Filter 115
Kurkuma 223
Mineralwässer 116
Traubenkernextrakt 247

* Reduziertes Glutathion

Für wissenschaftlich Interessierte

Analysen am Gehirngewebe von verstorbenen Menschen mit Autismus ergaben zahlreiche Hinweise für oxidativen Stress, z. B. gesteigerte Aktivität der Zytochrom-C-Oxidase, erhöhte Rate an oxidierten mitochondrialen Proteinen, erhöhter Kalziumspiegel, wodurch die Aktivität des Glutamatrezeptors Aspartat-Glutamat-Carriers 1 angeregt wird.[46] Auch andere Autoren weisen auf die erhöhte Aktivität des Glutamatrezeptors bei Autisten hin.[47]

Die Betroffenen reagieren daher empfindlich auf Substanzen wie Glutamat, Halogenkohlenwasserstoffe (Fluor ist ein Halogen) und Schwermetalle. Durch den gestörten Kalzium-Stoffwechsel verstärken sich die Superoxidbildung, der oxidative und nitrosative Stress, die Lipidperoxidation und die Bildung von entzündungsfördernden Zytokinen*[49]

F-
- Epiphyse/Schlaf 199
- freie Radikale 143
- Gehirn 192
- Halogen 98
- Kalzium 77
- Knochen 73
- Nerven 195
- Schwermetalle 43
- Zähne 28

- Beeren 221
- Cholesterin 190
- Coenzym Q10 48
- Kalzium 86
- Kurkuma 223
- Magnesium 168
- Melatonin 199
- Tamarindenfrucht 136
- Vitamin D 88
- Vitamin K_2 86
- Zahncreme 68

Fluoride beeinträchtigen die Bildung des wichtigen Hormons Melatonin

Aus Untersuchungen ist bekannt, dass die Epiphyse durch Hydroxylapatit verkalkt.[50] Hydroxylapatit ist die Substanz, aus der Zähne und Knochen zum Großteil bestehen. Eine Verkalkung der Zirbeldrüse hat Auswirkungen auf die Melatonin-Bildung, für die diese Drüse zuständig ist.

Fluoride lagern sich ebenfalls in der Epiphyse ab und beeinträchtigen nachweislich die Melatonin-Synthese. Melatonin ist ein wichtiger Modulator des mitochondrialen Stoffwechsels, der Verdauung und des Abwehrsystems (siehe Abbildung Seite 199). Der Melatonin-Mangel führt zu einer verminderten Energieproduktion, die mit erhöhtem oxidativem Stress sowie einer verstärkten Anfälligkeit der Nerven und Astrozyten einhergeht.[51]

* Signalmoleküle, die als spezifische Immunantwort abgegeben werden[48]

Forscher untersuchten Zirbeldrüsen, die sie Leichen entnommen hatten, und fanden eine hohe durchschnittliche Fluoridkonzentration von 9000 ppm, im Einzelfall sogar 21 000 ppm.[52]

Ein häufiges Symptom von Menschen mit Autismus ist ein verringerter Melatonin-Spiegel in Blut und/oder Urin. Daher kann es nicht verwundern, dass 50 bis 80 Prozent der autistischen Kinder an Schlafstörungen bis hin zur Schlaflosigkeit leiden.[53] Einige Studien wiesen auf eine Korrelation zwischen niedrigen Melatonin-Konzentrationen und der Stärke autistischer Probleme hin.[54] Autistische Babys mit der niedrigsten Melatonin-Produktion zeigten die stärksten Auffälligkeiten beim Sprechen, Sozialverhalten und dem wiederholten Gebrauch von Objekten.[55]

Autismus-Symptome beeinträchtigen das gesamte Leben

50 bis 75 Prozent der autistischen Kinder haben eine Intelligenzminderung.[56] Als Autismus-Symptome gelten stereotypes Sprechen, das rigide Präferieren von Routinearbeiten und sich widerholenden Bewegungsabläufen.[57] Häufig wird Autismus begleitet von Magen-Darm-Problemen, Anfällen, hormonellen Störungen, Übergewicht und Schlafproblemen. Durch den unterbrochenen Schlaf verstärken sich Autismus-Symptome wie die Schwierigkeit Körpersprache zu verstehen, Probleme in der Kommunikation, Gefühlsschwankungen, das Wiederholen reaktiver, stereotyper Verhaltensweisen, Aufmerksamkeitsstörungen, Vergesslichkeit, Lernschwäche, Aggressionen und in der Folge eingeschränkte soziale Kontakte.[58]

Autismus wird bald mehr Kosten verursachen als Diabetes

Magen-Darm-Trakt 209
Schwermetalle 43
Kurkuma 223

Autismus kann ein Leben lang anhalten. 2011 wurden in den USA zwischen 11,5 und 60,9 Milliarden Dollar aufgewendet, um verschiedene direkte und indirekte Kosten zu decken, die z. B. durch medizinische Versorgung und spezielle Ausbildungen entstanden.[59] **Für das Jahr 2025 geht man von 461 Milliarden Dollar aus. Dann werden die Ausgaben für Autismus sogar die für Diabetes übersteigen.**[60] Der ökonomische Verlust durch eine verringerte Intelligenz unter den US-amerikanischen Kindern beträgt zusätzlich viele Milliarden Dollar.[61]

Vorsicht Falle! Autismus führt zu immer höheren finanziellen Aufwendungen, gerade in Ländern mit Trinkwasserfluoridierung. Doch für jeden Menschen sind die Gefahren für das Gehirn immens, sobald er mit Fluoriden in Kontakt kommt – besonders wenn Aluminium mit im Spiel ist.

Raus aus der Falle! Diese immensen Kosten, die für die Therapie und die sozioökonomischen Folgen von Autismus anfallen, können bereits durch eine Vermeidung von Fluoriden und Aluminium im täglichen Leben gesenkt werden.[62] Darüber hinaus sollte der Körper optimal mit lebenswichtigen Stoffen versorgt sein. Wichtig bei der Therapie ist zudem eine gluten- und kaseinfreie kuhmilchfreie (siehe Seite 87) Ernährung, die oftmals rasch Besserungen bringt.[63]

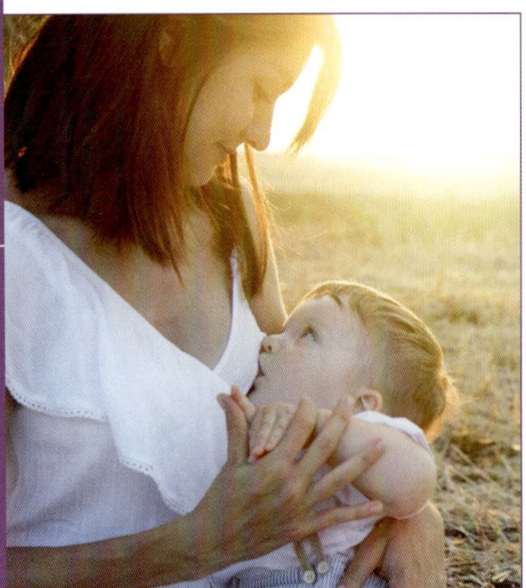

Stillzeit

Über das Blutplasma gelangen Fluoride in die Muttermilch und somit zum Kind, wenn es gestillt wird. Dabei handelt es sich jedoch um geringe Mengen.[64] Zudem bleibt zu beachten, dass Kinder, die in trinkwasserfluoridierten Gegenden Flaschennahrung erhalten, 100-mal mehr Fluorid aufnehmen als gestillte Kinder.[65]

Vorsicht Falle! Flaschennahrung in Gegenden, wo das Trinkwasser fluoridiert ist, enthält 100-mal mehr Fluoride als Muttermilch.

Zahnen

Kinder, die verstärkt Fluoriden ausgesetzt sind – beispielsweise durch *Fluoretten*® – verlieren Magnesium. Ein Magnesiummangel wiederum steht im Zusammenhang mit Nebenwirkungen beim Zahnen. Dazu zählen ein verspäteter Zahndurchbruch sowie Fieber und vermehrte Krämpfe beim Zahnen. Magnesium entspannt die Muskulatur, was für alle Beteiligten das Leben im wahrsten Sinne des Wortes ruhiger macht.[66]

Wie in den 1930er-Jahren bereits bekannt war, führen Fluoride dazu, dass die bleibenden Zähne verspätet durchbrechen.[67]

Vorsicht Falle! Fluoride erschweren den Zahndurchbruch, der verspätet, schmerzhaft und von Krämpfen und Fieber begleitet sein kann.

Raus aus der Falle! Die Mutter sollte vor, während und nach der Schwangerschaft auf jegliche Fluoride bei sich selbst und ihrem Kind verzichten. Schreikinder beruhigen sich häufig durch die Gabe von Zeolith-Zäpfchen. Es gibt auch Aromaölmischungen, die das Zahnen erleichtern. All dies ist genauer in meinem Buch *Heilende Mundspülungen* beschrieben.

Fluoretten® 60
Muskeln 211
Schilddrüse/Mundraum 201
Schwangerschaft 232
Wasser 110
Zahndurchbruch 241

Filter 115
Magnesium 168
Mineralwässer 116

Info

Kreidezähne – Ein Krankheitsbild der Moderne

„Wir haben es mit einer neuen Volkskrankheit zu tun."

Warnung der Deutschen Gesellschaft für Zahn-, Mund- und Kieferheilkunde (DGZMK)[68]

Ende der 1970er-Jahre wurde erstmals das Krankheitsbild der Kreidezähne in Schweden beschrieben.[69] Im Jahr 2003 führte die *European Academy of Pediatric Dentistry* (Europäische Akademie für Kinderzahnheilkunde) den Fachterminus der *Molaren-Inzisiven-Hypomineralisation* (Abkürzung MIH) ein,[70] da insbesondere die 6-Jahr-Molaren und die Frontzähne betroffen sind.

Wie zeigt sich das Krankheitsbild?

Zu gering mineralisierter Schmelz ist weniger strukturiert, poröser und weicher, da er mehr organische Substanzen enthält als normaler Schmelz.[71] Besonders betroffen sind die Außenflächen (67,9 Prozent), gefolgt von den Kauflächen (62,1 Prozent), den Innenflächen (46,3 Prozent) und den Zahnzwischenräumen (16,7 Prozent).[72]

Schmerzen ab dem Zeitpunkt des Zahndurchbruchs

Diese Störung tritt nicht durch eine mangelnde Mundhygiene auf. Nein, die Zähne brechen bereits erkrankt durch. Sie können empfindlich auf chemische, thermische und mechanische Reize reagieren. Das bedeutet für die Betroffenen, dass Essen, Trinken und sogar das Zähneputzen schmerzhaft sein können.[73] Untersuchungen zeigen, dass Kinder mit Kreidezähnen ein 2- bis 4-fach höheres Risiko haben, an Karies zu erkranken, als Kinder ohne MIH in der Kontrollgruppe.[74] Nicht nur das: Es kommt oftmals auch zu einer chronischen Entzündung des Zahnnervs.[75] Dies kann bedeuten, dass Zahnärzte diese Zähne nicht einmal mit einer örtlichen Betäubung schmerzfrei bekommen. Zahnärztliche Behandlungen werden so zum Horrortrip. Zudem führt die Hypomineralisation dazu, dass Restaurationsmaßnahmen schlechter halten.[76]

Wie oft tritt das Krankheitsbild auf?

Nach der Fünften Deutschen Mundgesundheitsstudie (DMSV), die im Jahr 2016 veröffentlicht wurde,[77] leiden derzeit bereits knapp 30 Prozent der 12-jährigen Kinder an einer Hypomineralisation mindestens eines 6-Jahr-Molar oder eines Frontzahns. Statistisch gesehen sind Mädchen und Jungen gleich häufig betroffen.[78] Diese Erkrankung stellt in Bezug auf die Mundgesundheit und die Lebensqualität der Jugendlichen ein größeres Problem dar als Karies.

Betrachtet man alle Altersgruppen, so liegt weltweit die Prävalenz zwischen 2,8 und 44 Prozent.[79] Nach einer Metaanalyse aus dem Jahr 2017 beträgt die globale Prävalenz 14,2 Prozent.[80] In Dänemark und Brasilien liegt die Prävalenz bei 40 Prozent,[81] in Slowenien bei 14,4 Prozent,[82] in Italien bei 13,7 Prozent,[83] in der Schweiz bei 6,4 Prozent[84] und in Deutschland bei 5,8 Prozent.[85]

Was sind die Ursachen für diese Erkrankung?

Die Ursachen für die MIH sind noch ungeklärt. In Betracht ziehen Fachleute Antibiotika,[86] Umweltgifte (z. B. Bisphenol A), hormonelle Störungen, Infektionskrankheiten und den damit verbundenen Stress.

Bitte bedenken Sie: Fluoride begünstigen hormonelle Störungen, sind in zahlreichen Umweltgiften und in einem Viertel der Medikamente enthalten und schwächen das Immunsystem. Wahrscheinlich sind Fluorverbindungen nicht die alleinige Ursache, aber ihr Wirkungsmechanismus ist auf jeden Fall ein Beschleuniger für Kreidezähne.

Welchen Einfluss haben Fluoride auf die Schmelzbildungsstörungen von Kreidezähnen?

Der Zahnschmelz wird durch die Ameloblasten aufgebaut. Oxidativer Stress der Ameloblasten geht einher mit einer verminderten Schmelzmineralisation.[87] Der Wirkungsmechanismus von Fluorverbindungen – wie bereits ausführlich dargestellt – ist die Forcierung von oxidativem Stress.

Die Ameloblasten haben Steroid-Rezeptoren, damit sie über Hormone gesteuert werden können. Eine Störung dieser Rezeptoren wird als mit ursächlich für Schmelzbildungsstörungen diskutiert.[88] Zur Schmelzhärtung ist das Andocken des Steroid- und Sexualhormons Testosteron wichtig.[89] Dazu muss es natürlich ausreichend vorhanden sein. Fluoride behindern die Bildung dieses Hormons.

freie Radikale 143
Hoden 204
Hormone 198
Immunsystem 186
Medikamente 260
Steroidhormone 163
Zahndurchbruch 241

Beeren 221
Kurkuma 223
Traubenkernextrakt 247

Auch ist publiziert, dass Fluoride im Zusammenspiel mit endokrinen Disruptoren (Chemikalien, die die Funktion menschlicher Hormone stören) die Schmelzbildung verringern.[90]

Mikroanalytische Untersuchungen von normalem und von hypomineralisiertem Schmelz ergaben: Erkrankter Schmelz wies sehr unterschiedliche Fluorkonzentrationen auf, doch sie waren höher als in normalem Schmelz.[91] Dies bedeutet, dass während der Mineralisation Fluorverbindungen eingebaut wurden und die Zahnmineralisation behinderten.

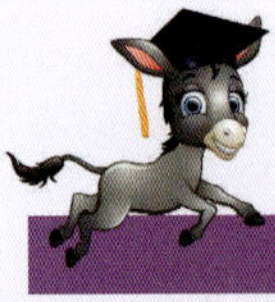

Für wissenschaftlich Interessierte

Darüber hinaus gab es in den hypomineralisierten Bereichen signifikant weniger Phosphor, mehr Kohlenstoff und Magnesium, bei einem niedrigeren Verhältnis von Kalzium zu Phosphat.[92] Wie bereits dargestellt, führt der Konsum von Fluoriden zu einem Absinken der Kalzium- und Phosphat-Konzentrationen im Blutserum. Dieses versucht der Körper durch einen Anstieg der Parathormon-Konzentration zu kompensieren.[93] Voraussetzung dafür ist natürlich, dass genügend Mineralstoffe vorhanden sind. Dabei ist zu bedenken, dass eine Aufnahme über die Nahrung heute schwierig geworden ist: Zwischen 1914 bis 2018 hat sich der Gehalt an Kalzium und Magnesium in zahlreichen Nahrungsmitteln um 80 bis 90 Prozent verringert.[94] Fehlen die Mineralstoffe in der Nahrung oder können diese nicht vom Körper aufgenommen werden, dann muss er sie aus den internen Lagern, den Zähnen und Knochen, holen. Dadurch demineralisieren diese Strukturen.

F⁻
Hormone 198
Kalzium 77
Knochen 73
Parathormon 202
Steroidhormone 163
Zähne 28

Kalzium 86
Kurkuma 223
Magnesium 168
Ölziehen 70
Tamarindenfrucht 136
Vitamin D 88
Vitamin K_2 86
Zahncreme 68

Was wird Zahnärzten als Therapie empfohlen?

Als Haupttherapiemittel für die erkrankten Zähne soll das „scheinbare" Universalheilmittel Fluoride eingesetzt werden.[95] Kindern wird fluoridierte Zahncreme (500 ppm) empfohlen, und Zahnärzte sollen sogar hochkonzentrierte Lacke mit 22 600 ppm einsetzen.[96] Was dies für das Mundgewebe, die Organe, die Knochen und das Gehirn bedeuten kann, ist in den vorherigen Kapiteln dargestellt.

In meinen Augen werden durch einen solchen Einsatz die Zahnstrukturen stärker geschwächt und die Nerven geschädigt. Man begünstigt Entzündungen der Nerven. In der Folge reagieren diese schlechter auf Anästhesien und können sogar absterben.

Was können Betroffene tun?

Meine Empfehlung ist es, auf das Gift Fluor in wirklich jeder Form zu meiden. Wichtig ist eine nährstoffreiche Ernährung mit möglichst wenigen industriell verarbeiteten Produkten wie Zucker, Tafelsalz und Fertiggerichten. Als Getränk empfiehlt sich möglichst fluoridfreies stilles Wasser. Ölziehen hilft dabei, den Mund zu säubern, regt den Speichelfluss und damit die Remineralisierung an.

Vorbeugend sollte bei Schwangeren auf Mineralstoffe und Vitamine geachtet werden. Vitamin A darf weder zu hoch noch zu niedrig sein.[97] Ein Mangel an Vitamin D gilt als Mitursache für Kreidezähne.[98] Vitamin D bindet ebenfalls an Steroid-Rezeptoren, was die Mineralisation fördert.[99] Magnesium ist wichtig, damit Vitamin D aktiviert werden kann.

F
Gehirn 192
Knochen 73
Krebs 204
Nerven 195
Salz 118
Schwangerschaft 232
Wasser 110
Zähne 28

Cholesterin 190
Coenzym Q10 48
Filter 115
Kalzium 86
Kurkuma 223
Magnesium 168
Mineralwässer 116
Ölziehen 70
Salz 120
Traubenkernextrakt 247
Vitamin D 88
Vitamin K_2 86
Zahncreme 68

Intelligenzminderung – Ein Leben lang

Über 300 Studien aus der ganzen Welt, die im Labor, klinisch, epidemiologisch und ökologisch durchgeführt wurden, zeigen, dass das Fluor-Ion neurotoxisch und somit Gift für die Nerven ist.[100]

Schäden durch Fluorverbindungen, die während der Schwangerschaft und der frühen Kindheit entstehen, können das ganze Leben bestehen bleiben.[101] Fluoride reichern sich nachweislich in Gehirnstrukturen an. Hier beeinträchtigen sie das Erinnerungsvermögen und das Lernen.[102]

Eine mexikanische Studie ergab, dass ein hoher Fluoridgehalt im Urin von Schwangeren mit einer Verringerung der Intelligenz ihrer Nachkommen verknüpft ist.[103] Eine kanadische Studie teilte 601 Mutter-Kind-Paare in 2 Gruppen ein: In der einen Gruppe befanden sich die Mütter, die während der Schwangerschaft einen Wohnort hatten, wo das Trinkwasser fluoridiert wurde, während dies bei den Müttern in der anderen Gruppe nicht der Fall war. Die Kinder der Frauen, die als Schwangere über das Trinkwasser eine um 1 Milligramm höhere Tagesdosis an Fluoriden aufnahmen, hatten einem durchschnittlich 3,66 niedrigeren IQ als die Kinder der anderen Gruppe.

Wurde eine Fluoridkonzentration von 1 Milligramm pro Liter im Urin der Schwangeren festgestellt, verringerte sich der IQ bei Jungen um 4,49 Punkte, hingegen veränderte sich der IQ der Mädchen nicht signifikant.[104] Eine Metaanalyse von 16 Studien, die 1998 und 2008 in China durchgeführt wurden, ergab, dass Kinder in Gebieten mit einer hohen Fluorose-Rate ein 5-fach höheres Risiko für einen niedrigeren IQ hatten als Kinder, die in Gebieten lebten, wo die Fluorose-Rate nicht erhöht war.[105] Über 40 Studien in China, dem Iran, Indien und Mexiko fanden eine Verbindung zwischen einem niedrigeren IQ und der Aufnahme von Fluoriden.[106] Metaanalysen bestätigen, dass mit der Höhe der Fluoridbelastung die Intelligenz sinkt.[107]

Bereits Fluoridkonzentrationen von 0,5 Milligramm pro Liter im Urin und 2,6 Mikromol im Blutserum gelten als Hinweis für eine mögliche Intelligenzminderung von Kindern.[108] In China konnte gezeigt werden, dass die Trinkwasserfluoridierung zu einer Intelligenzquotient-Reduktion von 7 Punkten führte.[109]

2012 wies der Autor einer Metaanalyse darauf hin, dass mehr Forschung nötig ist, um die negativen Wirkungen von hohen Fluoridbelastungen auf die neuronale Entwicklung von Kindern darzulegen.[110]

Vorsicht Falle! Fluoride bereiten schon in der Schwangerschaft den Boden für bleibende Intelligenzminderung.

Gehirn 192
Intelligenz 245
Schilddrüse 200
Schwangerschaft 232
Wasser 110

Cholesterin 190
Coenzym Q10 48
Kurkuma 223
Magnesium 168
Filter 115
Mineralwässer 116
Vitamin D 88

Raus aus der Fluorid-Falle!

Traubenkernextrakt

Extrakte aus Traubenkernen enthalten viele **o**ligomere **P**roantho**c**yanidine. Daher werden sie auch häufig als OPC bezeichnet. Sie wirken als Antioxidans und können andere wichtige Antioxidantien (Vitamin C, Vitamin E und L-Glutathion) regenerieren. Darüber hinaus stimulieren sie das Immunsystem. Durch ihre gefäßerweiternde Wirkung steigern sie die Bioverfügbarkeit von Stickstoffmonoxid. Auch bei der Behandlung von Tumoren zeichnen sie sich aus, indem sie das Wachstum dieser Zellen hemmen, den plötzlichen Zelltod einleiten (Apoptose) und Gene, die den Tumor unterdrücken, anregen.[1]

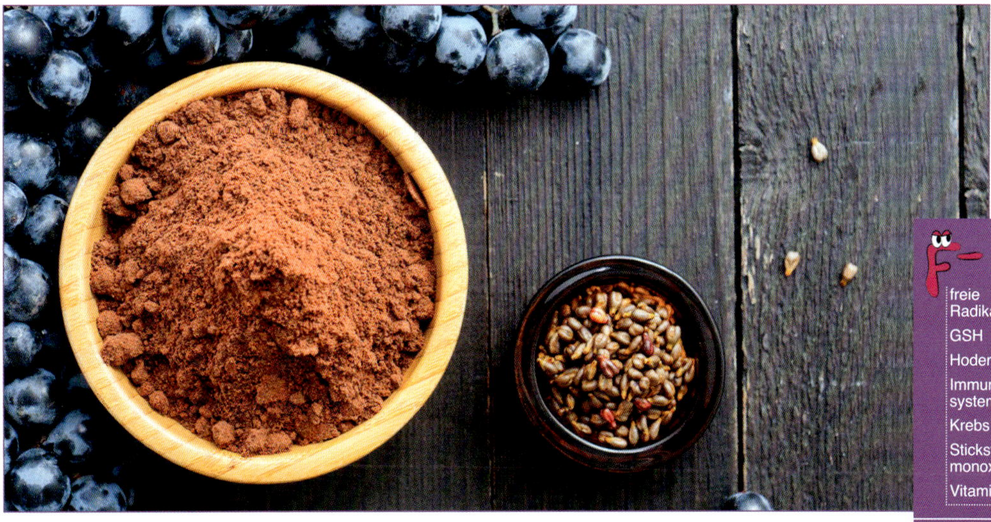

freie Radikale 143
GSH 158
Hoden 204
Immunsystem 186
Krebs 204
Stickstoffmonoxid 187
Vitamin C 161

Beeren 221
Magnesium 168
Kurkuma 223
Tamarindenfrucht 136
Traubenkernextrakt 247
Vitamin D 88

In einer Tierstudie wurde durch die Gabe einer Fluoridverbindung bewirkt, dass die Fluoridkonzentration in den Hoden zunahm. Traubenkernextrakt war in der Lage, diese Belastungen wieder zu reduzieren. Zudem ist es ein effektives Mittel, um freie Radikale abzufangen und zu neutralisieren.[2]

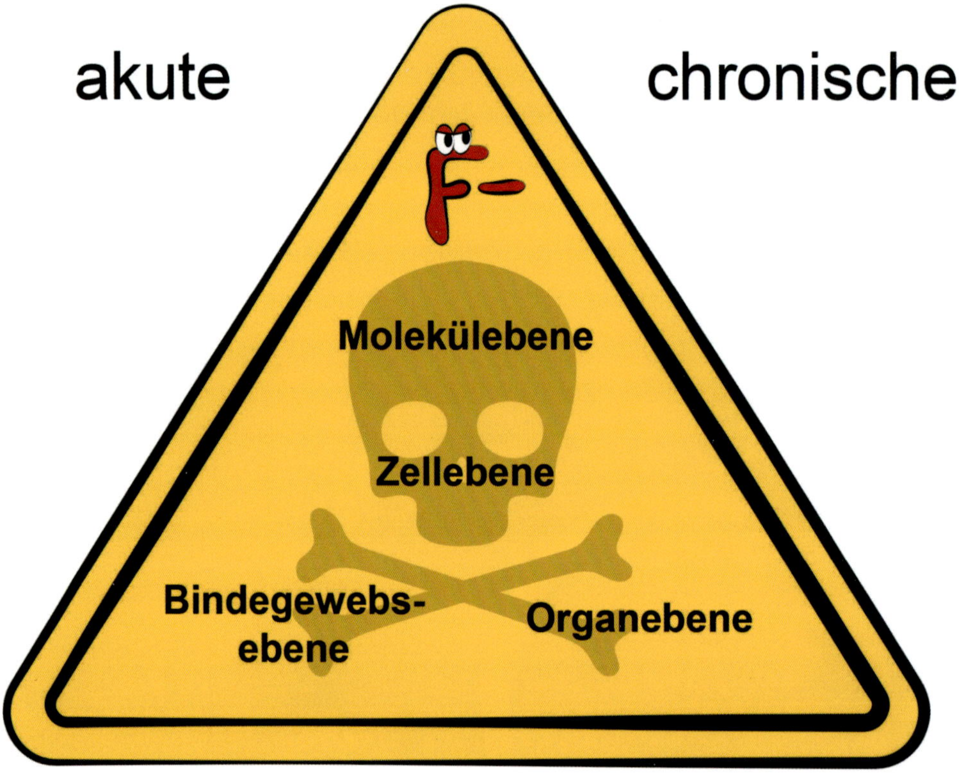

Fluoridvergiftung

Formen der Fluoridvergiftung: Jeder ist betroffen!

Akute Fluoridvergiftungen rufen starke Symptome hervor und können tödlich verlaufen. Andererseits sind praktisch alle Menschen chronisch mit Fluoriden vergiftet, ohne dass es ihnen bewusst ist. Doch auch bei einer chronischen Fluoridvergiftung treten auf der Ebene der Moleküle, Zellen, Organe und des Bindegewebes massive Schäden auf.

Die verschiedenen Arten der Fluoridvergiftung

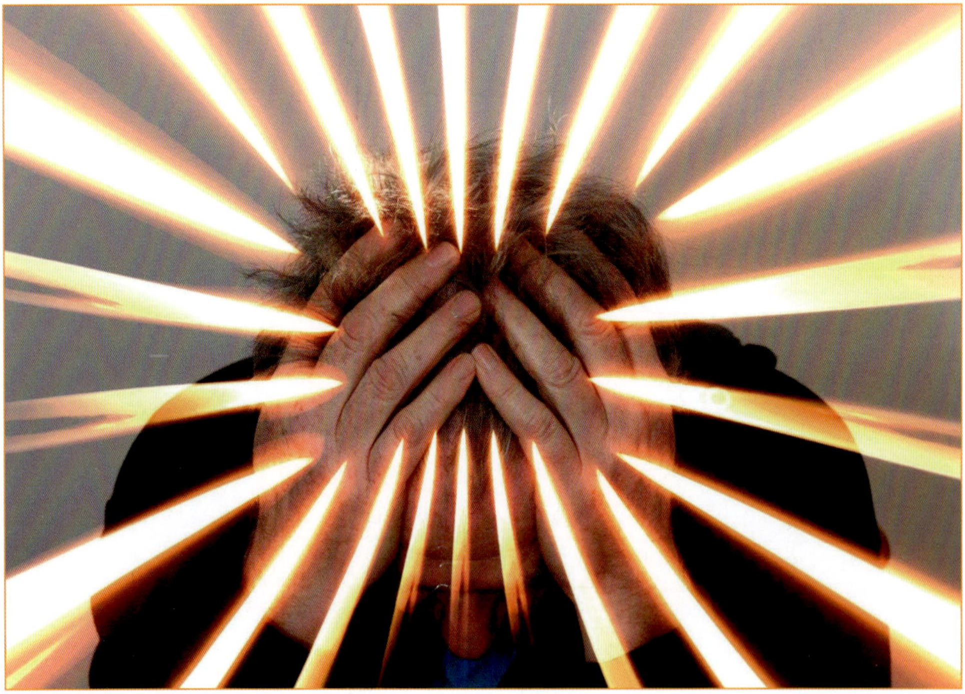

Formen der Fluoridvergiftung: Jeder ist betroffen!

„Wenn es nie unsere Schuld ist, können wir nicht die Verantwortung dafür übernehmen. Wenn wir nicht die Verantwortung dafür übernehmen können, werden wir immer Opfer sein.“
Richard Bach[1]

Akute Fluoridvergiftung: Bereits ein einmaliger Kontakt kann tödlich sein

Eine *akute Fluoridvergiftung* tritt zeitnah auf, wenn größere Dosen Fluorid zugeführt wurden. Die akute tödliche Dosis liegt bei etwa 22 Milligramm pro Kilogramm Körpergewicht.[2] Als möglicherweise giftige Dosis, die umgehend eine therapeutische Intervention erfordert, gilt 5 Milligramm pro Kilogramm Körpergewicht.[3] Der Magen ist das erste Organ, das davon betroffen wird. Die ersten Symptome sind Übelkeit, Bauchschmerzen, blutiges Erbrechen und Durchfall. Weitere Anzeichen sind: Zusammenbruch mit bleicher Haut, Schwäche, Atemnot, schwache Herzgeräusche, Schweißausbruch, kalte Haut, Zyanose (ein Sauerstoffmangel im Blut führt zu bläulichen Verfärbungen der Haut und der Nägel), geweitete Pupillen. Im Blut ist Kalzium verringert und Kalium erhöht. Andere mögliche Folgen beinhalten eine Auflösung von Muskelgewebe sowie Krämpfe. Innerhalb von 2 bis 4 Stunden kann dies zum Tod führen.[4]

Die Hauptquellen für Fluoridvergiftungen sind nach der amerikanischen Giftkontrollbehörde AAPC *(American Association of Poison Control)* der Verzehr von fluoridhaltiger Zahnpasta, fluoridierter Mundspülung und Fluorid-Supplementen[5] (z. B. *Fluoretten*®). Die höchste Vergiftungsrate gibt es bei Kindern unter 6 Jahren.[6]

Blut 178
Durchfall 210
Fluoretten® 60
Haut 216
Herz 197
Kalzium 77
Magen-Darm-Trakt 209
Muskeln 211

Was müsste ein 20 Kilogramm schweres Kind einnehmen, damit sich akute Vergiftungssymptome zeigen?

Zu akuten Vergiftungssymptomen käme es, wenn das Kind 100 Gramm (75 Milliliter) Zahnpasta – etwa der Inhalt einer Tube – schluckt, die 1000 bis 1500 ppm Fluoride enthält.[7]

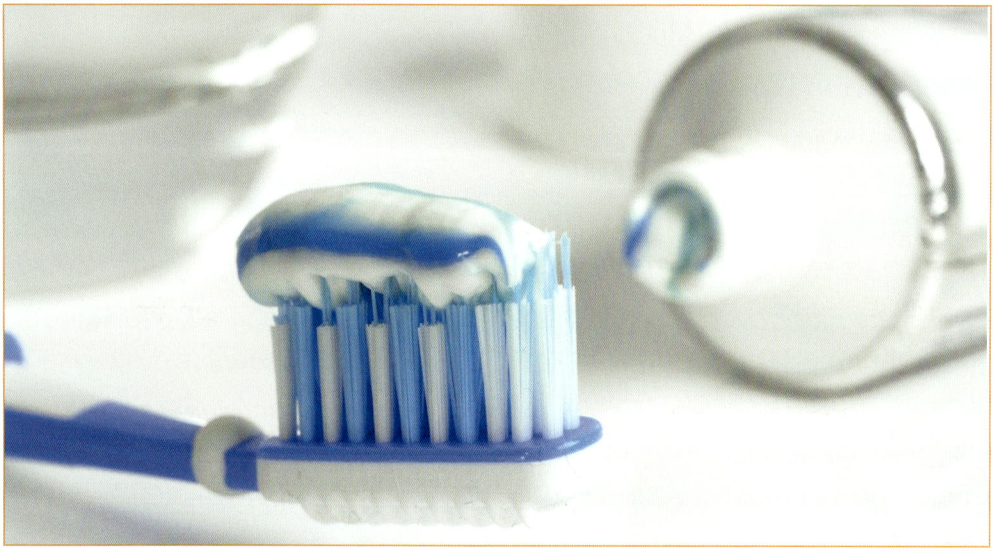

Chronische Fluoridvergiftung: Kleinste Dosen lagern sich über die Jahre ab

Kalzium 77
Knochen 73
Muskeln 211
Nerven 195
Zahnfluorose 55

Kalzium 86
Kurkuma 223
Magnesium 168
Ölziehen 70
Tamarindenfrucht 136
Vitamin D 88
Vitamin K_2 86
Zahncreme 68

Eine *chronische Fluoridvergiftung* bedingt durch Langzeit-Zufuhr von Fluoriden kann sich in verfärbten Zähnen, diffusen Knochenschmerzen, Knochenveränderungen, Verkalkungen von Bändern, Einschränkungen der Bewegung[8] und Kalziumablagerungen an Nervenstrukturen äußern.

Wie lässt sich eine Fluoridbelastung feststellen?

Es ist bekannt, dass es eine lineare Korrelation zwischen der Aufnahme von Fluoriden und der Ausscheidung über den Urin gibt. Eine der besten und einfachsten Möglichkeiten, um eine

Fluoridbelastung nach Fluoridaufnahme festzustellen, ist eine Urinprobe. Da die Ausscheidung über den Tag schwankt, sollte über einen Zeitraum von 24 Stunden Urin gesammelt werden. Dies ist aussagekräftiger als der Morgenurin[9] (siehe Bezugsadressen Seite 268).

Die Bestimmung der Fluoridkonzentration im Knochen gilt als bester Indikator, um die Belastung des Körpers nach einer Langzeitzufuhr des Gifts zu beurteilen.[10] Mir ist jedoch kein Labor bekannt, das diese Untersuchung durchführt.

Haarmineralanalysen sind zwar möglich, oft jedoch zu ungenau.

Lagerstellen für Fluoride im menschlichen Körper

Fluoride werden vor allem in Zähnen, Knochen und Bindegeweben deponiert.[11] Ob eine Vergiftung mit Fluoriden zu Symptome führt, hängt von einigen Faktoren ab, z. B. Alter, Geschlecht, Nierenfunktion, Kalziumaufnahme und natürlich die Dauer und Dosis der Fluoridzufuhr.[12] Die Fluorose macht sich an Zähnen und Knochen bemerkbar, beeinträchtigt aber auch andere Gewebe,[13] z. B. Herz,[14] Nerven,[15] Leber,[16] Nieren[17] und der Hormonhaushalt.[18]

Herz 197
Hormone 198
Kalzium 77
Knochen 73
Leber 208
Nerven 195
Nieren 212
Schwangerschaft 232
Schwermetalle 43
Zähne 28

Kalzium 86
Kurkuma 223
Magnesium 168
Ölziehen 70
Tamarindenfrucht 136
Traubenkernextrakt 247
Vitamin D 88
Vitamin K_2 86
Zahncreme 68

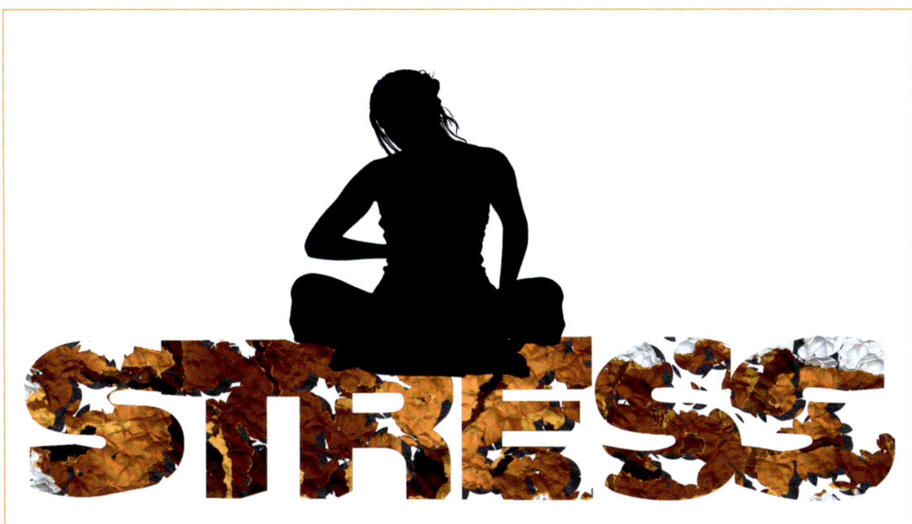

Wie Fluoride auf unterschiedlichen Ebenen wirken

Der Zerstörer „Fluorid" auf molekularer Ebene

Fluoride reagieren gern mit Metallen (beispielsweise Aluminium, Blei und Quecksilber). Dadurch mobilisieren sie diese Substanzen im Organismus und verstärken ihre Giftwirkung. Mit Aluminium, dem wir mittlerweile überall ausgesetzt sind, ergibt sich Aluminiumfluorid. Dieses Salz wird während der Schwangerschaft und in den ersten Lebensjahren mit der Ausbildung von *Autismus* und im Alter mit Alzheimer und der gefürchteten aggressiven *amyotrophen Lateralsklerose* (ALS) in Verbindung gebracht.

Fazit

Auf der Molekularebene reißen Fluoride Bindungspartner an sich und bilden damit noch zerstörerische Allianzen.

Der Zerstörer „Fluorid" auf der Zellebene

Damit die Erbinformation abgelesen wird, braucht es einen Informationsüberträger, die Boten-RNA (englisch: *messenger RNA, mRNA*). Fluoride hemmen bei ihr den Vitamin-D-Rezeptor. Eine bekannte Folge davon ist eine verstärkte Bildung von Stoffen, die Stress verursachen.

In der Zelle attackieren und beschädigen Fluoride die Kraftwerke unserer Zellen, die Mitochondrien. Somit steht dem Körper weniger Energie (ATP) zur Verfügung. Eine Folge davon sind Erschöpfungszustände.

Fluoride beeinflussen im menschlichen Körper zahlreiche unterschiedliche Biokatalysatoren, die ATP bilden und brauchen.

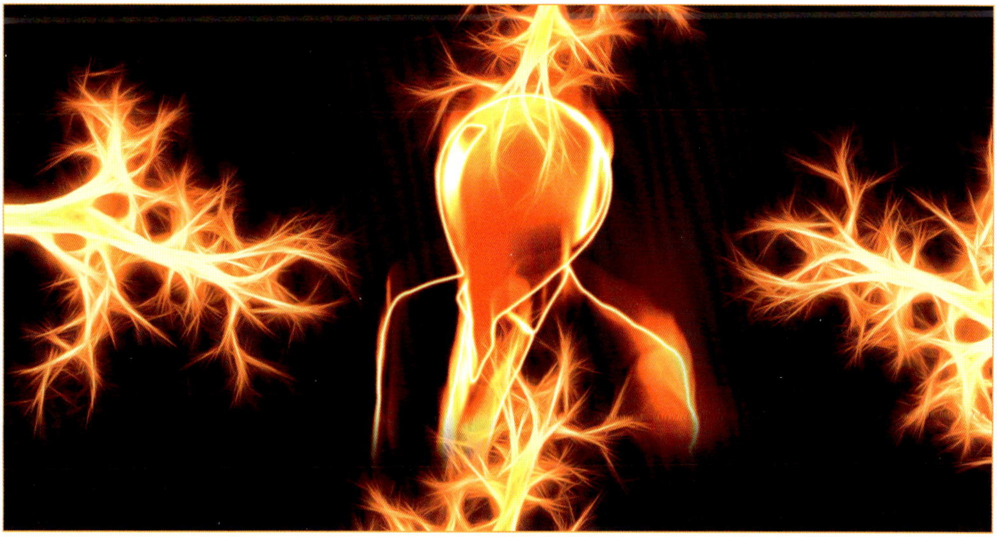

Mögliche Folgen sind, dass das Membranpotenzial der Zelle nicht aufrechterhalten werden kann und somit die Energieübertragung beeinträchtigt wird und die gefährlichen freien Radikale zunehmen. Darüber hinaus beeinträchtigt dies die Abwehr, den Stoffwechsel, die Durchblutung, die Vermehrung und Differenzierung von Zellen.

Fluoride stören den geordneten Aufbau von Eiweißstoffen und führen zur Bildung von Proteinen, die mit schwerwiegenden Erkrankungen in Zusammenhang stehen. Die Konsequenzen: Schädigungen des Binde- und Nervengewebes, der Knochen, Zähne und Muskulatur.

Fluoride lagern sich in hormonellen Drüsen ab. So beeinflussen sie die Hormonbildung, begünstigen Unfruchtbarkeit und bösartige Erkrankungen.

Fazit

Auf der Zellebene ist Fluorid ein Stoffwechsel(zer)störer.

Der Zerstörer „Fluorid“ auf der Bindegewebsebene

Der Organismus will diese „Radikalisten“ schnell wieder loswerden und scheidet sie über die Nieren aus. Das empfindliche Nierengewebe wird dadurch allmählich vernichtet. Fluoridverbindungen, die nicht ausgeschieden werden können, versucht der Körper hinter Gitter zu bringen und deponiert sie in seinen Hartsubstanzen (Zähne und Knochen). Der Preis dafür: Diese Gewebe werden spröde und brechen leichter. Auch im weichen Gewebe werden die reaktiven „falschen Freunde“ mit Kalzium abgefangen: Die Folgen sind „Kalkablagerungen“ (*Arteriosklerose*), die den Blutfluss behindern sowie Bluthochdruck, Schlaganfall und Herzinfarkt begünstigen. Den Kalziummangel gleicht der Körper u. a. mit Magnesium aus. Es kommt zu einem Magnesiummangel, der zu einer Anspannung der Gefäße, der Nerven und der Muskulatur führt. Der Körper ist wahrlich gestresst.

Arteriosklerose 187
Autismus 235
Downsyndrom 235
Fehlgeburt 232
Herz 197
Intelligenz 245
Knochen 73
Knochenbrüche 77
Lippen-Kiefer-Gaumen-Spalte 234
Lymphozyten 180
Muskeln 211
Nerven 195
geringes Geburtsgewicht 234
Nieren 212
Schilddrüse 200
Schwangerschaft 232
Wasser 110
Zähne 28
Zahndurchbruch 241
Zahnfluorose 55

Kalzium 86
Kurkuma 223
Magnesium 168
Ölziehen 70
Tamarindenfrucht 136
Vitamin D 88
Vitamin K_2 86
Zahncreme 68

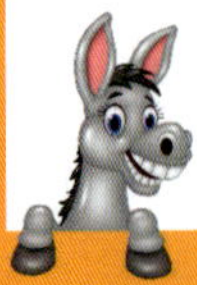

Fazit

Auf der Bindegewebsebene wirken Fluoride als Kalkbildner und hemmen so Nervenübertragungen und Durchblutung, sie begünstigen Knochenbrüche oder stoppen sogar das Leben.

Der Zerstörer „Fluorid“ auf der Organebene

Im Mutterleib schädigen Fluoride das sich entwickelnde Gehirn des Ungeborenen. Die Angriffe der „falschen Freunde“, der Fluoride, sind mitverantwortlich für Fehlgeburten, Frühgeburten, niedriges Geburtsgewicht, Lippen-Kiefer-Gaumen-Spalten, Hasenscharte, verspäteten Zahndurchbruch, lebenslange Schäden wie verfärbte, löchrige Zähne, Knochenprobleme, Intelligenzminderung, ADHS, *Autismus* und das *Down-Syndrom*.

Fluoride stören die Blutbildung, die Bildung und Ausbildung von Abwehrzellen, begünstigen Augenerkrankungen, Blindheit, Hauterkrankungen, zahlreiche Tumorleiden, töten gute Mikroorganismen im Darm, führen zu Magen-Darm-Schäden, Muskelerkrankungen, Nieren- und Leberschäden sowie Autoimmunerkrankungen. Im Gehirn begünstigen sie gefürchtete Erkrankungen wie *Autismus*, *Alzheimer*, ALS und *Parkinson*. Somit sind sie ein Alterungsturbo, verringern die Lebensqualität und verkürzen die Lebenszeit.

Fazit

Auf der Organebene agieren Fluoride als Auslöser diverser Krankheiten und bereiten den Boden für einen verfrühten Tod.

Der 10-Punkte-Schutz-Plan

1. Verzichten Sie möglichst auf alle vermeidbaren Fluorverbindungen wie beispielsweise in Putzmitteln, Medikamenten und dem Kochgeschirr (siehe Seite 99).
2. Benutzen Sie fluoridfreie Zahncreme.
3. Ziehen Sie regemäßig Öl.
4. Achten Sie auf eine optimale Versorgung mit Magnesium.
5. Achten Sie auf eine optimale Versorgung mit Vitamin D.
6. Ernähren Sie sich bitte nährstoffreich.
7. Wenn Ihr Leitungswasser einen hohen Fluoridgehalt hat, filtern Sie dieses und/oder trinken Sie fluoridarmes Mineralwasser.
8. Würzen Sie Ihr Essen möglichst oft mit Kurkuma und Pfeffer.
9. Genießen Sie Tamarindenfrucht.
10. Konsumieren Sie regelmäßig Antioxidantien beispielsweise in Form von Beeren.

Nachwort

An dieser Stelle danke ich den zahlreichen Wissenschaftlern, deren Arbeiten die Basis für dieses Buch sind. In ihren internationalen Publikationen beschreiben sie, wie bedrohlich Fluorverbindungen für die Mundhöhle, Organe, das Leben und sogar für den Fortbestand der Menschheit sind. Ein Großteil dieser Forschungen wurde bis dato beispielsweise in zahnmedizinischen Publikationen nicht zitiert oder in populären Zeitschriften als irrelevant bezeichnet. Mit diesem Buch habe ich versucht, die Zusammenhänge möglichst einfach darzustellen. Wer tiefer in die Welt der Wissenschaft eintauchen möchte, kann dies mit den angegebenen Quellen ganz leicht tun.

Schätzen Sie sich glücklich, wenn Sie einen Therapeuten finden, dem bereits bewusst ist, welche Risiken Fluoride bergen. Haben Sie Geduld – und haben Sie Verständnis für Behandler, die in alten Vorstellungen gefangen sind. Mark Twain (1835–1910) hat es mit folgenden Worten auf den Punkt gebracht: „Nicht das, was du nicht weißt, bringt dich in Schwierigkeiten, sondern das, was du sicher zu wissen glaubst, obwohl es gar nicht wahr ist."[1] Hoffentlich werden die wissenschaftlich begründeten Informationen über diese Themen viele Menschen auf andere Wege bringen.

Entscheidend ist, dass Sie selbst Verantwortung übernehmen!

Wer jetzt vielleicht denkt, er sei zu klein, zu unbedeutend, um irgendetwas zu bewirken, halte sich bitte vor Augen, wie machtvoll eine kleine Stechmücke im Schlafzimmer sein kann. Wahrscheinlich haben Sie auch schon mal davon gehört, dass der Flügelschlag eines Schmetterlings das Wetter in tausenden Kilometern Entfernung beeinflussen kann. Anders ausgedrückt: Bereits durch das Lesen dieser Worte ändern Sie etwas im großen Feld.

Wenn Sie Fluoride bewusst meiden, können Sie viel Leid verhindern und Zeit und Geld sparen. Wenn Sie Ihrem Körper darüber hinaus die richtigen Nährstoffe zur Verfügung stellen, ist es sogar möglich, dass Sie mit therapeutischer Begleitung Ihre Arzneimittel reduzieren oder ganz darauf verzichten können.

Ein Auto bringt nur mit dem richtigen Treibstoff seine Leistung. Wir brauchen insbesondere Magnesium und Vitamin D, damit unser Organismus rund läuft. Bereits mit diesen beiden Substanzen können Sie immens viel für Ihre Gesundheit tun. Entscheidend ist, dass Sie mit diesen Stoffen nicht nur minimal, sondern optimal versorgt sind. Dies sollten Sie gegebenenfalls anhand von Laborwerten überprüfen. Das beugt nicht nur Krankheiten vor, sondern bringt auch ein Mehr an Lebensqualität und Energie im Alltag.

Darüber hinaus gibt es viele Möglichkeiten, aktiv zu werden: Wenden Sie die für Sie stimmigen Hinweise aus dem Buch selbst an; sprechen Sie über Ihre Erfahrungen; schreiben Sie Rezensionen; weisen Sie Ihre Familienmitglieder, Freunde, Bekannte und Therapeuten darauf hin, welche Gefahren von Fluorverbindungen ausgehen und wie man sich schützen kann. Erzählen Sie auch von den Therapien, die wirklich die Gesundheit fördern. So trägt ein jeder seinen Teil zur Heilung von Menschen, Tieren, Pflanzen und Umwelt bei.

Danke für die Mithilfe.

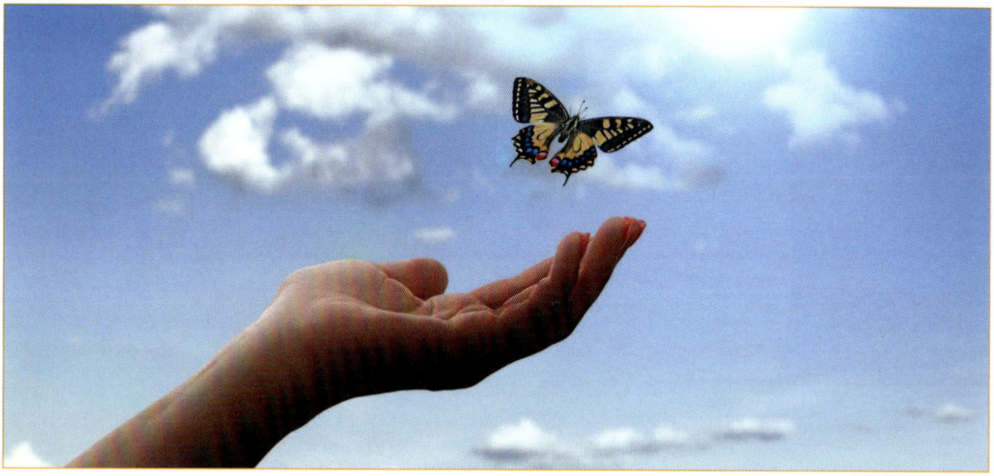

Anhang

Medikamente mit Fluorverbindungen

Die Tabelle bietet eine Übersicht an Medikamenten, die Fluorverbindungen enthalten. Die Informationen stammen aus der *Roten Liste 2017*. Dies ist ein Arzneimittelverzeichnis für Deutschland. Die Präparate sind nach Haupt- und Wirkstoffgruppen sortiert und können mehrfach erscheinen: beispielsweise unter Antibiotika sowie unter Augenmedikamenten. Zudem finden Sie neben dem Wirkstoff den Namen des Medikaments, da er den meisten Verbrauchern am geläufigsten ist. In Medikamenten ist meist nicht angegeben, wieviel Fluor als Fluorid-Ion enthalten ist, sondern der Gehalt an Fluorverbindungen. Beispielsweise erfahren Sie also die Menge an Natriumfluorid – nicht jedoch die Menge an Fluor-Ionen ohne den Natriumanteil.

Legende:	Hauptgruppe	Wirkstoffgruppe	Wirkstoff	Produktname

Fluorverbindungen in Medikamenten[1]	Dosis	Hinweise
Analgetikum		
Flupirtinmaleat		
Flupigil®, Katadolon®, Trancopal®Dolo	100 mg	Kapsel
Katadolon®S long, Trancolong®	400 mg	Retardkapsel
Antiasthmatika, Bronchospasmolytika		
Norfluran als Treibmittel HFA-134a		
Salbulair®, Sultanol®		
Glukocorticoide		
Fluticasonpropionat		
Flutide®	50-250 µg	Dosier-Aerosol
Flutide®	0,05-12,5 mg	einzeldosiertes Pulver zur Inhalation

Fluorverbindungen in Medikamenten	Dosis	Hinweise
Antibiotika		
Fluorchinolone		
Ciprofloxycin		
Ciprobay®	100-400 mg	Infusionslösung
	250-500 mg	5 ml Saft
Ciprobay®, Cipro-saar®, Keciflox®	250-750 mg	Tablette
Levofloxacin		
Levofloxacin-hameln	250 mg	50 ml Infusionslösung
	500 mg	100 ml Infusionslösung
Quinsair®	240 mg	Vernebler
Tavanic	250-500 mg	Kapsel
Tavanic	250 mg	50 ml Infusionslösung
Tavanic	500 mg	100 ml Infusionslösung
Moxifloxacin		
Moxiflocacin Inresa und *Avalox®* Infusionslösung	400 mg	250 ml
Avalox®	400 mg	Tablette
Norfloxacin		
Norfloxacin STADA	400 mg	Tablette
Ofloxacin		
Floxal®, Ofloxa-Vision®	3 mg/g	Augensalbe
Floxal®, Ofloxacin-POS®, Oftaquix®, Vigamox®	3-5 mg/ml	Augentropfen
weitere Fluor-Antibiotika		
Flucloxacillin: Fluclox		
Staphylex®	250-500 mg	Kapsel
	250-1000 mg	Injektionslösung
	bis 2000 mg	Infusionslösung
Antidot, Benzodiazepin-Antagonist		
Flumazenil		
Anexate®	0,5-1 mg/10 ml	Injektionslösung
Flumazenil-hameln	0,1 mg/ml	Injektions- bzw. Infusionslösung

Fluorverbindungen in Medikamenten	Dosis	Hinweise
Antiemetika		
Flunarizin acis®	5-10 mg	Kapsel
Antimykotikum (Anti-Pilzmittel)		
Fluconazol		
Diflucan®	2 mg/ml	Infusionslösung
Diflucan®	50 mg/10 ml	Saft
Diflucan®, Diflucan® Derm, Fluanazul®, Fluanazul® derm, Fluanazul®derm + gyn, Fungata®	50-200 mg	Kapsel
Flucytosin		
Ancotil®	2,5 g/250 ml	Infusionslösung
Augenmittel		
Fluorchinolone		
Ciprofloxacin		
Ciloxan®	3 mg/ml	Augentropfen
Ofloxacin		
Floxal®, Ofloxa-Vision®	3 mg/g	Augensalbe
Floxal®, Floxal®EDO®, Ofloxacin-POS®, Ofloxacin Stulln®, Ofloxacin Stulln® UD, Ofloxamed®, Ofloxa-Vision®, Oftaquix®, Vigamox®	3-5 mg/ml	Augentropfen
Flurbiprofen-Natrium		
Ocuflur® O. K.	0,3 mg/ml	Augentropfen
Glukocorticoide		
Fluorometholon		
Efflumidex®	1 mg/ml	Augentropfensuspension
Fluoropos®	1 mg/ml	Augentropfen
Dermatika		
Flumetason		
Cerson®, LOCACORTEN®	0,0002 mg/mg	Creme
Glukokortikoid		
Fluocinolanacetonid		
Flucinar®, Jellin®	0,25 mg/g	Creme, Salbe

Fluorverbindungen in Medikamenten	Dosis	Hinweise
Fluocinonid		
Topsym®, Topsym®-F	0,5 mg/g	Creme, Salbe
Topsym®	0,5 mg/ml	Lösung für die Haut
Flupredniden		
Decoderm®	1 mg/g	Creme
Decoderm®	0,5 mg/g	Salbe
Flutivate®	0,5 mg/g	Creme
Diagnostika		
Fluorescein-Natrium		
Fluorescein Alcon®	100 mg/ml	Injektionslösung
Fluoreszein SE Thilo®	1,7 mg/ml	Augentropfen
Hypnotika (Schlafmittel)		
Flunitrazepam		
Rohyponol®	1 mg	Filmtablette
Flurazepam		
Dalmadorm®	30 mg	Filmtablette
Flurazepam real	27,42 mg	Tablette
Staurodorm®	27,42 mg	Tablette
Kariesprophylaktika		
Natriumfluorid		
Duraphat®	50 mg/ml	Dentalsuspension
Duraphat®	5 mg/g	Zahnpaste
Fluoretten®	0,25–1 mg	Lutschtablette
D-Fluoretten®	0,25–1 mg	Lutschtablette
Sensodyne PROSCHMELZ®	0,02765 mg/mg	Gelée
Zymafluor®	0,553 mg	Tablette
Zymafluor®	0,5–1 mg	Lutschtablette
Fluor-Vigantoletten®	0,55 mg	Tablette
Natriumfluorid 25 Baer®	25 mg	Tablette
diverse Fluoride		
D-Fluoretten® 500 I.E.	0,553 mg	Tablette

Fluorverbindungen in Medikamenten	Dosis	Hinweise
Dynexaminfluorid	55,2 mg/g	Dentalgel
elmex® fluid	0,13276 mg/mg	
elmex® gelée	0,05529 mg/mg	Dentalgel
Lipidsenker		
Fluvastatin		
LOCOL®	80 mg	Retardtablette
Pravasin® protect	10-40 mg	Tablette
Mineralcorticoid		
Fludrocortison		
Astonin®	0,1 mg	Tablette
Nichtsteroidales Antiphlogistika		
Flurbiprofen		
Dobendan®	8,75 mg	Lutschtablette, Spray
Oculfur®O. K.	0,3 mg	Augentropfen
Osteoporosemittel		
Natriumfluorid 25 Baer®		
Fluor-Vigantoletten®	0,55 mg	Tablette
Fluoretten®	0,25-1 mg	Lutschtablette
Natriumfluorid 25 Baer®	25 mg	Tablette
Zymafluor®	0,25-0,5 mg	Lutschtablette
Otologika, Ohrenmittel		
Glukocorticoide		
Fluocinolanacetonid		
OtoFlamm	250 mg/ml	Ohrentropfen
Psychopharmaka		
Flupentixol		
Fluanxol® Depot	20-100 mg/ml	Injektionslösung
Fluanxol® Dragees	0,5-5 mg	Tablette
Fluanxol® Tropfen	50 mg/ml	Lösung zum Einnehmen
Fluphenazin		

Fluorverbindungen in Medikamenten	Dosis	Hinweise
Lyogen®	1-4 mg	Tablette
	2,5 mg/ml	Tropfen
	3-6 mg	Retardtablette
	50-100 mg/ml	Injektionslösung
Fluphenazin-Neuraxpharm®	12,5-100 mg/ml	Injektionslösung
Selektive Serotonin-Wiederaufnahme-hemmer		
Fluoxetin		
Prozac®	vom Markt genommen	
Fluvoxamin		
Rhinologika/Sinusitismittel		
Glukocorticoide		
Flunisolid		
Syntaris®	0,25 mg/ml	Lösung
Fluticason		
Fluticason: *Avamys®*	27,5 mg	pro Sprühstoß
Flutide® Nasal	0,05-0,25 mg	pro Sprühstoß

Die folgenden Daten beziehen sich auf Angaben aus internationalen Publikationen. In der Tumordiagnostik werden radioaktiv veränderte Fluoride eingesetzt: ^{18}F-NaF (siehe Seite 133), [^{18}F]fluoro-D-glucose, [^{18}F]fluoride, [^{18}F]choline, [^{18}F]fluciclovine. [2]

2-Deoxy-2-[^{18}F]fluoro-D-glucose (FDG) ist die am häufigsten verwendete radioaktive Substanz, um Veränderungen infolge einer tumorösen Erkrankung darzustellen.[3] Hier macht man sich die schnelle Anreicherung der Substanzen im Knochen zunutze.

Für die Darstellung von Lymphknoten und Lymphknotenmetastasen werden [^{18}F]fluorchinoline und 2-[^{18}F]fluorethylcholine genutzt.[4]

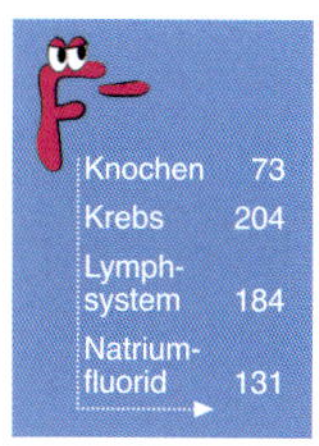

N-[N-[N-[(S)-1,3-dicarboxypropyl]carbamoyl]-4-[^{18}F]fluorobenzyl-L-cysteine ([^{18}F]DCFBC) ist trotz des langen Namens ein kleines Molekül, das der Darstellung von Metastasen bei Prostatatumoren dient. [5]

[^{18}F]-Fluorodeoxyglucose nutzt man zum Aufspüren und zum Management von Brusttumoren.[6]

Spannende Informationen zum Thema „Fluoride" zum Stöbern und Weiterleiten finden Sie unter:
https://raus-aus-der-fluorid-falle.de

Bezugsquellen für ausgewählte Produkte

(Für die angegebenen Websites gilt: Stand Oktober 2020)

Im Folgenden finden Sie Hinweise zu empfehlenswerten Produkten. Manche der im Buch genannten Artikel erhalten Sie ganz unkompliziert im Drogerie- oder sogar im Supermarkt, auf dem Bauernmarkt oder im Fachhandel Ihrer Region. Wo eine **PZN**, also **Pharmazentralnummer**, angegeben ist, erleichtert diese es Ihnen, das gewünschte Produkt im **Fachhandel**, **online** oder über **Apotheken** zu bestellen.

Darüber hinaus erhalten Sie einige Angaben zu Tests, die z. B. der Bestimmung des Magnesium- und Vitamin-D-Spiegels dienen. Natürlich können Sie auch selbst aktiv werden und im Internet nach Anbietern und weiteren Informationen suchen.

Zahnpasta

Dr. Wolff's Biorepair® milde Zahncreme mentholfrei: PZN 07567342

Dentura med® von ***Froximun®***: PZN 15267329

Wilms® PinusMineral-Zahncreme ohne Minze: PZN 02497737

F-
Krebs 204
Zahncreme 68

***Wilms® PinusMineral*-Zahncreme** mit Minze: PZN 02497743
www.wilms.com/Hygiene/De/Default.aspx
***Chitodent®* Zahnpasta** erythrithhaltig: PZN 15420216
***Chitodent®* Zahnpasta** salicylatfrei: PZN 02239231
www.chitodent.de

Coenzym Q10-Präparate
DentoMit® Zahngel von *Dr. Enzmann*: PZN 04779204
sanguvit®Q10liquid: PZN 12587105

Kokosöl
Ölziehen wirkt entgiftend und zahnreinigend; eine sehr gute Rohkost-Qualität hat ***Dr. Goerg Bio-Kokosöl***.
www.drgoerg.com/kokos-produkte/bio-kokosoel

Weitere empfehlenswerte Produkte
Tamarindenextrakt, Zeolith-Zäpfchen, Mischungen aus ätherischen Ölen, die das Zahnen erleichtern
Bahnhof-Apotheke Kempten
Bahnhofstr. 12, D-87435 Kempten
Telefon: +49 (0)831-522 66 11
www.bahnhof-apotheke.de

Tamarindenfrucht-Paste, Kräuter, Gewürze aus kontrolliert biologischen Anbau
Der Kräutergarten
Pestalozzistr. 3, D-80469 München
Telefon: +49 (0)89-23 24 98 02
www.kraeutergarten-muenchen.de

Luisenhaller Tiefensalz
https://luisenhall.de/shop/

Coenzym Q10 48
Ölziehen 70
Salz 120
Tamarindenfrucht 136
Zahnen erleichtern 241

Labore

Beispiel-Labor, das den Fluoridgehalt und Hydroxyprolin im Urin sowie den Magnesiumspiegel in den Erythrozyten bestimmt

Medizinisches Labor Bremen
Haferwende 12
D-28357 Bremen
Telefon: +49 (0)421-207 20
info@mlhb.de

Beispiel-Labor, das Hydroxyprolin im Urin und Magnesiumspiegel in den Erythrozyten bestimmt

Labor Berlin – Charité Vivantes GmbH
Sylter Straße 2
D-13353 Berlin
Telefon: +49 (0) 30-40 50 26-800
info@laborberlin.com

Beispiel-Labor, das den Magnesiumspiegel in den Erythrozyten bestimmt

IMD Institut für Medizinische Diagnostik Berlin-Potsdam GbR
Friedrich-Ebert-Str. 33
D-14469 Potsdam
Telefon: +49 (0)331-280 95-0
info@imd-potsdam.de

Beispiel-Labor, das MDA-LDL bestimmt

Institut für Medizinische Diagnostik Berlin MVZ GbR
Nicolaistraße 22, D-12247 Berlin
Telefon: +49 (0)30-77 00 12 20
info@IMD-Berlin.de

F-
Fluorid-gehalt Urin 83
Hydroxy-prolin 217
LDL 149
Magnesium Erythro-zyten 170
MDA 148

Vitamin-D-Spiegel selbst bestimmen mit Testset für Zuhause

Variante 1: Mit Teststreifen zum Einschicken, das Ergebnis wird nach einigen Tagen zugesendet

Das Testset ist erhältlich von:
medivere GmbH
Hans-Böckler-Straße 109, D-55128 Mainz,
Telefon: +49 (0)6131-720 52 16
info@medivere.de
www.medivere.de/shop/Alle/Vitamin-D-Bluttest.html
Die PZN für den Test ist 9541542.

Ein weiterer Anbieter ist:
PREVENTIS GMBH
Stubenwald-Allee 8a, 64625 Bensheim
+49 (0)6251-707 11-0
shop@preventis.com
www.preventis.com
Die PZN für den Test sind:

PreventID® Vital-D (1 Test):	PZN 10795727
PreventID® Vital-D (5 Tests):	PZN 14044099
PreventID® Vital-D (20 Tests):	PZN 14044107

Variante 2: Testergebnis selbst bestimmen

Darüber hinaus bietet Preventis auch ein Testset, das es Ihnen ermöglicht, **mit einer App nach 20 Minuten das Ergebnis** zu erhalten.

PREVENTIS SmarTest® Vitamin D (1 Test):	PZN 14241693
PREVENTIS SmarTest Pro® Vitamin D (5 Tests):	PZN 14044136
PREVENTIS SmarTest Pro® Vitamin D (20 Tests):	PZN 14044142

Voraussetzung ist, dass Sie ein neueres Smartphone haben. Die immer wieder aktuallisierte Geräteliste finden Sie auf der Webseite *www.preventis.com*.

Vitamin D bestimmen 92

Dank

Zuallererst danke ich Ihnen, liebe Leserinnen und Leser, dass Sie dieses Buch in Händen halten.

Mein großer Dank geht weiterhin an Hans Nietsch. Dieser ermöglichte es mir, meine Manuskripte als 3-farbig gestaltete Bücher zu veröffentlichen. Für *Raus aus der Fluorid-Falle!* unterstützte er mich, indem er Lektoratsaufgaben übernahm und mir zahlreiche Artikel zukommen ließ, die das Thema über die Heilkunde hinaus beleuchten. Er fand heraus, wie es funktionieren konnte, dass die Wirksamkeit von Fluoriden so allgemein akzeptiert wird, obgleich die wissenschaftliche Datenlage eine ganz andere Sprache spricht. Zudem war es ihm wichtig, dass wir auf FCKW eingehen. Das extreme Erderwärmungspotenzial dieses Stoffes – und das der heute eingesetzten Ersatzstoffe – haben auch mich mehr als überrascht.

Als ich Helgard Schmitz erzählte, dass wir noch einen Lektor für dieses Werk suchen, war sie sofort begeistert. Gerade diese von Herzen kommende Unterstützung hat mir sehr geholfen. Sie hat ebenso wie die Korrektorin Andrea Bistrich dafür gesorgt, dass der Text einfacher lesbar wurde. Wie bereits *Richtige Zahnpflege* und *Heilende Mundspülungen* gestaltete Rosi Weiß auch *Raus aus der Fluorid-Falle!* wieder liebevoll, sodass es Spaß macht, das Buch zur Hand zu nehmen. Andrew Triebe schuf das Icon für die Buchreihe „Ganzheitliche Mund-Heilkunde" und entwarf die Umschläge. Jessica Eder zauberte mit ihrer Kreativität wunderschöne Innencoverbilder und Grafiken. Aus tiefsten Herzen Danke an alle Beteiligten, die meine gestalterischen Träume Wirklichkeit werden ließen.

Mirela und Margarete danke ich für die Unterstützung bei der Quellenrecherche.

Herr Dr. rer. nat. Frederic Meyer half mit, indem er mir Fachartikel zur Verfügung stellte und das erste Kapitel konstruktiv gegenlas. Vielen Dank!

Zahlreiche weitere Menschen unterstützten mich durch Fachinfos und/oder Produktproben. Zu ihnen gehören – in alphabetischer Reihenfolge – Christof Plottek und Thomas Dorsch (*www.biosa.de*), Dr. Katrin Hüsker (IMD Institut für Medizinische Diagnostik Berlin-Potsdam GbR), Prof. Hilgers, Ortrud Höfling *(www.alfasoft.de)* sowie Mitarbeiter der Firmen *GANZIMMUN Diagnostics AG (www.ganzimmun.de), Preventis GmbH* sowie *Wilms GmbH*. Ein herzliches Dankeschön an Sie alle.

Renate Sarabi Fröhlich ist eine wahre Seelenfreundin und Seelenbegleiterin. Danken möchte ich ihr für das von Herzen kommende und ehrliche Coaching. Sie ermöglichte es mir, am Ball zu bleiben und die Mammutaufgabe, vor die mich diese Buchreihe stellte, zu bewältigen.

Ein lieber Dank geht an Reinhard, der mein Porträt in der Praxis – mit liebevollen Augen – fotografierte.

Ein herzliches Dankeschön auch an Waltraud Maria Hulke: Ihr Buch *Hilf dir selbst, dann hilft dir der Himmel* und die Lebensweisheiten darin unterstützten mich, *Raus aus der Fluorid-Falle!* fertig zu schreiben. Bereits beim ersten persönlichen Kontakt haben wir beide eine sehr tiefe Verbindung gespürt. Danke, dass du mir mit deinen Fähigkeiten geholfen hast.

Heike danke ich, dass ich immer wieder ihren Computer benutzen und mich auch mal ausweinen darf. Gerhard ist ein wahrer Freund, denn er ist da, wenn man ihn braucht, und kümmert sich liebevoll um meine Eltern.

Meiner Mama danke ich, dass sie mich gerade in der Endphase des Buches kulinarisch umsorgt hat und mir so die Kraft für den Endspurt gab; zudem lieferte sie mir als ehemalige Lehrerin Optimierungshinweise für den Text.

Und nicht zuletzt danke ich meiner Familie dafür, dass ich zu Hause einfach ich selbst sein kann. Keine Therapeutin, keine Autorin, sondern einfach Nicole – das tut immer wieder gut. Danke, dass es euch gibt und ihr mich nehmt, wie ich bin.

In eigener Sache

Hinweis auf die verwendete Quellen-Software

Ohne das professionelle Literaturverwaltungsprogramm *EndNote* wäre das Buch in dieser wissenschaftlich fundierten Form kaum möglich gewesen. Weitere Informationen zu dieser Software finden Sie unter *https://endnote.de.softonic.com*.

Die Quellenangaben im Buch

Noch einmal möchte ich an dieser Stelle darauf hinweisen: Wen **die Quellen** interessieren, der kann diese **online** unter *www.nietsch.de*, dort unter Dr. med. dent. Nicole Wagner, *Raus aus der Fluorid-Falle!,* **als PDF-Datei** abrufen.

Freuen würde ich mich …

… über **Ihre Rezension zu diesem Buch**, denn die meisten Menschen lesen Buchbesprechungen, bevor sie sich für den Kauf eines Buches entscheiden. Das wäre also eine Werbung für diesen Ratgeber. Nehmen Sie sich einfach ein paar Minuten Zeit und schreiben Sie **aus Ihrer subjektiven Sicht**, ob Sie *Raus aus der Fluorid-Falle!* als hilfreich, leicht verständlich oder fundiert empfinden, es anderen empfohlen oder geschenkt haben. Teilen Sie mit, was Sie Neues erfahren/gelernt haben und welche Ihrer Erwartungen das Buch erfüllt hat. Und vieles andere, was Ihnen wichtig erscheint. – Ein Symbol oder Wort reicht, es darf auch ausführlicher sein. Und wichtig ist: Es geht um Ihre ganz persönliche Meinung.

Wenn Ihnen *Raus aus der Fluorid-Falle!* genutzt und gefallen hat, sprechen Sie darüber, kommunizieren Sie es auf *Facebook, Instagram, Pinterest* … Nutzen Sie die *Social Media*, denn: Möglicherweise hilft es auch anderen Menschen weiter, das Buch zu lesen. Oder schreiben Sie eine Bewertung auf *www. nietsch.de* unter *Raus aus der Fluorid-Falle!*

Über Ihre Anregungen und Kritik freuen wir uns; bitte per E-Mail an *info@nietsch.de*. So können wir dieses Buch in der nächsten Auflage weiter verbessern. Ihre Erfahrungsberichte mit den angegebenen Heilmitteln nehmen wir ebenfalls gern entgegen. Sollten Sie uns die Freigabe erteilen, könnten wir sie auch anderen Menschen zu Verfügung stellen.

Auf den Websites zur Buchreihe GANZHEITLICHE MUNDHEILKUNDE können Sie sich für einen Newsletter anmelden, der Sie über Neuigkeiten zum Thema, Vorträge, die Frau Dr. Nicole Wagner auf Online-Kongressen hält, u. v. m. informiert. Links siehe Seite 284 und 286. Die Website zum Thema dieses Buchs ist: *https://raus-aus-der-fluorid-falle.de*

Liste der Infokästen

Register

Die blau gesetzten Stichworte bezeichnen Medikamente und Wirkstoffe, die **schwarz und fett** gesetzten Seitenzahlen die Haupterläuterungen zum Stichwort.

Fotos und Abbildungen:

Esel-Icons: Teguh Mujiono, Dualororua/Shutterstock.com
Icons für Mikroorganismen: robuart/123rf.com
Icons für *Porphyromonas gingivalis*, *Candida albicans*, Goldstandard, Daumen nach oben und unten, Fluoridion und Ausrufungszeichen: Jessica Eder

Seite 6: ADragan/Shutterstock.com; Seite 10, 65, 85, 135, 153, 194, 250, 253, 255, 259: geralt/pixabay.com; Seite 27: ivanovgood/pixabay.com; Seite 28, 29, 30, 32, 34, 39, 42, 44, 46, 52, 55, 62: porcorex/istock.com; Seite 31: SarahRichterArt/pixabay.com; Seite 38: paolopagani/123rf.com; Seite 45: Alexas_Fotos/pixabay.com; Seite 47: wowowo/Shutterstock.com; Seite 51: Rosi Weiß, inspiriert durch alte *Chlorhexamed*®-Werbung/Deutscher Infografikdienst, laraslk, Vasilisa Tsoy/Shutterstock.com; Seite 57: sulox32/pixabay.com; Seite 71: Julia Sudnitskaya/Shutterstock.com; Seite 77: ractapopulous/pixabay.com; Seite 97: photochur/pixabay.com; Seite 98: Vit Krajicek/123rf.com; Seite 107: Mysticsartdesign/pixabay.com; Seite 109: jarekgrafik/pixabay.com; Seite 111: mmmktk555/pixabay.com; Seite 127: frolicsomepl/pixabay.com; Seite 129: Olga_Mur/pixabay.com; Seite 132: Couleur, Saramukitza/pixabay.com; Seite 136: dspn/istock.com; Seite 156: onyxprj/123rf.com; Seite 192: Lotusbluete/pixabay.com; Seite 199: molekuul/123rf.com; Seite 211: Pexels/pixabay.com; Seite 212: Romariolen/Shutterstock.com; Seite 214: StartupStockPhotos/pixabay.com; Seite 218: anaterate/pixabay.com; Seite 222: presvinay/pixabay.com; Seite 227: thamkc/123rf:com; Seite 231:sathyatripodi/pixabay.com; Seite 233: Beccalee/pixabay.com; Seite 240: Alik Mulikov/Shutterstock.com; Seite 247: images72/Shutterstock.com; Seite 252: Bru-nO/pixabay.com

Bereits erschienen von der Autorin
(unter dem Namen Vilja Elisabeth):

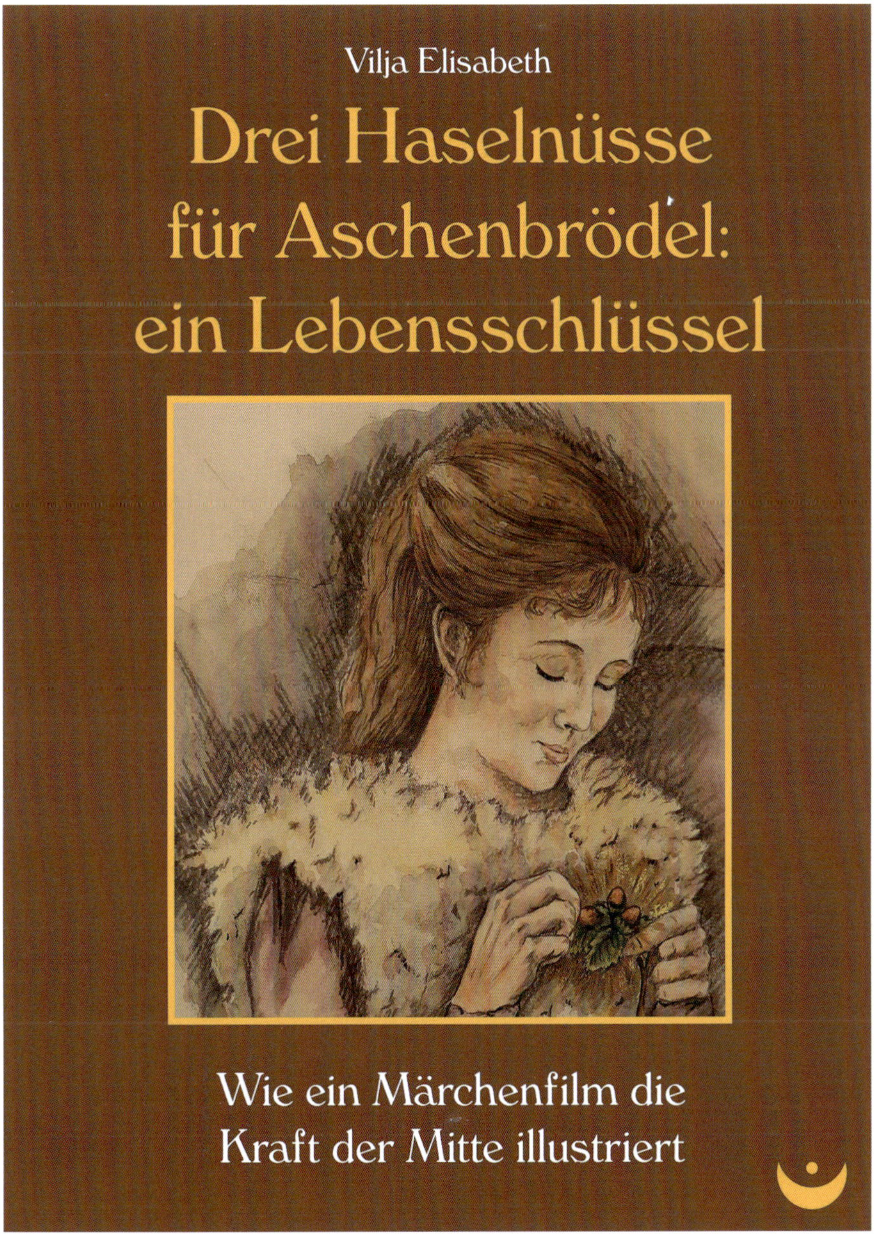

„Ganzheitliche Mundheilkunde"
Teil 1

Das neue Standardwerk zur Zahnpflege: So gelingt echte Vorbeugung!

Zähne putzen, das kann doch jeder?! Weit gefehlt – selbst ein Großteil der Fachleute (auch der Zahnärzte) hat hier Defizite. Zudem putzen viele Menschen so, wie sie es im Kindergarten gelernt haben. Die Folgen: Kaum ein Mensch bleibt von Karies, Zahnfleischbluten oder unangenehmem Mundgeruch verschont. Manche werden zu Dauergästen beim Zahnarzt und erleiden einen dramatischen Verlust an Lebensqualität. Ganz zu schweigen von den finanziellen Kosten, die dadurch entstehen. Wir alle können es besser. Die Antworten auf folgende Fragen bieten Hilfe zur Selbsthilfe: Wann und wie oft sollte man die Zähne putzen? Wie pflegt man die Zwischenräume effektiv? Welche Wirkstoffe (Fluorid, Titanoxid etc.) in Zahncremes sind nützlich und welche schädlich? Welche Zahnbürste ist besser: die elektrische oder die manuelle? Was kann man für mehr Atemfrische tun?

Spannende Informationen zum Thema „Zahnpflege" zum Stöbern und Weiterleiten finden Sie unter: https://richtige-zahnpflege.eu

„Ganzheitliche Mundheilkunde"
Teil 2

Das neue Standardwerk zur Mundpflege: Ein Schatz an Therapieempfehlungen

Selbst die beste Zahnbürste kann nicht alle Bereiche im Mund gut erreichen und Zähne, Gaumen, Zunge und Wangenschleimhaut rundum optimal pflegen – wohl aber eine Spülung. Eine Mundspülung, die Sie nach Ihren eigenen Bedürfnissen herstellen, sorgt für die tägliche Frische, Vorbeugung und/oder Therapie, und das umweltschonend und preiswert! Nach wissenschaftlichen Untersuchungen ist die effektivste Form der Mundpflege das Ölziehen. Es schneidet sogar besser ab als der medizinische Goldstandard der Mundspülung: das Chlorhexidin. Mit Ölziehen hellen Sie Ihre Zähne auf, schützen sich vor Karies und Parodontitis, reinigen Ihr Blut und den ganzen Organismus. Selbst systemische Krankheiten lassen sich auf diesem Weg heilen. Dieser Ratgeber stellt weitere wirksame Mittel vor wie Honig, Propolis, Zeolith (eine Art Jungbrunnen und Entgiftungs-Champion) und zahlreiche Heilpflanzen.

Spannende Informationen zum Thema „Mundspülungen" zum Stöbern und Weiterleiten finden Sie unter: https://heilende-mundspuelungen.de

2. Auflage, Oktober 2020

Lektorat: Hans Nietsch, Berlin; Helgard Schmitz, Glottertal
Korrektorat: Andrea Bistrich
Innenlayout und Satz: Rosi Weiß
Illustrationen: Jessica Eder (Icons für Porphyromonas gingivalis, Candida albicans, Goldstandard, Daumen nach oben und unten, Fluorid-ion und Ausrufungszeichen, Seite 14, 21, 25, 35, 36, 41, 58, 94, 95, 122, 126, 138, 145, 148, 166, 174, 178, 180, 184, 186, 188, 189, 198, 209, 228, 248, Umschlaginnenseiten)
Umschlaggestaltung: Andrew Triebe
Coverfoto: ADragan/Shutterstock.com

Hans-Nietsch-Verlag
Industriestraße 20
64380 Roßdorf

www.nietsch.de
info@nietsch.de

ISBN 978-3-86264-828-3